Les médecins et la médecine chez Georges Simenon

Médecine à travers les siècles

Collection dirigée par le Docteur Xavier Riaud

L'objectif de cette collection est de constituer « une histoire grand public » de la médecine ainsi que de ses acteurs plus ou moins connus, de l'Antiquité à nos jours.

Si elle se veut un hommage à ceux qui ont contribué au progrès de l'humanité, elle ne néglige pas pour autant les zones d'ombre ou les dérives de la science médicale.

C'est en ce sens que – conformément à ce que devrait être l'enseignement de l'histoire –, elle ambitionne une « vision globale » et non partielle ou partiale comme cela est trop souvent le cas.

Dernières parutions

Xavier Riaud et Michel A. Germain *Jean-Nicolas Corvisart, Premier médecin de Napoléon Ier (1755-1821)*, 2026.
Michel A. Germain, *L'autisme. Histoire et controverses*, 2026.
Michel Marc Gentilhomme, *Histoires de chirurgie et de chirurgiens. Errances et fulgurances*, 2025.
Pierre Aubry et Bernard-Alex Gaüzère, *Charles Dellon. Médecin rescapé de l'Inquisition de Goa (1673-1677)*, 2026.
Martine Maarek, *La fabuleuse histoire de la cardiologie. 3 000 ans de découvertes*, 2025.
Guy Robert, *L'émancipation de l'odontologie française. Une longue marche*, 2025.
Philippe Violas, *Les bossus au cours de l'histoire. Perceptions profanes et scientifiques*, 2025.
Yves Catonné, *Grands médecins de Martinique. Hippolyte Morestin, Raymond Garcin, Jude Turiaf, Raymond Roy-Camille*, 2025.
Association universitaire d'odontologie Garancière (dir.), avec la collaboration de la Dr Ava Bismuth Pariente et Commentaires de Xavier Riaud, *De L'École odontotechnique de Paris à l'U.F.R. d'odontologie. 50 ans d'Entretiens de Garancière*, 2025.
Patrice Pinet, *Beethoven face à la maladie et aux médecins*, 2025.
Sylvie Mas, *Le statut des émotions dans l'Antiquité grecque et chinoise*, 2025.

Jacques Jaume

Les médecins et la médecine chez Georges Simenon

L'Harmattan

5-7, rue de l'École-Polytechnique - 75005 Paris
www.editions-harmattan.fr
ISBN : 978-2-336-60408-4
EAN : 9782336604084
Dépôt légal : avril 2026

À Nathalie Rivière, avec qui j'ai eu le plaisir de coécrire et de partager une affection commune pour Georges Simenon et son personnage, le commissaire Jules Maigret.

À Véronique, sans elle, mes travaux ne pourraient pas se réaliser.

À Paul, Fernande, Jean-Paul, Paul, Jean, Eugénie, Pierre.

À Luc, Capucine, Lucie, Apolline et Constance et à tous ceux que j'aime.

À tous mes lecteurs et à vous qui êtes en train de me lire.

Prologue

Georges Simenon le père de Maigret est une expression très souvent rencontrée qui semble essentiellement le caractériser.

Toutefois Georges Simenon n'est pas uniquement Maigret. Certes Maigret a marqué le roman policier, par les livres de Simenon et leurs adaptations aussi bien télévisuelles que cinématographiques.

J'ai eu l'immense chance de pouvoir écrire avec une co-autrice, qui d'ailleurs voulait qu'on la qualifie d'« auteur » et non pas d'« autrice » terme qu'elle détestait et qui lui paressait incongru. Cette création commune à « quatre mains » cristallise parfaitement la relation toute particulière entre deux auteurs en écriture qui écrivent ensemble. Cette coopération me manque et Nathalie Rivière me manque, tant notre complicité et notre connivence étaient grandes, inévitablement créatrices de jalousie, mais si enrichissantes, fécondes et fructueuses.

Écrivant des romans policiers à deux, nous avons inventé un personnage de « détective » qui était aussi médecin : le Docteur Philippe Langevin. Nous l'avons voulu installé à la fin du XIXe siècle et résolvant des énigmes dans la région nîmoise, nous avons cheminé sur les sentiers et les chemins de la création avec un immense plaisir et un amusement que nous partagions.

Madame Rivière était une admiratrice et je le suis aussi de Maigret. Nous apprécions l'œuvre gigantesque, colossale et monumentale de Georges Simenon, sa grandeur comme sa beauté d'écriture et les propriétés des trames d'intrigues se révélant à travers les complexités de la psychologie de ses personnages.

À l'évidence Simenon nous a marqués, mais qui aime écrire est obligatoirement marqué par son écriture.

Être médecin écrivain donne peut-être une perception toute particulière d'un auteur qui comme Georges Simenon est hanté et pénétré par la médecine, les médecins et les soignants et par l'ambiance de leur milieu de vie qu'il faut avouer si particulière et singulière.

Simenon est obsédé et poursuivi par les médecins et la médecine.

Dans un article paru dans *Traces*, la revue du Centre Simenon de l'Université de Liège, Pierre Lefèbvre a compté 327 médecins dans les 193 romans de cet écrivain si prolifique. Auxquels s'ajoute une quarante d'infirmières, des étudiants en médecine, des pharmaciens et des dentistes.

Pour la plupart, il s'agit de personnages dits secondaires, mais pour Simenon les soignants ne sont jamais vraiment secondaires. Ils semblent être des catalyseurs, des accompagnateurs et des déclencheurs de son écriture et de son graphisme.

Certains de ses « romans durs », comme les appelle Georges Simenon, ont pour protagoniste un membre du corps médical comme *L'Ours en peluche* (1960) qui met en scène un gynécologue, *Lettre à mon juge* (1947), confession du docteur Alavoine, qui essaye de comprendre pourquoi il a tué sa maîtresse.

Parmi les romans policiers, nous pouvons citer *Le chien jaune* (1931), *Le fou de Bergerac* (1932) et *Les Vacances de Maigret* (1948) où se rencontrent des médecins assassins, dans *Maigret et le clochard* (1963) un sans-abri est un ancien médecin en rupture de liens sociaux.

Simenon a souvent comparé Maigret, ce « raccommodeur de destinées », à un médecin. En fait, Jules Maigret utilise la méthode médicale pour la résolution de ses enquêtes. Maigret, comme Simenon, rêvait dans sa jeunesse d'entreprendre des études de médecine, projet que Georges Simenon a abandonné à la suite du décès de son père.

Simenon et Maigret sont tous deux des médecins contrariés, ils n'ont pas pu « faire » médecine et soigner.

Le Docteur Xavier Riaud[1] m'a permis de m'exprimer et de pouvoir rédiger sur Simenon/Maigret, car Simenon est Maigret et Maigret est Simenon et ils sont tous deux médecins, dans la publication d'un ouvrage *Georges Simenon, Maigret et la médecine* qu'il a eu l'amabilité de préfacer.

Je connais le Docteur Riaud pour avoir réalisé avec lui trois émissions radiophoniques sur Napoléon, car il est aussi un spécialiste de l'Empereur.

---

[1] Épistémologiste et historien de la médecine, directeur de la collection chez les éditions l'Harmattan : *Médecine à travers les siècles*.

Pour la petite histoire, mon livre, *Georges Simenon, Maigret et la médecine,* s'appuie sur trois émissions de radiophonie que j'avais écrites et réalisées sur ce thème, car je suis aussi producteur et animateur de radio sur Radio alliance Plus 103,2 FM. Une de mes émissions consacrées à la médecine s'intitule : *Votre Santé un Trésor*. J'avais adressé au Docteur Riaud une compilation des scripts de ces trois émissions qu'il a acceptée comme base d'un ouvrage, qu'il en soit ici remercié.

L'œuvre de Simenon est si prodigieuse que l'on peut y puiser pour travailler et individualiser un matériel de recherche conséquent et varié. Bien évidemment il y a Maigret, mais il n'est pas le seul « médecin » de Simenon qui en décrit et en fait vivre une multitude.

Le meilleur ami du commissaire, le médecin Pardon, lui ressemble étrangement. Pardon est le médecin de Maigret comme Maigret est le médecin de Simenon qui lui-même est le médecin de ses lecteurs.

Ce deuxième ouvrage veut étudier et s'intéresser aux médecins de Simenon, ceux qu'il crée et fait pratiquer ou plonger dans les méandres de leurs crimes, meurtres et dysfonctionnements.

Par exemple, deux romans se déroulent dans un hôpital : *Le Fou de Bergerac*, qui voit Maigret alité faire son enquête et surtout, *Les Anneaux de Bicêtre* (1963), l'un des romans les plus réputés de Simenon qui est consacré à un magnat de la presse foudroyé par une hémiplégie et placé à Bicêtre. Le roman s'ouvre sur cette émouvante dédicace : « *À tous ceux, professeurs, médecins, infirmières ou infirmiers qui, dans les hôpitaux ou ailleurs, s'efforcent de comprendre et de soulager l'être le plus déconcertant : l'homme malade.* »

Mais chose extraordinaire que j'ai individualisée et découverte en écrivant ce livre et où je l'expose, c'est que Simenon ne fait pas qu'écrire et inventer des médecins, il fait vraiment de la médecine, il est même un chercheur en médecine et un chercheur qui trouve.

J'ai découvert que dans certains de ses romans Georges Simenon individualise des symptomatologies non définies de son temps qu'il décrit et invente comme un chercheur pourrait le faire en médecine. À force de vouloir devenir médecin, Georges Simenon est devenu médecin.

Dans son roman *Le Cercle des Mahé,* paru en 1946, Simenon décrit une pathologie psychiatrique non individualisée à l'époque. En fait il en décrit deux : l'émophilie et la limérence deux psychopathologies désignées ainsi depuis seulement les années 2000.

Son héros, François Mahé, combine et fusionne l'émophilie, ce sentiment amoureux frappant soudainement et brutalement et la limérence, une pathologie émotionnelle d'attachement obsessionnel à une autre personne, ici, Elisabeth. J'ai donné un nom à la fusion de ces deux entités nosologiques que décrit Simenon avant l'heure en lui attribuant le nom de son héros François Mahé qui les présente : *la maladie de François Mahé* ou l'*« émophilimérence de Simenon ».*

L'intérêt du soin pour Simenon est si important qu'en devenant un des plus importants et des plus grands écrivains de son temps, il devient médecin à part entière. De plus, ce qui n'est pas donné à tous les médecins, bien qu'ils ou elles le désireraient, il individualise une pathologie et la décrit à travers l'histoire que vit son héros. Simenon n'est pas devenu médecin grâce à son passage par l'université et un diplôme, mais grâce à l'écoute, l'observation de ses contemporains et son introspection. En cela, Georges Simenon n'est-il pas un véritable médecin ?

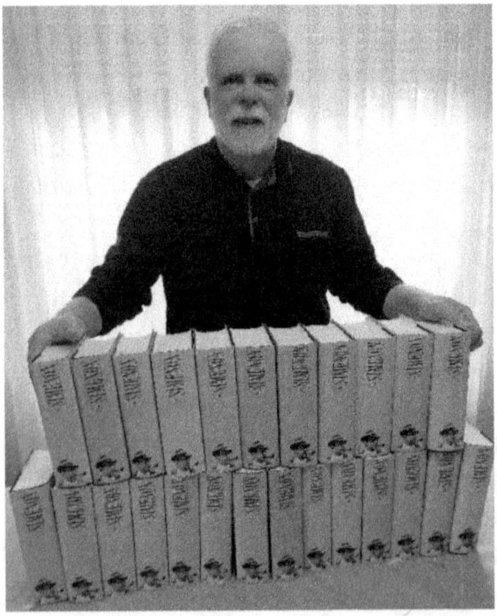

Jacques Jaume devant sa collection des 25 tomes de Tout Simenon - Édition du club France Loisirs, Paris avec l'autorisation des éditions Gallimard et des Presses de la Cité – 1992 ©

Georges Simenon

Georges, Joseph, Christian, Simenon [2][3] naît à Liège un vendredi 13 février 1903, ce qui va épouvanter sa mère très superstitieuse qui demandera à son mari de faire une fausse déclaration de date pour ne pas nuire à son enfant, d'antidater l'enregistrement officiel de sa naissance à la date du 12 février. Cette anecdote est rapportée au début de son livre *Pedigree,* un roman à tendance autobiographique publié pour la première fois le 15 octobre 1948 aux éditions des Presses de la Cité[4]. Mais cela est-il véridique ? Il faut se méfier avec Simenon, car il est avant tout un auteur et aussi le créateur, le concepteur, l'auteur de sa vie d'écrivain.

Il est né dans un milieu petit-bourgeois du quartier populaire d'Outremeuse.

Son père, Désiré Simenon, peut-être qualifié d'homme tranquille et sans histoires, fils d'un chapelier, comptable dans une compagnie d'assurances.

Sa mère, Henriette Brüll, est d'origine prussienne et néerlandaise, issue d'une famille de treize enfants. Elle est une femme à la personnalité autoritaire et despotique, présentant des colères violentes et brutales, qui vont marquer certainement le jeune Georges. Elle a été « demoiselle de magasin », jeune fille ou femme qui était employée dans une boutique, soit pour vendre, soit pour travailler à « l'innovation », avant de rester mère au foyer.

À cause de cette mère, il eut une enfance sans vraiment d'affection, car elle était extrêmement dure et reportait tout son amour sur son frère cadet de trois ans, Christian, né en septembre 1906. Que s'est-il passé dans le couple avant la naissance de Georges pour un tel désamour de son fils ? Même si Simenon le savait, l'avait appris, il n'en parle pas et ignore sa mère.

---

[2] André Durand présente *Georges Simenon* (Belgique) (1903-1989).

[3] *Simenon, Georges* - Publié le 24 juillet 2013 – Œuvres - Biographie.

[4]Simenon perd trois procès de la part de personnes de l'entourage de l'auteur qui se sont reconnues ou ont cru se reconnaître dans certains personnages, Simenon en réalise une seconde publication en 1952 dans laquelle les passages incriminés sont supprimés ou laissés en blanc.

On retrouve cette frustration d'enfance dans certains de ses romans, comme dans *Pietr-le-Letton* ou *Le fond de la bouteille*.

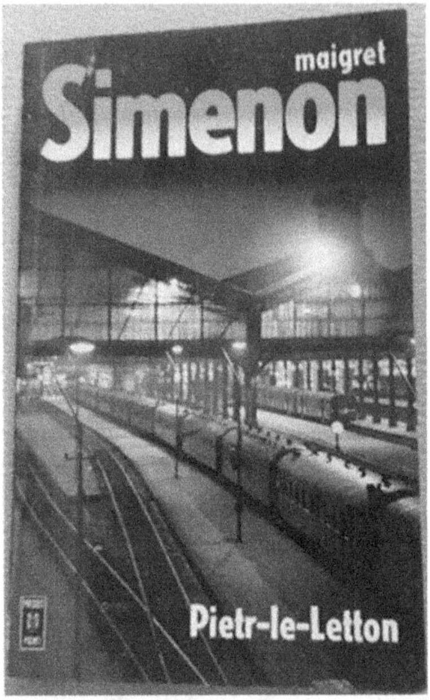

Photographie collection Jacques Jaume ©

Christian mourra en Indochine. Il était beaucoup plus discipliné et soumis que Georges : « *De mes deux fils, c'est Georges qui a la gloire, mais c'est Christian qui a le génie…* ».

Georges Simenon sut lire et écrire dès l'âge de trois ans. À l'âge de douze ans, il était déjà un véritable érudit en littérature. Il reçut une éducation catholique, que l'on rencontre dans *l'Affaire Saint Fiacre ;* d'abord, de 1908 à 1914, à l'Institut Saint-André des frères des écoles chrétiennes, puis en 1914, au collège Saint-Louis, tenu par des jésuites, enfin, de 1915 à 1918, au collège Saint-Servais, établissement plus scientifique.

Suite à un déménagement dans une maison plus spacieuse en février 1911, les Simenon prirent des pensionnaires, dont de nombreux apprentis et étudiants de nationalités variées, qui ouvrirent à Georges les portes d'un vaste univers, comme on le voit par exemple dans *Pedigree*, *Le Locataire* ou *Crime impuni*. À cette époque, il est aussi enfant de chœur, une expérience qu'il utilise entre autres dans *L'affaire Saint-Fiacre*.

Son intérêt pour les études commença à diminuer et il obtint des notes moyennes sauf en français où il excellait. Il devint un grand lecteur, il nous dit et on le croit qu'il lui arrivait à lire un livre par jour ce qui lui fit découvrir les romans de Gaston Leroux, Alexandre Dumas, Dickens, Conrad, Stendhal, Gogol, Dostoïevski...

Il n'avait que quinze ans lorsque son père tomba gravement malade, le médecin de famille le prévint : sa vie était menacée par son état cardiaque pathologique. C'est certainement à ce moment-là que la médecine pour Georges va prendre une couleur différente et qu'il se consacrera à devenir médecin, ce qu'il ne pourra pas faire et qu'il sublimera en devenant romancier médecin.

Prenant prétexte des problèmes cardiaques de son père et devant aider sa famille, Simenon mit un terme à sa scolarité au Collège Saint-Louis en juin 1918, ne passant pas même les examens de fin d'année. Dès lors, il vécut de petits boulots précaires.

Est-ce bien pour assurer la subsistance matérielle de la famille que l'adolescent fit une croix sur les études et resta dépourvu du moindre diplôme ou n'est-ce pas plutôt parce qu'il avait la certitude de ne pas pouvoir plus longtemps se soumettre à la discipline de son collège ? Il confia à Henri Guillemin : « *Je voulais baiser et l'Église me racontait que j'allais me damner. Alors j'ai tout bazardé !* ».

À l'été 1918, il refusa donc de passer ses examens et décida de se forger à la force du poignet, de ne devoir rien qu'à lui-même.

Il trouva d'abord un emploi d'aide-pâtissier, mais deux semaines suffirent pour l'en écœurer.

Puis il fut commis de librairie, et, à peine au bout d'un mois, se fit remercier. Sans préméditation, tout à fait par hasard, il poussa alors la porte de *La gazette de Liège*, un journal conservateur. Cette expérience lui enseigna aussi l'art de l'édition rapide. Il publia plus de 150 articles sous le pseudonyme de Georges Sim.

Il y fut engagé d'abord comme commis, puis comme journaliste et reporter chargé des faits divers et des « chiens écrasés », faisant alors à vélo la tournée des commissariats de police, des tribunaux, des conseils municipaux, des cérémonies officielles, des inaugurations, des compétitions sportives, des tournois de belote, des courses cyclistes, des conférences, des manifestations, des banquets, des assemblées de sociétés, des marchés, des foires, suivant les pompiers, se voyant comme un nouveau Rouletabille[5], portant comme lui un imperméable, fumant la pipe et mettant ses premiers pantalons longs, c'est peut-être à cette époque que ce dessina la silhouette de Maigret.

En 1920, à dix-sept ans, il écrit son premier roman, *Au Pont des Arches*[6], qu'il publia fin 1920 ou début 1921 sous son nom de plume Georges Sim alors qu'il travaillait pour *La Gazette de Liège*. Le sous-titre du roman est *Petit roman humoristique de mœurs liégeoises*, son sujet est un projet de production en masse de pilules purgatives pour pigeons !

Le titre principal reprend le nom du pont des Arches qui enjambe la Meuse entre la rue Léopold, où Simenon est né, et le quartier d'Outremeuse. À l'époque où il écrivait ce roman, une boutique de vêtements se trouvait au 48, rue Léopold, appelée « Au Pont des Arches ».

Le lieu principal du roman s'est inspiré d'une véritable pharmacie, la pharmacie Germain, située au 13, rue du Pont-des-Arches, une petite rue transversale que l'on trouve encore à gauche, là où la rue Léopold rejoint le pont. Malheureusement, ce magasin a été démoli au début des années 1970.

Simenon trouva un imprimeur qui accepta d'imprimer son roman à condition que l'auteur garantisse la vente de trois cents exemplaires par souscription. C'était une édition à compte d'auteur. En 1921, l'Imprimerie Bénard tira mille cinq cents exemplaires sous le pseudonyme de l'auteur, Georges Sim.

---

[5] Joseph Joséphin, surnommé Rouletabille, reprenant l'expression « roule ta bille » qui veut dire être compétent dans un domaine, est un personnage fictif de la littérature française, créé par Gaston Leroux en 1885. Il apparaît pour la première fois dans *Le Mystère de la chambre jaune*. Il y est grand reporter au journal L'Époque, il fume une pipe et porte une casquette à carreau. C'est le prototype que va emprunter Simenon.

[6] Le manuscrit autographe incomplet ; 28 feuillets (manque le premier feuillet du livre I) ; corrections de l'auteur assez nombreuses, surtout des suppressions. Il est conservé à la Bibliothèque des Chiroux (Liège, Belgique) ; photocopie au Fonds Simenon (Liège, Belgique), qui possède le premier feuillet du livre I, recopié par l'auteur à Lakeville (Connecticut, U.S.A.) le 23 janvier 1953 pour compléter le manuscrit original où une page manquait.

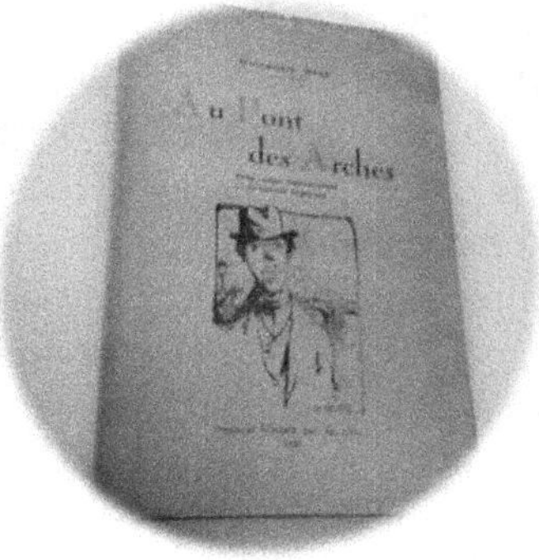

Au Pont des Arches, publié en 1921 sous son nom de plume Georges Sim par Georges Simenon - Collection Jacques Jaume ©

Ce livre de poche mesure 21 × 14 centimètres, compte 96 pages, il est illustré de dessins en noir et blanc réalisés par quatre amis de Simenon : Luc Lafnet qui a également illustré la couverture, Jeph Lambert, Ernest Forgeur et Joseph Coulon. Tous faisaient partie du groupe d'anciens élèves qui se surnommaient « La Caque » que nous retrouvons dans le roman de Maigret, *Le Pendu de Saint-Pholien*, dans un groupe similaire qui se nomme *Les Compagnons de l'Apocalypse*[7].

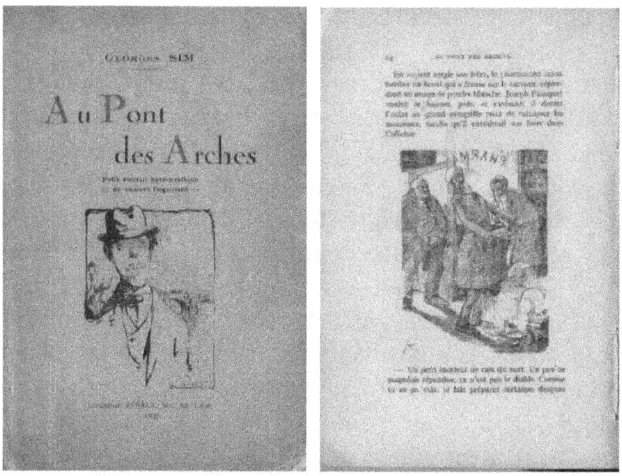

Photographie collection Jacques Jaume ©

[7] https://www.trussel.com/maig/foord7.htm

La première réédition est achevée d'imprimer le 3e trimestre 1975. Paris, Éditions d'Aujourd'hui ; 20,5 x 13 cm, 93 pages ; illustrations de Luc Lafnet, Jef Lambert, Ernest Forgeur et Joseph Coulon. Collection « Les Introuvables ». Tirage : 400 exemplaires (impression en offset) d'après le fac-similé de l'édition de 1921.

L'éditeur ayant obtenu un beau succès avec ce titre, il a procédé à un nouveau tirage (les exemplaires sont numérotés, mais non justifiés) sans avertir quiconque. La présentation de l'ouvrage est la même, mais son format est légèrement plus large (20,5 x 15 cm). L'achevé d'imprimer porte toujours la date du 3e trimestre 1975. C'est la raison pour laquelle on trouve des ouvrages portant un numéro supérieur à 400.

Sous un autre pseudonyme, Monsieur Le Coq, il publia aussi plus de 800 billets d'humeur, sous le titre général de *Hors du poulailler*, entre novembre 1919 et décembre 1922.

Cette période, lui fit accroître sa connaissance de la vie nocturne, des prostituées et des alcooliques, côtoyant avec assiduité des anarchistes, des artistes de la bohème et même deux futurs assassins. Son roman *Les trois crimes de mes amis*, écrit en janvier 1937 alors qu'il réside boulevard Richard-Wallace à Neuilly et paru en avril 1938 aux éditions Gallimard, évoque trois faits divers réels survenus à Liège entre 1918 et 1922, dont Simenon connaissait et avait fréquenté les auteurs. Ce récit romancé est en grande partie autobiographique.

Il fréquenta aussi un groupe d'artistes intitulé « La Caque ». C'est d'ailleurs par ce biais qu'il rencontra sa future femme, Régine Renchon, aussi surnommée Tigy. De ce milieu, son personnage d'auteur de romans policiers s'encanaillant va se structurer.

« La Caque » veut tout dire et ses participants nous mettent avec humour sur la voie, Caque veut dire : fanfaronnade, vantardise, vanterie. Une « caque » est aussi une barrique où l'on presse les harengs salés ou fumés. Par extension, il désigne également un tonneau destiné à d'autres contenus, par exemple de la poudre à canon, du salpêtre ou du suif. Le proverbe « La caque sent toujours le hareng » vise à attaquer une personne sur ses basses origines. C'est aussi un mensonge que l'on dit pour se justifier ou pour abuser quelqu'un. La métaphore reflète l'idée que dès la naissance, notre environnement et notre situation font de nous ce que nous sommes et qu'il nous est impossible de nous en détacher.

Ce même type de création d'un environnement, d'une ambiance d'écriture sera repris par Gérard de Sède[8], un journaliste et écrivain français, membre du groupe surréaliste, un mouvement poétique et artistique du XXe siècle directement issu de la révolte incarnée par le mouvement dada à la fin de la Première Guerre mondiale. Gérard de Sède a écrit plus de 40 livres sur l'histoire alternative ou pseudohistoire ; il est surtout connu pour ses travaux sur Rennes-le-Château. Son chef-d'œuvre est incontestablement, au départ écrit avec Pierre Plantard, *L'Or de Rennes*, ou *La Vie insolite de Bérenger Saunière curé de Rennes-le-Château.*

Opportuniste, prêt à tout pour réussir, Simenon apprit vite son métier et son salaire passa rapidement de 45 francs à 180 francs. Il a tenu aussi un billet quotidien intitulé « Hors du poulailler » : « *C'était pour bien marquer mon petit coin à part dans La gazette* », se souvient celui qui signait « Monsieur le coq » en utilisant un autre jeu de mots comme Simenon, en bon auteur, le fait souvent. Dans ces chroniques d'humeur, il parlait du temps qu'il faisait, des propos entendus ici et là, des petits et grands côtés de la vie des Liégeois, du 1er mai, de la Toussaint, des cérémonies patriotiques, du cinéma, du progrès.

Faisant preuve d'une maturité et d'un talent exceptionnels, Simenon rédigeait des pages parfois teintées au vitriol.

Il fut parfois l'envoyé spécial du journal, enquêtant ainsi sur la mort de soldats belges près de Düsseldorf, interrogeant le maréchal Foch dans un train entre Bruxelles et Liège, suivant à Cologne les fraudeurs du lendemain de la guerre, partageant la vie de pêcheurs en mer du Nord.

Les situations qu'il étudia, lui permirent d'écrire sa vérité de ce qu'il a appelé « *l'homme nu, c'est-à-dire l'homme tel qu'il est au profond de lui-même* », et rejoint en cela Victor Hugo qui disait : *« Le laid fait partie de la nature il doit faire partie de l'art »*

« *C'est en riant que Gwynplaine faisait rire. Et pourtant il ne riait pas. Sa face riait, sa pensée non. L'espèce de visage inouï que le hasard ou une industrie bizarrement spéciale lui avait façonné, riait tout seul. Gwynplaine ne s'en mêlait pas. Le dehors ne dépendait pas du dedans. Ce rire qu'il n'avait point mis sur son*

[8] Il est le fils de Marcel Alfred Gustave de Sède de Lieoux, rédacteur principal au Courrier du Pas-de-Calais et aux Régions Libérées, et d'Aimée de Sède.

front, sur ses joues, sur ses sourcils, sur sa bouche, il ne pouvait l'en ôter. On lui avait à jamais appliqué le rire sur le visage. C'était un rire automatique, et d'autant plus irrésistible qu'il était pétrifié. Personne ne se dérobait à ce rictus. Deux convulsions de la bouche sont communicatives, le rire et le bâillement. Par la vertu de la mystérieuse opération probablement subie par Gwynplaine enfant, toutes les parties de son visage contribuaient à ce rictus, toute sa physionomie y aboutissait, comme une roue se concentre sur le moyeu ; toutes ses émotions, quelles qu'elles fussent, augmentaient cette étrange figure de joie, disons mieux, l'aggravaient. Un étonnement qu'il aurait eu, une souffrance qu'il aurait ressentie, une colère qui lui serait survenue, une pitié qu'il aurait éprouvée n'eussent fait qu'accroître cette hilarité des muscles ; s'il eût pleuré, il eût ri ; et, quoi que fît Gwynplaine, quoi qu'il voulût, quoi qu'il pensât, dès qu'il levait la tête, la foule, si la foule était là, avait devant les yeux cette apparition : l'éclat de rire foudroyant.

Qu'on se figure une tête de Méduse gaie. Tout ce qu'on avait dans l'esprit était mis en déroute par cet inattendu, et il fallait rire[9]. »

Pour Simenon le laid faisant partie de l'homme, il devait faire partie de ses romans, de son œuvre.

« *C'est à l'époque des Lumières que le laid devient un objet de préoccupation esthétique au moment même où l'esthétique est instituée comme discipline philosophique et définie comme « science de la connaissance sensible » dans l'Aesthetica de Baumgarten parue en 1750. Dans l'esthétique de l'effet qui naît avec Lessing et qui prend le dessus sur l'esthétique de la production qui régnait jusqu'alors, le beau cesse d'être pensé comme reflet du vrai ; il se définit en termes de goût, donc en référence au sentiment de plaisir du sujet. Dans son Laocoon, en 1766, Lessing, estimant que l'art est affaire non de bienséance, mais de sentiment, met également l'accent sur l'émotion produite par le laid, tout en nuançant son propos en fonction du médium utilisé : si la laideur est utile en poésie, art du temps, comme ingrédient transitoire destiné à produire les sentiments mêlés du comique et du terrible, on doit y renoncer en peinture, art de l'espace, où la laideur figée*

[9] Victor Hugo - *L'Homme qui rit*, 1869 (Tome II, p. 187-301) : Livre deuxième Gwynplaine et Dea.

ne perd jamais de son pouvoir répulsif. Malgré cette position de principe classique, qui l'amène à exclure la laideur de la peinture vouée à la représentation du beau, Lessing rompt avec le principe de l'ut pictura poesis et annonce la Wirkungsästhetik du sublime et du pathétique[10].

À dix-huit ans, Georges Simenon était déjà un forcené de l'écriture, une machine à produire industriellement du texte, quatre-vingts pages par jour, disait-il.

Il a publié plus de mille nouvelles, plus de deux cents romans d'aventures à bon marché, sous divers pseudonymes, vingt-cinq au moins[11] et il précisait : « *Je faisais mes gammes avec de petits romans galants* ».

Il se délectait des situations sordides et complexes où, avec des raffinements logiques, il s'inspirait d'Edgar Allan Poe qui a marqué tous les écrivains de romans policiers.

Edgar Allan Poe, un poète, nouvelliste et romancier américain né le 19 janvier 1809 à Boston, mort le 7 octobre 1849 à Baltimore, a été l'un des grands représentants du romantisme américain, mais également un des précurseurs de la science-fiction et du fantastique et bien sûr du roman policier. Il a donné à la nouvelle ses lettres de noblesse et est regardé comme l'inventeur du roman policier. Aussi aujourd'hui il est considéré comme étant le parrain du genre littéraire « horreur gothique ». Il a eu le génie de mêler fantastique et intrigue policière comme dans *Double assassinat dans la rue Morgue*[12] une nouvelle, parue en avril 1841 dans le Graham's Magazine, traduite en français par Isabelle Meunier puis, en 1856, par Charles Baudelaire pour le recueil *Histoires extraordinaires*[13]. C'est la première apparition du détective inventé par Poe, le chevalier Auguste Dupin qui doit résoudre l'énigme d'un double meurtre incompréhensible pour la police.

---

[10] *L'esthétique du laid, de Hegel à Rosenkranz. Une « esthétique de la résistance » ou de la résignation aux « arts qui ne sont plus beaux » ?* Florence Bancaud - pages 899 à 917 – Études Germaniques 2009/4 n° 256
https://shs.cairn.info/revue-etudes-germaniques-2009-4-page-899?lang=fr

[11] Jean du Perry, Gom Gut, Georges Sim, Luc Dorsans, Christian Brulls, G. Vialo, G.Vialis, etc.

[12] *The Murders in the Rue Morgue*, Philadelphie, Graham's Magazine, avril 1841

[13] Nous nous en sommes inspiré avec Nathalie Rivière, ma co-autrice, pour un de nos romans policiers, *Double meurtre de la rue Bachalas.*

La personnalité d'Edgar Allan Poe reste intrigante. Ses récits sont connus pour être particulièrement intenses, donnant parfois aux lecteurs l'impression de vivre les cauchemars vécus par le protagoniste. Pour Marie Bonaparte, une femme de lettres, une mécène et une psychanalyste disciple de Sigmund Freud, dont elle a contribué à diffuser le travail en France et en Grèce, l'homosexualité de Poe est toujours restée latente. Son verdict final est limpide : tout le monde a des tendances bisexuelles, mais Poe les aurait exprimées par une incapacité totale à faire l'amour avec une femme, tandis qu'il sublimait ses pulsions homosexuelles en partie avec sa plume et en partie en les noyant dans l'alcool, entraînant l'impuissance. Tout cela aurait conduit à l'écriture de *Eureka*, qu'elle décrit comme un « fantasme homosexuel ».

Edgar Allan Poe est né des acteurs David et Elisabeth Poe. Alcoolique, son père a quitté la famille alors qu'Edgar Allan n'était encore qu'un nourrisson. Quant à sa mère, elle est morte de la tuberculose durant sa petite enfance. Pour subvenir à ses besoins, Poe a commencé à jouer, mais il a finalement dû abandonner ses études en 1826. Arthur Conan Doyle, le créateur de Sherlock Holmes, a déclaré que Poe avait eu une influence clé sur lui : *« Où était le roman policier avant que Poe ne lui insuffle un souffle de vie ? »*

La Chute de la maison Usher est l'une des nouvelles les plus marquantes d'Edgar Poe, adaptée au cinéma, à l'opéra ou en série actuellement. Pourquoi cette nouvelle nous fascine-t-elle autant ? Une demeure lugubre, une vieille famille aristocrate, incestueuse et des morts qui reviennent à la vie… *La Chute de la maison Usher* est une nouvelle fantastique de seulement quelques dizaines de pages, mais c'est sans doute l'œuvre d'Edgar Poe qui a le plus marqué la littérature[14]. Bram stoker (1847-1912), lui aussi, sera influencé par Poe.

[14] Poe s'inspire d'un fait divers, rapporté à Boston en 1830, lors duquel on aurait retrouvé un couple enlacé dans les décombres d'une maison effondrée. Dans cette nouvelle, un narrateur anonyme se rend chez un ancien ami, Roderick Usher, qui vit reclus avec sa sœur Lady Madeline, dans une maison hors du temps. Usher a beaucoup changé. Il paraît terrorisé, mélancolique et souffre d'un mal étrange : une hyperacuité sensorielle qui lui rend tout insupportable. Sa sœur, avec qui il semble entretenir une relation plus qu'ambiguë, souffre du

Edgar Allan Poe a joué dans la carrière intellectuelle de Baudelaire le même rôle que Ruskin chez Proust. Quand on étudie la vie de Baudelaire, on comprend mieux la projection qu'il opère sur la personnalité de Poe. Il est clair que Baudelaire a souffert de quelques maladies. Nous pouvons proposer que ses souffrances proviennent de maladies vénériennes, dont la syphilis, de l'opiomanie et de l'alcoolisme. Toutes ces malédictions ont augmenté ses souffrances, mais l'on peut admettre que sa pathologie la plus fondamentale était un trouble bipolaire.

L'Organisation mondiale de la santé (OMS) place les troubles bipolaires au 6e rang mondial des handicaps. Les personnes en souffrant présentent une espérance de vie réduite de 10 ans en moyenne par rapport à la population générale. Les épisodes dépressifs peuvent fréquemment déboucher sur des tentatives de suicide. Les troubles bipolaires s'accompagnent d'une forte comorbidité, c'est-à-dire que d'autres troubles se surajoutent à la maladie (usage d'alcool ou de substances toxiques, diabète, cholestérol, etc.), faisant par exemple encourir aux patients le risque de présenter d'autres maladies, dont par exemple des pathologies cardiovasculaires. Enfin, des conduites à risque (sexualité, addictions, dépenses) sont fréquemment associées[15]. Autrefois identifiés sous le terme de psychose maniaco-dépressive, on lui préfère désormais le qualificatif de troubles bipolaires en raison de la diversité des formes cliniques que peuvent présenter les personnes. Les troubles bipolaires se caractérisent par l'alternance de phases euphoriques (ou maniaques) et de phases dépressives. La durée des épisodes peut varier de quelques jours à quelques semaines ou mois. Les vrais troubles bipolaires sont pour la plupart de graves psychoses. J'ai pu suivre des « maniaco-dépressifs autodestructeurs » qui se mortifiaient jusqu'à se créer des fractures osseuses et qui finissaient très souvent par se suicider de façon extrêmement violente. Le délire de la psychose les rend responsables de tous les malheurs du monde, alors imaginez leurs souffrances !

---

même mal et décède subitement. Son corps est entreposé dans le caveau. Mais peut-être n'était-elle pas si morte…

[15] https://www.fondation-fondamental.org/les-maladies-mentales/troubles bipolaires ?

On est autorisé à dire de Poe qu'il fut le « maître » si l'on dit de Baudelaire qu'il fut « non le disciple de l'écrivain américain, mais son affranchi ». La bipolarité d'Edgar Allan Poe a été fortement suspectée, ce qui a pu le rapprocher de Baudelaire.

Plusieurs maladies ont été avancées comme causes possibles de la mort de Poe, notamment le diabète, une maladie cardiaque, l'épilepsie et la tuberculose. L'une des hypothèses les plus intrigantes, suggérée par un médecin de l'Université du Maryland, est que Poe soit mort de la rage. Son délire semblait s'améliorer puis s'aggraver à nouveau au cours des derniers jours de sa vie, un phénomène observé chez les patients atteints de rage à un stade avancé. De plus, son dossier médical indiquait qu'il avait des difficultés à boire de l'eau. Il pourrait s'agir d'une manifestation de l'un des symptômes caractéristiques de la rage : la peur de l'eau[16]. Il faut noter aussi que quatre jours avant son décès, on a retrouvé l'écrivain dans un bureau de vote de Baltimore associé au « cooping ». Il s'agit d'une pratique électorale frauduleuse qui consistait à droguer des personnes afin de les forcer à voter pour un candidat spécifique dans des endroits différents. Poe figurait parmi les victimes. Il portait les vêtements misérables de quelqu'un d'autre et souffrait apparemment de délire. N'ayant plus vraiment repris conscience, on n'a jamais pu savoir comment il s'était retrouvé dans une telle situation. Bien qu'Edgard Allan Poe souffrît d'une forme de dépression, mal étiquetée, il ne se serait sans doute pas suicidé. Une autre théorie avance que Poe aurait été victime d'un crime violent.

Dans ses romans, Simenon posait une énigme à partir de laquelle le détective découvrait un milieu qui lui fournissait l'occasion de longues descriptions pittoresques.

Simenon se décrit comme un viveur qui hante les brasseries et les boîtes de nuit, un client assidu des dames de petite vertu, dans une légende qu'il se crée au fur et à mesure qu'il écrit et qu'il a du succès. Il dit avoir fréquenté un lieu de rencontres entre jeunes artistes et écrivains de la bohème locale se livrant à des excès : *La Caque* que nous avons déjà évoquée. Il y fait la connaissance de

---

[16] *La mort mystérieuse d'Edgar Allan Poe* - La mort d'Edgar Allan Poe reste l'un des grands mystères de la littérature américaine. Écrit par les rédacteurs de l'Encyclopédie Britannica.

Robert Denoël qui éditera Louis Ferdinand Céline, et, surtout, de Régine Renchon, étudiante aux beaux-arts, qu'il appelle « Tigy », elle a trois ans de plus que lui et est aussi excentrique que lui. En 1920, alors qu'il n'a que dix-sept ans, ils se fiancent.

En 1921, son père meurt le 28 novembre 1921 à l'âge de 44 ans

En décembre 1922, après un seul mois de service militaire à Aix-la-Chapelle, son apprentissage de journaliste terminé, il part donc tenter sa chance à Paris où il veut être écrivain. Il s'installe dans le 17e arrondissement, non loin du Boulevard des Batignolles. Très vite, il apprend à connaître la ville, ses bistros, ses hôtels de seconde zone, ses bars et ses restaurants et, surtout, sa classe laborieuse. Simenon se noie dans les bas-fonds qu'il veut étudier pour les retranscrire dans son œuvre à la manière d'un ethnologue du sordide. Il a compris que c'est cela qui plaît à ses lecteurs plutôt bourgeois qui désirent s'encanailler. Il se métamorphose donc et prend les habits et la personnalité des gens du milieu qu'il veut dépeindre et raconter, il se crée sa personnalité d'auteur qui colle aux ambiances qu'il révèle.

Il écrit sous divers pseudonymes, et commence à gagner de l'argent.

En mars 1923, Simenon et Tigy retournent brièvement à Liège pour se marier. En dépit de son éducation catholique, Simenon dit être non croyant. Tigy vient, elle, d'une famille athée. Cependant, la mère de Simenon insista pour un mariage religieux, contraignant Tigy à s'y plier, comme d'ailleurs Georges.

En 1924, de retour à Paris, Georges Simenon et Tigy louent un rez-de-chaussée place des Vosges, dans un immeuble où vit, à l'étage du dessus, un médecin nommé Maigret. Ils y reçoivent, comme invité, Max Jacob.

En 1925, ils passent l'été à Étretat. Il y rencontre Joséphine Baker, âgée de vingt ans, alors totalement inconnue, qui danse dans « La revue dite nègre ». Leur brûlante liaison, que sa femme sembla ignorer bien qu'il ait songé à l'épouser, dura jusqu'en 1927.

En 1926, Georges et Tigy découvrent Porquerolles, île dont ils s'éprennent aussitôt, y louant une villa.

En 1927, ils passent les vacances d'été à l'île d'Aix où ils rencontrent Vlaminck, Derain, Picasso...

Muni de lettres de recommandation, Simenon fréquente bientôt des artistes à Montmartre, mais ne trouve que des emplois subalternes. Il fut garçon de courses d'une ligue d'anciens combattants, puis devient le secrétaire de l'écrivain d'extrême droite Binet-Valmer puis du marquis de Tracy, un riche aristocrate chez qui il découvre un univers de luxe et de richesse. Nous verrons tous ce que le Marquis va apporter à Simenon, notamment avec son journal de Nevers, *Paris-Centre*.

Il passe alors ses soirées à écrire « *soixante contes de cinquante à deux cents lignes et trois romans de trois mille lignes par mois* » qui trouvent rapidement un public, car il inonde les journaux de ses nouvelles et les éditeurs de collections populaires de ses romans, licencieux *Orgies bourgeoises*, *Une petite très sensuelle*, *Un monsieur libidineux*, sentimentaux *Le roman d'une dactylo* ou d'aventures *Un drame au pôle Sud*.

Il écrit près de deux cents récits en cinq ans, toujours sous des pseudonymes dont le premier fut Sim. Cette production alimentaire où il ne voit que des exercices pour l'apprentissage d'un futur métier de romancier améliore la situation du couple.

En 1927, pour le lancement du quotidien *Paris-Matin*, il s'engage à écrire un roman en 72 heures. Eugène Merle, propriétaire de certains journaux, lui propose, en 1927, pour cent mille francs, d'écrire en trois jours et trois nuits, enfermé dans une cage de verre, sous les yeux du public, un roman dont le sujet, le titre et les personnages lui seront communiqués par un huissier au moment où il y pénétrera. L'opération fut annulée in extremis, mais il fut payé.

La même année, il réalise un rêve d'enfance : il achète la « Ginette », un bateau de cinq mètres et s'embarque pour un tour de France sur les canaux et les rivières, en compagnie de Tigy, campant sur les berges. L'univers des marins, des ports, des écluses, allait le marquer de façon indélébile. Durant six mois, il consacre ses matinées à écrire au fil de l'eau, à taper ses romans à la machine, au grand étonnement des promeneurs. La même année, il commence à publier chez Fayard, sous le pseudonyme de Christian Brulls, *Dolorosa*.

En 1928, un long voyage en bateau lui permet de publier plusieurs reportages. Il y prend tellement goût qu'en 1929 il se fait construire un bateau, « l'Ostrogoth », sur lequel il vivra jusqu'en 1931. Les thèmes de l'eau et de la navigation reviendront dès lors de façon récurrente dans toute son œuvre.

Avec l'Ostrogoth, un cotre de dix mètres, il passe son brevet de capitaine et, au printemps, il navigue vers la Belgique, puis jusqu'aux Pays-Bas. Dans le port néerlandais de Delfzijl, à l'extrême nord de la Frise, alors que le bateau devait être recalfaté, il s'installe dans une péniche abandonnée et écrit un nouveau livre. Il raconte ainsi l'événement :

« Je me revois, par un matin ensoleillé dans un café qui s'appelait, je crois, "Le Pavillon". Ai-je bu un, deux, ou même trois petits genièvres colorés de quelques gouttes de bitter ? Toujours est-il qu'après une heure, un peu somnolent, le hasard me fit découvrir, à moitié échouée, une vieille barge qui semblait n'appartenir à personne. On y pataugeait dans trente à quarante centimètres de cette eau rougeâtre particulière au vieux canal. [...] Cette barge, où j'installai une grande caisse pour ma machine à écrire, une caisse moins importante pour mon derrière, allait devenir le vrai berceau de Maigret. Allais-je écrire un roman populaire comme les autres ? Une heure après, je commençais à voir se dessiner la masse puissante et impassible d'un monsieur qui, me sembla-t-il, ferait un commissaire acceptable. Pendant le reste de la journée, j'ajoutais quelques accessoires : une pipe, un chapeau melon, un épais pardessus à col de velours. Et, comme il régnait un froid humide dans ma barge abandonnée, je lui accordai, pour son bureau, un vieux poêle de fonte. »

En 1930, Simenon invente donc son personnage le plus célèbre : le commissaire Maigret. Celui-ci apparaît pour la première fois dans une nouvelle écrite pour *Détective*, à la demande de Joseph Kessel[17].

---

[17] Lorsqu'il présente les manuscrits de ses premiers Maigret à son éditeur, celui-ci est loin d'être enthousiaste, comme on peut le constater à la lecture de ces quelques éléments de sa réponse : « 1° Vos romans policiers ne sont pas de vrais romans policiers. Ils ne sont pas scientifiques. Ils ne jouent pas la règle du jeu.
2° Il n'y a pas d'amour, tout au moins d'amour comme on le conçoit dans le roman policier.
3° Il n'y a pas de personnages franchement sympathiques ou de personnages franchement antipathiques. Vos romans ne finissent ni bien ni mal. C'est désastreux.

Ainsi est apparu Maigret, commissaire divisionnaire au 36, quai des Orfèvres, dans un roman dont « *le lendemain, à midi, le premier chapitre était écrit. Quatre ou cinq jours plus tard, le roman était terminé.* ». En fait, il avait déjà publié dans *L'œuvre,* sous le nom de Georges Sim, *La maison de l'inquiétude,* un roman dit « populaire » dont Maigret était déjà est le héros[18] dont voilà un extrait :

« Une nuit de novembre, alors qu'il est à peu près seul dans les locaux du Quai des Orfèvres, le commissaire Maigret reçoit la visite d'une jeune femme venue lui annoncer qu'elle a tué un homme. À la suite d'un coup de téléphone, le policier doit sortir un moment de son bureau. À son retour, l'inconnue a disparu. Le lendemain cependant, lors d'une enquête sur l'assassinat de l'ex-officier de marine Truffier qui l'amène à Montreuil, Maigret retrouve sa visiteuse de la veille. Elle s'appelle Hélène Gastambide et habite le même immeuble que la victime, où elle vit avec son père, Evariste, et son frère, Christian. »

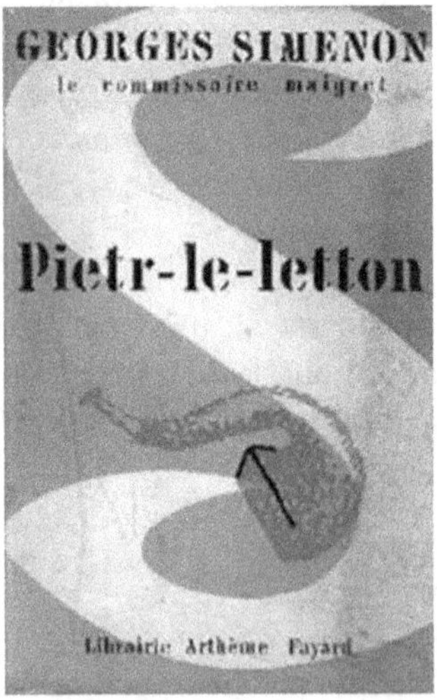

À Delfzijl est né le premier livre publié sous son véritable nom, le 20 février 1931, le premier *Maigret* officiel : *Pietr le Letton* (1931).

Photographie collection Jacques Jaume ©

Ce ne sont pas des romans policiers. Ce n'est pas scientifique. Il n'y a pas de jeune premier ni d'héroïne. Pas de personnage sympathique et cela finit mal puisqu'on ne se marie jamais. Vous n'aurez pas mille lecteurs. »

[18] Achevé d'imprimer : février 1932 à Paris, J. Tallandier ; 18,5 x 11,5 cm, 124 pages ; couverture illustrée ; 1,50 Fr. Collection « Criminels et policiers », n° 46. Pas de grands papiers ni de tirage numéroté.

« La police internationale signale l'arrivée à Paris du célèbre escroc Pietr-le-Letton, qui n'a jusque-là pu être inculpé. Il y vient pour réaliser une des colossales escroqueries dont il est coutumier. Le commissaire Maigret, qui a reçu son signalement, le repère à sa descente de "L'Étoile-du-Nord". Il s'apprête à le filer lorsqu'un employé du train l'entraîne vers un compartiment où gît le cadavre d'un homme qui est le parfait sosie de Pietr. Mais est-ce bien lui ? Pour en être sûr, le policier retrouve la trace du premier voyageur à l'Hôtel Majestic. Tandis que ce dernier prend de mystérieux contacts avec un milliardaire américain, M. Mortimer-Levingston, avec lequel il a disparu, échappant à la surveillance des policiers parisiens, l'enquête sur le meurtre conduit Maigret à Fécamp où il aperçoit, sortant de la villa d'une certaine Mme Swaan, Pietr-le-Letton qu'il file jusqu'à un misérable hôtel de la rue du Roi-de-Sicile à Paris. Mais est-ce Pietr ou est-ce un sosie ? Car Maigret entrevoit deux personnalités en cet homme : la superbe de l'habitué des palaces et la veulerie du client des galetas. Il fait de l'enquête une affaire personnelle quand son camarade Torrence est abattu. Les coups de théâtre se multiplient alors : Maigret est blessé et Mortimer assassiné, tandis que Pietr prend la fuite. La découverte d'objets personnels détenus par Anna Gorskine à l'hôtel du Roi-de-Sicile permet à Maigret de résoudre l'énigme des deux sosies : Hans, jumeau de Pietr, a toujours vécu sous l'ascendant de ce dernier, depuis leur enfance à Pskov et leur jeunesse d'étudiants à Tartu. Pietr le traitait comme son factotum et est allé jusqu'à épouser sa fiancée, Berthe. Excédé, Hans a fini par tuer son frère dans le train qui l'amenait de Bruxelles à Paris, et a pris sa place dans les négociations qui devaient faire de Mortimer-Levingston le banquier d'un réseau d'escrocs que Pietr mettait sur pied. Quant au meurtre du milliardaire, c'est Anna Gorskine qui l'a commis : les nouvelles fonctions de Hans n'allaient-elles pas nécessairement l'éloigner d'elle ? Maigret finit par coincer le faux Pietr au bout de la jetée du port de Fécamp. Accablé, il fait au commissaire une confession dramatique où tout son passé malheureux lui remonte à la gorge et, sous les yeux de Maigret qui ne l'en empêche pas, il se loge une balle dans la bouche[19]. »

---

[19] André Durand - *Georges Simenon* - www.comptoirlitteraire.com

Le 20 février 1931, pour le lancement, Fayard invite le Tout-Paris à un « bal anthropométrique », dans une boîte de nuit huppée de la rue Vavin, « La boule rouge ». Les invités, dont Francis Carco, Colette ou le tout jeune Pierre Lazareff, prennent soin, comme il se doit, de laisser leurs empreintes digitales à l'entrée, ils étaient déguisés en gangsters ou en prostituées. La presse se fit l'écho de l'événement :

« Le 20 février 1931, à minuit, le Tout-Paris est invité par carton au "Bal anthropométrique" qui se donne à La Boule blanche, dans le quartier de Montparnasse. Les murs sont décorés de motifs criminels sur les conseils de Simenon, lequel a aussi placé des figurants à l'entrée et engagé une équipe de cinéma pour filmer les vedettes présentes. De nombreuses personnalités culturelles, politiques et mondaines figurent parmi le millier de personnes venues s'encanailler gentiment. Simenon dédicace ses œuvres et profite du succès d'une fête qu'il a financée avec les avances sur ses droits d'auteur. »

Le succès du roman est immédiat et foudroyant. La même année 1931, Simenon publie onze livres, dont dix Maigret, son éditeur ne se fait plus de mauvais sang pour leur sort, car ils sont traduits en plusieurs langues, trois obtenant, le mois même de leur sortie, un contrat d'adaptation au cinéma. Dix-neuf volumes ouvrent la première série.

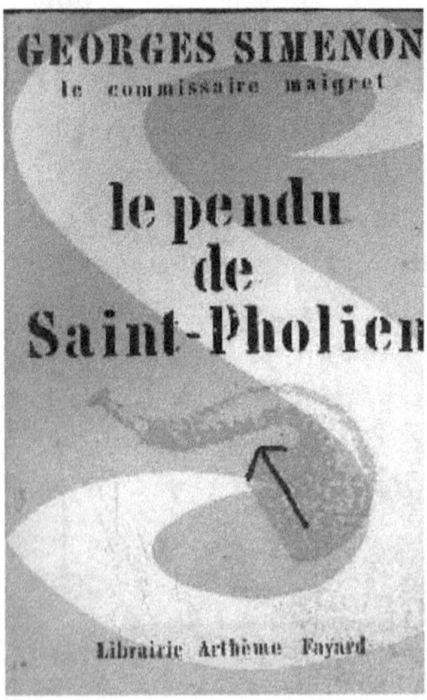

En 1930 il avait écrit : *Le pendu de Saint-Pholien* dont l'intrigue est basée sur des données autobiographiques dont nous avons déjà parlé. Dans ce roman, « Les Compagnons de l'Apocalypse », une petite société secrète, rappelle le groupe de « La Caque » dont Simenon a fait partie à Liège.

Photographie
collection Jacques Jaume ©

Un homme s'est effectivement pendu à Saint-Pholien. Ces éléments puisés dans la vie réelle constituent une des caractéristiques romanesques de l'auteur, toujours à l'affût de faits divers, d'incidents d'actualité, de personnages ou d'atmosphères.

Inversement aux autres romans policiers classiques, sa construction est originale et met en scène une victime, des coupables présumés et un policier chargé de l'enquête, le commissaire est ici mis en situation dès les premières pages, et c'est lui qui, par sa substitution, déclenche inconsciemment les événements.

Après le suicide de son mystérieux voyageur, Maigret, pour soulager sa conscience, mène ses recherches pour aboutir à un second suicide, le pendu de Saint-Pholien, qui constitue l'articulation de tout le roman, qui contient déjà les thèmes favoris de l'auteur, à savoir : la définition de la vraie culpabilité ainsi que l'inégalité des chances dans la vie.

La pesanteur psychologique des personnages est transmise avec économie et d'une manière allusive. Simenon veut comprendre et analyser ses personnages comme le ferait un médecin, un psychiatre. Il veut fouiller, explorer leur passé, faire ce que l'on appelle en médecine l'histoire de la maladie, l'anamnèse. Il veut explorer leurs motivations profondes et psychologiques, se posant toujours la question fondamentale de la véritable responsabilité des êtres dans leurs actes en vrai médecin pour mieux les soigner et les prendre en charge.

Un film, adaptation du roman, réunissant Jean Richard, Xavier Gélin et Michel Blanc, a été tourné à Lille en janvier 1980.

Entre 1931 et 1934, il publie 19 épisodes des aventures de Maigret et écrit en même temps les « romans durs », ouvrages non policiers grâce auxquels il tente d'accéder à une véritable reconnaissance littéraire.

En 1932, Simenon voyage beaucoup, il envoie des rapports d'Afrique, d'Europe de l'Est, de Turquie et d'Union soviétique. Suit en 1934 et 1935 un voyage autour du monde.

En 1934, il écrit *Maigret* qui devait être le dernier de cette série littéraire, le commissaire est à la retraite.

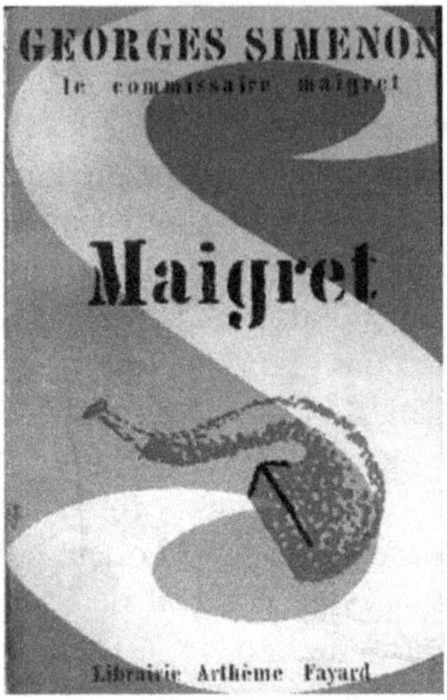

Photographie collection Jacques Jaume ©

« Simenon quitta alors l'éditeur Fayard, pour passer chez Gallimard à qui il imposa un contrat léonin : la publication de six romans par année et le partage des droits d'auteurs. Cependant, son désir d'être reconnu au sein des auteurs de la maison rencontra peu d'écho, car son image était entachée d'un péché originel : le roman populaire, objet d'une production industrielle.

Pendant cette période : « *On critiqua aussi ses faux pas dans le journalisme : en février 1933, en Allemagne, il ne prit pas conscience de la montée de l'extrémisme : quelques jours avant l'incendie du Reichstag, à Berlin, il croisa Hitler dans un ascenseur de l'hôtel Kaiserhof. Il écrivit alors : « Hitler les a remis dans le rang. Il va les astiquer, leur redresser la tête, les mettre à neuf de haut en bas, ainsi que je les ai vus déferler, sûrs d'eux, confiants dans leur destinée et dans leurs caporaux au long des rues en 1914*[20]. »

---

[20] André Durand - *Georges Simenon* - www.comptoirlitteraire.com

La rencontre d'André Gide[21] au siège de Gallimard eut une grande importance pour les deux hommes. Admirateur des Maigret, le futur prix Nobel de littérature André Gide interrogea son jeune collègue : *« Dites-moi comment vous concevez, composez, écrivez vos livres ».* Ce fut le début d'un long dialogue, de longs échanges, d'une sorte de complicité et d'une correspondance entre les deux hommes, qu'a priori tout opposait. Gide ne cachait pas, et tout un chacun le savait, son penchant pour les garçons alors que Simenon se présentait comme étant un effréné séducteur et consommateur de femmes. Simenon construit toujours son personnage d'écrivain avec cette boulimie féminine.

André Gide et Gaston Gallimard seront les deux hommes qui compteront pour Simenon dans ses années de maturation. L'arrivée chez Gallimard correspond aussi à une période très mondaine pour le couple Simenon, qui se partage entre l'appartement de Neuilly et la villa de Porquerolles. En fait, Simenon est plutôt un nouveau riche, un parvenu qui dépense de façon ostentatoire.

Gide représente, lui, la littérature la « plus littéraire » en tant que fondateur de *La nouvelle revue française* mais il s'improvise quelque temps le mentor de Simenon, le tenant pour un extraordinaire phénomène naturel, un écrivain d'instinct, l'incitant à aller au bout de lui-même, à suivre le meilleur de ses intuitions.

En 1938, il lui écrivit : « *Vous passez pour un auteur populaire, et vous ne vous adressez nullement au gros public. Les sujets mêmes de vos livres, les menus problèmes psychologiques que vous soulevez, tout s'adresse aux délicats*[22]. »

Mais Gide attendit vainement « le grand roman » de Simenon[23], qui se défendait : « *Je n'écrirai jamais un grand roman. Mon grand roman est la mosaïque de tous mes petits romans* ».

---

[21] André Gide (1869-1951) est un écrivain français né à Paris dans le 7e arrondissement. Il obtient le prix Nobel de littérature en 1947. Après une jeunesse perturbée par le puritanisme de son milieu, il se lie d'une amitié intense et tourmentée avec Pierre Louÿs, tente de s'intégrer au milieu littéraire post-symboliste et d'épouser sa cousine. Une rencontre avec Oscar Wilde et un voyage initiatique avec Paul Albert Laurens le font rompre avec le protestantisme et vivre son homosexualité.

[22] Il jugeait néanmoins ses personnages d'une affligeante médiocrité, souhaitant qu'il s'attaque à des caractères qui ne soient pas ceux de vaincus.

[23] Il ne lut jamais André Gide.

C'est ici un des secrets de Simenon et de la personnalité de son œuvre. Comme il se crée, il se façonne une personnalité d'auteur qui n'est pas sa vraie personnalité. Ses romans et ses nouvelles ne sont que des atomes de la globalité de son œuvre si prolixe. Simenon n'écrit pas comme l'a fait un Victor Hugo ou bien d'autres qui écrivent un texte l'un après l'autre même s'ils restent dans une catégorie ou même s'essayent à plusieurs catégories. Simenon est envoûté par son œuvre d'une manière compulsive et obsessionnelle, il la construit pierre après pierre et ces pierres, ses pierres sont ses romans et ses personnages. Simenon est l'auteur d'une comédie humaine à mille personnages dans laquelle il est un des personnages.

C'est en cela que Simenon échappe aux érudits qui étudient son œuvre, aux chercheurs de Simenon, car ils en font une compilation, ils ne voient pas le Tout.

Le tout, que forme la globalité de son œuvre qui est en fait Simenon lui-même ! L'œuvre et son créateur chez Simenon font un, avec plus de densité que chez beaucoup d'autres auteurs.

À la fin des années trente, il est un romancier apprécié, édité dans une grande maison, il a des revenus confortables. Ayant abandonné Maigret, qui était pour lui une figure paternelle pour ses biographes, mais qui en fait reste présent auprès de lui, car Maigret est Simenon et Simenon est Maigret et surtout Maigret est le médecin personnel de Simenon, il écrit ce qu'il appelle des « romans durs », des « romans de la destinée ».

Notamment *Les fiançailles de M. Hire* en 1933. Le roman se déroule dans les années 1930 à Villejuif et à Paris dans le quartier de la porte d'Italie et du boulevard Voltaire. M. Hire est uniquement décrit à travers son comportement extérieur : il s'ensuit un effet de distanciation qui rend allusive la saisie de sa personnalité. Simenon étudie psychologiquement, dans cette troublante enquête policière, des perversités à demi inconscientes.

Le roman a été adapté au cinéma en 1947 par Julien Duvivier, réalisateur de retour d'Hollywood où il s'était exilé. Ce film, *Panique*, sorti en France le 15 janvier 1947, avec Michel Simon, au sommet de son talent, Viviane Romance, Lita Recio, Paul Bernard, Charles Dorat, Max Dalban, Lucas Gridoux, est le premier film adapté de Simenon. Il est présenté en septembre 1946 à la Mostra de Venise.

En 1990, Patrice Leconte en donne une autre version sous le titre *Monsieur Hire*, l'une des plus belles adaptations cinématographiques de Simenon. Les interprétations de Michel Blanc et de Sandrine Bonnaire y sont magistrales.

« *Une vieille demoiselle vient d'être assassinée. Le vol semble le mobile du meurtre, et tout le quartier est bouleversé, sauf Monsieur Hire, célibataire chauve, laid, sans âge, gras et corseté dans ses habits tout noirs, sans profession stable, bourru et solitaire, sa douzaine de souris blanches n'arrivant pas à briser son silence d'autiste, inquiétant aussi par son origine étrangère (son vrai nom est Hirovitch), détesté de ses voisins. Il aurait déjà eu, par deux fois, maille à partir avec la police. Il voue une admiration sans bornes pour sa voisine, la jeune et belle Alice, passant des heures, voire des nuits, à la regarder depuis sa chambre. Un soir d'orage, un éclair illumine sa silhouette de voyeur à la fenêtre, et elle se découvre observée. Aussi le voisinage n'aime-t-il guère sa façon de l'espionner, et de la suivre, même quand elle sort avec son ami, Alfred, un jeune garçon sans profession que la police soupçonne pour le meurtre de la vieille demoiselle. Aussi, quand on a découvert une femme assassinée sur un terrain vague de Villejuif, quand la concierge a aperçu une serviette ensanglantée sur son lavabo, comme il a toutes les caractéristiques du suspect idéal, Alice fait tout pour qu'il soit arrêté. La police le prend en filature, et les pas de M. Hire vont bel et bien conduire à la vérité. Une vérité à la fois sordide et tragique dont il est la première victime. Car n'est-il pas victime d'une terrible machination ?*[24] »

À l'été 1925, en vacances à Étretat, Simenon prend à son service, comme servante, la fille d'une famille de pêcheurs de Bénouville, qui se nomme Henriette Liberge et que l'on va appeler « Boule ». Elle a 20 ans à peine. Elle deviendra très vite servante et proche de Simenon, elle sera présentée comme sa maîtresse. Engagée pour un an, elle restera toute une vie auprès de celui qu'elle appelle « mon petit monsieur joli » et sera pour lui la fidélité faite femme.

---

[24] André Durand - *Georges Simenon* www.comptoirlitteraire.com

Entre l'année 1932 et l'année 1936, Simenon, Tigy et Boule, vivent à La Richardière, une gentilhommière du XVIe siècle située à Marsilly en Charente-Maritime. La Richardière figurera dans *Le Testament Donadieu,* un roman de Georges Simenon paru en 1937.

En 1935, Simenon achète à Porquerolles la villa « Les tamaris » et y vivra six mois, avant de faire un nouveau tour du monde qui lui inspira plusieurs romans dits « exotiques ».

En 1936 paraissent *Les demoiselles de Concarneau : « Jules Guérec, quarante ans, vit avec ses deux sœurs aînées, Céline et Françoise. Un jour, en revenant de Quimper, il renverse un petit garçon et le tue ; il s'enfuit, paniqué. L'essentiel pour lui est de cacher l'accident à ses deux sœurs, les "demoiselles de Concarneau". Englué dans ses mensonges, il cherche à secouer le joug familial en rencontrant en cachette Marie, la mère du petit garçon. Mais les demoiselles refusent de le laisser les quitter pour une autre femme et décident de se battre pour le "sauver*[25]*" »*

Simenon fait dans ce roman une description des plus réussies de la vie de province, avec ses violences cachées. Le magasin des *Demoiselles de Concarneau* reste un des plus jolis tableaux de genre qu'il ait peints. Il reprend le thème du clan régenté par des femmes oppressantes.

En 1937 paraît *Le testament Donadieu,* un roman de 410 pages, la chronique d'une riche famille d'armateurs de La Rochelle. C'est un roman d'atmosphère où Simenon analyse avec minutie un milieu social en le liant à son environnement géographique, à la situation économique dont il est à la fois le produit et la cause.

C'est en 1937 que Simenon fait la connaissance de Raimu, Pagnol et Fernandel.

Début 1938, il loue la villa « Agnès » à La Rochelle puis, en août, il achète une fermette à Nieul-sur-Mer en Charente-Maritime, où naît en 1939 Marc, le seul enfant qu'il aura avec Tigy.

L'année 1938 voit la publication par Simenon de douze romans et d'un recueil de nouvelles : treize œuvres soit plus d'une par mois.

En 1940 il écrit *Malempin,* le journal d'un médecin qui est le premier emploi du récit à la première personne par Simenon.

---

[25] André Durand - *Georges Simenon* - www.comptoirlitteraire.com

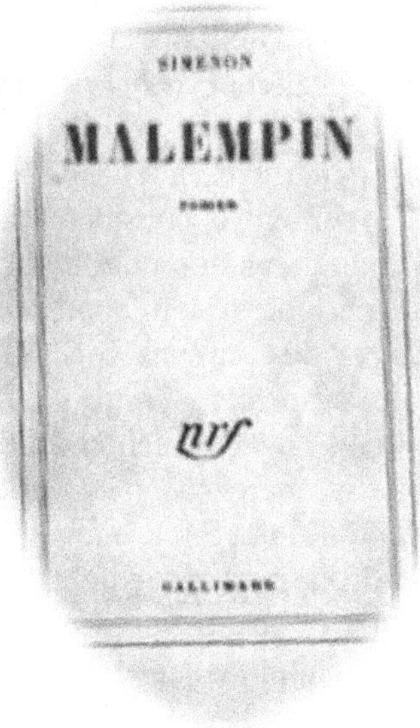

Photographie collection Jacques Jaume ©

En 1940, il rédige *Les inconnus dans la maison,* roman qui se passe à Moulin. André Gide lui écrit : « *Je viens de lire votre stupéfiant "Les inconnus dans la maison". Depuis longtemps je n'avais été aussi vivement intéressé. Combien je souhaiterais pouvoir converser longtemps avec vous ! Merveilleux, le retentissement de l'histoire sur l'avocat. Vous avez raison, le sujet du livre est là.* »

Le roman sera adapté en 1942 par Henri-Georges Clouzot et réalisé par Henri Decoin. Raimu y interprète Loursat. Le film, comme le roman, dénonce le relâchement des mœurs, la délinquance juvénile et l'abandon parental. Le discours final de l'avocat a des accents pétainistes. Comme le coupable, interprété par le jeune Marcel Mouloudji, n'est autre que l'étranger du village, et que le roman sous-entend même une origine juive, on comprend que le film ait été interdit à la Libération.

En 1940, à la suite de l'invasion allemande, Simenon, habite La Rochelle, il y est nommé haut-commissaire aux réfugiés belges, la région ayant été désignée comme zone d'accueil. Pendant trois mois, il se dévoue pour ses compatriotes et s'occupe de l'hébergement, des bons d'essence, des soins aux malades. Il régente tout du Café de la Paix, sur la place Verdun. Il va, rue Chaudrier, rencontrer le chapelier des *Fantômes du chapelier*, qui lui apprend à voler.

Durant la Seconde Guerre mondiale, son comportement fait l'objet de controverses, certains le considèrent comme un collaborateur avec les Allemands, alors que d'autres plutôt comme apolitique durant cette période, restant opportuniste. Il est dénoncé comme collaborateur par des paysans voisins, alors qu'en même temps la Gestapo le suspecte d'être juif, apparemment par confusion entre son nom de « Simenon » et le nom d'origine hébraïque « Simon ». Sa mère lui fait parvenir les certificats nécessaires. Simenon fait l'objet d'une enquête à la fin de la guerre pour avoir négocié les droits cinématographiques de ses livres avec un studio allemand durant l'occupation. En 1950, il est condamné à une période de cinq ans durant laquelle il lui est interdit de publier quoi que ce soit.

Durant la guerre il produit plusieurs livres importants, comme *Le Testament Donadieu*, *Le Voyageur de la Toussaint* et *Le Cercle des Mahé*. Il entretient une importante correspondance, principalement avec André Gide, qui semble ne pas être désintéressé par Simenon.

Au début des années 1940, Simenon a un problème de santé, un médecin lui diagnostique par erreur un problème cardiaque comme son père, il ne lui donne qu'une espérance de vie de quelques mois à deux ans. Simenon, nous l'avons compris, redoutait la maladie. Pour laisser un témoignage à son fils, il entreprend d'écrire *Pedigree de Marc-Simenon.* En 1941 Gaston Gallimard qui lui rend alors visite emporte le manuscrit que, sur les conseils de Gide, il retravaille. Il devient, en 1945, *Je me souviens...* puis *Pedigree* qui ne paraîtra qu'en 1948.

Opportuniste et ayant un cruel besoin d'argent en cette période de vaches maigres, il continue à publier malgré la censure allemande.

Il se retire à Fontenay-le-Comte, puis, en novembre 1942, après l'occupation de la zone libre par les Allemands, à Saint-Mesmin, toujours en Vendée. Il va y séjourner jusqu'en 1944. C'est là qu'il fait la connaissance du Docteur Ériau qui lui inspire le Docteur

François Mahé *dans Le cercle des Mahé* et auquel il dédie *La fuite de monsieur Monde* en 1945.

Il choisit la neutralité, mais il publie dans la presse collaborationniste. Il vend ses droits au cinéma au seul acheteur potentiel, la Continentale, firme cinématographique contrôlée par les Allemands[26] qui lui offre d'intéressantes conditions. Il signe avec elle un contrat en février 1941, lui cédant même, un an plus tard, l'exclusivité de Maigret. Neuf films en quatre ans firent de lui le romancier le plus souvent adapté sous l'Occupation. Son œuvre ignore les tourments du monde et se concentre sur la famille, la petite ville de province, rien qui ne soulève les grands problèmes qui fâchent. Maigret n'eut droit qu'à trois films sur neuf, et les succès allèrent plutôt vers les « romans de la destinée ».

Son intérêt pour le cinéma n'était pas uniquement financier. Il était convaincu qu'il était condamné à être trahi à l'écran par les mises en scène. Pour lui, le cinéma n'était là que pour mettre ses histoires en images et n'était pas capable de retranscrire le fond de ses écrits.

En 1942, il écrit *La veuve Couderc,* une simple histoire à la grandeur d'une tragédie dont les héros sont appelés secrètement à accomplir eux-mêmes le destin qui les perd. En 1971, le roman sera adapté au cinéma par Pierre Granier-Deferre, avec Alain Delon.

C'est à cette époque que Tigy s'aperçoit de sa liaison avec Boule. Leur mariage tiendra jusqu'en 1949. En dépit des protestations de Tigy, Boule restera chez eux.

En 1943 Simenon vend tous ses manuscrits aux enchères pour venir en aide aux réfugiés de guerre.

En 1944, en convalescence durant l'automne et l'hiver aux Sables-d'Olonne à la suite d'une pleurésie, Simenon relit tout Balzac, tout Zola, tout Proust, ainsi que la Bible et les Évangiles.

En 1945 Simenon rompt avec Gallimard pour rejoindre les jeunes Presses de la Cité, fondées par Sven Nielsen, avec lequel il entretiendra une solide amitié. Aux Presses de la Cité, Simenon donnera 141 titres (dont 50 « Maigret », 60 romans dits de la destinée).

---

[26] Bertrand Tavernier a fait revivre la société Continental dans son film *Laissez-passer.*

Durant l'été 1945, sur un banc de la place des Vosges, Georges a une brève rencontre avec son frère Christian, gravement compromis dans la collaboration depuis 1941 et qui vient d'être condamné à mort par contumace par le Conseil de guerre de Charleroi. À ce frère traqué, Simenon conseille de s'engager dans la Légion étrangère, ce qu'il fit sous le nom de Christian Renaud.

Toujours en 1945, Simenon fuit la justice française et quitte la France avec Tigy et Marc pour l'Amérique du Nord. Au sortir de la guerre, le Comité national d'épuration des gens de lettres à Paris enquête sur ses succès littéraires et cinématographiques sous l'Occupation[27]. En 1949, il est lavé de toute accusation d'intelligence avec les Allemands durant la Seconde Guerre mondiale et réhabilité. Cependant, il restera aux États-Unis.

Il commence par quelques mois à Québec, où il écrit trois romans, dont *Trois chambres à Manhattan*. Suite à des problèmes de visa, Boule n'a pas pu pas les rejoindre.

Durant les années qui suivent, Simenon et sa famille font de longs voyages en voiture, du Maine en Floride et vers l'Ouest jusqu'en Californie. Ils vivent aussi succinctement en Floride, en Arizona où Boule finit par les rejoindre. Son séjour en Arizona l'inspira fortement pour son livre *Le fond de la bouteille*.

Après l'Arizona, ils séjournent en Californie avant de se fixer à Lakeville, dans le Connecticut. Cette ville constitue la toile de fond de son roman de 1952 : *La mort de Belle*.

« *Je suis bien en Amérique, parce que là-bas il n'y a pas de cafés littéraires où des intellectuels racontent les romans qu'ils n'écriront jamais* »

Simenon rencontre Denyse Ouimet à New York en 1945, une femme de 17 ans sa cadette, qu'il a engagée en qualité de secrétaire bilingue. Avec Denyse, originaire de Montréal, il noue une relation houleuse et malheureuse.

Un jour où Simenon et Denyse font du cheval, elle est victime d'une mauvaise chute, d'une fracture du bassin, qui lui fait craindre de ne pas pouvoir avoir des enfants. Mais elle donnera naissance à John en 1949. Simenon et ses proches viennent alors habiter à

---

[27] Pierre Assouline, *Simenon*, Gallimard, collection Folio n° 2797, 1996, p. 370.

Carmel, en Californie, une maison au bord de la falaise où ils sont les voisins d'un poète.

Après avoir résolu une série de difficultés légales, Simenon et Tigy divorcent en 1949. Ce divorce avec Régine Renchon, surnommée Tigy, amorcé à Carmel, est signifié à Reno, au Nevada, où Simenon épouse Denyse le lendemain même. Conformément à leur convention de divorce, Tigy continuera à vivre dans le voisinage direct de Simenon et de leur fils Marc, un arrangement qui se poursuivra jusqu'à leur retour en Europe en 1955.

En 1950, Simenon et Denyse s'installent à « Shadow Rock Far », à Lakeville dans le Connecticut. Il déclare alors : « *Je m'intègre à la vie d'un pays auquel j'ai l'illusion d'appartenir* ». Il parle bien l'anglais avec un léger accent, a de bonnes relations avec la communauté. Il y écrira vingt-six romans. Il regarde abondamment la télévision et constate qu'on y « donne du Faulkner », écrivain qu'il admirait, et se dit : « pourquoi pas du Simenon ? » Sa côte à Hollywood est alors très bonne, en 1950 a lieu la première adaptation télévisée d'un Maigret avec *Stan the killer*, jouée en direct sur les ondes de C.B.S., dont il ne reste aucune trace.

Simenon et Denyse Ouimet auront trois enfants : Johnny en 1949, Marie-Jo [28] en 1953 et Pierre en 1959. Ils se séparent définitivement en 1964.

Durant sa période dite « américaine », Simenon atteint le sommet de sa force créative. Plusieurs romans de cette époque sont inspirés par le contexte dans lequel ils ont été écrits comme *Trois chambres à Manhattan* en 1946, *Maigret à New York* en 1947, *Maigret se fâche* en 1947.

Les attaques dont il est l'objet autour de l'année 1955 enlèvent à Simenon ses illusions sur les États-Unis. Il renonce alors à la demande de nationalité qu'il avait faite. Il se veut citoyen du monde, romancier sans frontières.

En 1955, après dix années passées aux États-Unis et au Canada, avec des intermèdes à Cuba et au Mexique, découvrant que ses efforts pour conquérir le cinéma américain n'ont eu que de piètres

[28] Sa fille Marie-Jo, déjà malade depuis longtemps, se suicida à Paris en 1978 à l'âge de 25 ans, un événement qui bouleversa les dernières années de Simenon.

résultats,[29] [30] mais que son séjour a été « *l'étape la plus importante de sa vie* », il décide le retour en Europe sans savoir où il va vivre. Il garde cependant la maison de Lakeville, y laissant tout ce qu'il a.

La raison la plus pressante du départ est la santé de Denyse Ouimet qui souffre de troubles psychologiques. La passion a fait place à une mésentente croissante : ils multiplient disputes et beuveries. Il s'établit d'abord sur la Côte d'Azur, à Mougins puis à Cannes où il vivra deux ans.

En 1957, Simenon s'installe en Suisse, au-dessus de Lausanne, dans le château d'Échandens.

En 1959 naît le deuxième enfant que Denyse Ouimet donnera à Simenon : Pierre.

Teresa, engagée par Simenon en 1961 comme employée de maison, restera sa compagne pour le reste de sa vie. Il aura avec elle des relations amoureuses, et c'est avec elle qu'il terminera sa vie.

En 1961, dans son roman *Betty,* il écrit :

« Après trois jours d'errance et d'alcool, épuisée et à bout de nerfs, Betty a l'air d'une bête blessée. Comment est-elle arrivée dans ce restaurant boîte de nuit des environs de Paris, triste refuge d'une faune bourgeoise et cossue ? Pourquoi Laure, une habituée de l'endroit, recueille-t-elle cette fille à la dérive ? Entre la bourgeoise vieillissante et déchue et l'étrange créature naissent de mystérieuses relations d'hostilité et de secrète affection. Lentement, Betty reprend ses esprits et révèle à sa bienfaitrice l'enchaînement d'échecs et de vices qui l'ont détruite. Laure ignore encore la vraie nature de Betty. Est-elle une mal-aimée ou un être foncièrement pervers ? C'est alors qu'un homme entre en scène et que la vérité, peu à peu, apparaît, imprévisible et fatale[31] ».

Ce personnage de femme alcoolique est inspiré à Simenon par Denise Ouimet. En 1992, le roman est adapté par Claude Chabrol qui a su capter toute la détresse intime d'une inconnue dont le secret

---

29 Cinq films, dont aucun n'atteignit la notoriété ni le succès.

30 Sa production aux États-Unis avait été abondante (cinquante-deux « Maigret » et quatre-vingt-douze « romans durs ») et de qualité. Les journaux et le cinéma américains s'y étaient intéressés. Mais ses thèmes n'avaient pas changé ; il en avait seulement ajouté un : le besoin d'appartenir à une communauté que, dans l'Amérique puritaine, on n'avait pas compris.

31 André Durand - *Georges Simenon* - www.comptoirlitteraire.com

est à peine dévoilé en faisant jouer Marie Trintignant qui y a trouvé son plus beau rôle. Elle y montre toute sa sensibilité en une Betty volage, funambule et tellement paumée qu'on a mal pour elle tandis qu'elle enfile verre sur verre alors que Stéphane Audran est une Laure qui la recueille avec autant de compassion que de perversité.

En 1963, Simenon multimillionnaire fait construire sa trentième maison à Épalinges, au-dessus de Lausanne, avec une un bloc opératoire, car il est toujours obnubilé et phobique de la maladie et par là de la médecine. La même année, Denyse Ouimet entre en cure de désintoxication, encore une angoisse pour Simenon par rapport à la maladie et la maladie psychiatrique.

Son œuvre où il transpose ses craintes rejoint sa vie.

Denise est admise dans un établissement hospitalier. Simenon, lui-même, mène alors une vie de plus en plus retirée à cause de ses problèmes de santé. Il traverse une période noire.

Écrit à Noland durant le mois de juin 1963, *La chambre bleue* est probablement l'un des moins connus de ses romans. Il est l'un de ses romans les plus rugueux et dénudés : les deux amants étant menés là où ils n'auraient pas même pu imaginer aller, leur histoire d'adultère se change en tragédie, le lecteur ne sachant pas trop qui est innocent ou qui est coupable. La construction de ce roman et son intrigue sont menées avec une rigueur sans faille, une sobriété d'écriture exceptionnelle, avec un réalisme rare chez Simenon : « *Non seulement tout était vrai, mais tout était réel : lui, la chambre, Andrée qui restait étendue sur le lit dévasté, nue, les cuisses écartées, avec la tache sombre du sexe d'où sourdait un filet de sperme* ». En voyant Tony « *indifférent à ce qu'on lui disait, indifférent à tout* », on peut songer à Meursault dans *L'étranger* de Camus, antihéros simenonien. Nous reviendrons sur l'influence de Simenon dans l'écriture de Camus lors de notre conclusion.

Simenon met dans ce livre rude et sensuel toutes ses qualités : intrigue puissante avec l'âpreté et le trouble qui le désignent ainsi que sa construction savante et minutieuse, dont la description des lieux, des odeurs, des couleurs ambiantes et des personnages denses. Son style est fluide, neutre, impressionniste et feutré. Ce récit intemporel a un ton d'une étonnante modernité. Il sait saisir la vérité de l'être humain, ses facettes les plus sombres et les plus lumineuses aussi. Ses héros sont des gens simples qui s'expriment sans faux-semblants.[32] L'action évoque Saint-Mesmin, le bourg de Vendée où l'auteur vécut de 1942 à 1944.

En 1964, Denyse Ouimet quitte la demeure d'Épalinges.

En 1966, à Delfzijl aux Pays-Bas, où le personnage de Maigret était né, on inaugure la statue de Maigret, un bronze d'à peine un mètre vingt où il apparaît massif, un peu bougon, avec sa pipe, son chapeau, son lourd manteau sur les épaules, à l'image que l'on se fait du commissaire Jules Maigret. Simenon et de nombreux interprètes du commissaire au cinéma ou à la télévision sont présents.

Le 24 décembre 1969, Simenon confie : « *En 1960, 1961, 1962, pour des raisons personnelles ou pour des raisons que je ne connais pas, je me suis senti vieux et je me suis mis à écrire dans des cahiers. J'approchais de la soixantaine. J'aurai bientôt soixante-sept ans et il y a longtemps que je ne me sens plus vieux. Je n'éprouve plus le besoin d'écrire dans des cahiers et j'ai donné à mes enfants ceux qui restaient inemployés.* » C'est la première fois qu'il se livre de manière aussi personnelle, avec une franchise parfois surprenante.

En 1971, Simenon est élu membre de *l'American academy of arts and letters.*

Ses réflexions, ses souvenirs et sa nouvelle approche de la vie sont improvisés et dictés au magnétophone dans *Mes dictées* (1973-1977), une autobiographie en 21 volumes. Ses confessions, sans doute son œuvre la plus bouleversante, sont dictées et adressées à sa mère. Celle-ci, après une agonie à laquelle il a assisté huit jours durant, s'éteindra sans avoir lu un seul de ses livres, à quatre-vingt-onze ans, le 8 décembre 1970, à l'hôpital de Bavière à Liège où le petit Georges servait jadis la messe de six heures du matin.

Dans cette chronique de l'incompréhension entre deux êtres qui n'ont jamais réussi à s'aimer, Simenon nous révèle n'avoir jamais réussi à parler à sa mère : *« Nous ne nous sommes jamais aimés de ton vivant, tu le sais bien. »* C'est un des textes les plus noirs, qui dévoile un des nœuds gordiens de sa souffrance, il y fait des révélations : *« Tu étais née, comme ton père, comme la plupart de tes frères et sœurs, avec une tendance à une certaine morbidesse, on dirait aujourd'hui à la névrose ».*

[32] André Durand - *Georges Simenon* - www.comptoirlitteraire.com

En 1974, il rédige *Lettre à ma mère*, une autobiographie : « *Un quart de siècle et un océan de méfiance, de non-dits, de rancunes derrière lesquelles avait toujours subsisté une sorte d'inaltérable tendresse séparaient cette mère et ce fils qui, tout au long, se plaint : "Tout le monde m'admire, sauf toi". Simenon répète à l'envi qu'écrire a toujours été pour lui un défi lancé à sa mère, qu'il a construit sa vie contre l'éducation qu'elle lui a donnée tout en étant conscient d'avoir hérité son angoisse du lendemain, qu'il n'a cessé de vouloir lui démontrer qu'il pouvait gagner de l'argent*[33]. »

C'est une émouvante et attendrissante confession, que nous propose Georges Simenon, sans doute une de ses œuvres les plus bouleversantes.

Comment ne pas soupçonner qu'Henriette Brüll, sa mère, était en fait la femme de la vie de Simenon, du petit Georges ? Son accompagnement et la rédaction de *Lettre à ma mère* le prouvent. Georges Simenon a profondément aimé ses parents qui ont structuré sa vie et toute son œuvre, mais il a été difficile de se le dire comme dans beaucoup de famille.

Lettre à ma mère est un des textes les plus sombres et obscurs de Georges, du petit Georges. Il explique la présence dans nombre de ses romans d'une image négative de la mère, qui était en fait un exorcisme pour aimer celle qui l'avait mis au monde, ce monde qu'il a toujours essayé de décrire sans jamais vraiment le comprendre.

En 1972, il vend sa luxueuse propriété d'Épalinges et vient s'installer dans une petite maison au cœur de Lausanne avec sa dernière compagne, Teresa. Mais, comme s'exprimer par les livres n'est pour lui « *ni une profession ni une distraction, mais un besoin* », il continue à écrire, mais des œuvres autobiographiques.

Les malheurs de Simenon comme s'il était maudit à l'image des personnages, des criminels et meurtriers qu'il sculpte à travers ses écrits, continuent et deviennent insupportables, diaboliques.

Le matin du 18 septembre 1972, après avoir voulu commencer à écrire un roman intitulé *Victor*, qui devait être le cent quatre-vingt-troisième de ses romans publiés sous son véritable nom, Georges Simenon, sa mère étant morte et Marie-Jo étant en pleine

[33] André Durand - *Georges Simenon* - www.comptoirlitteraire.com

dépression, il renonce à l'écriture de fiction. Il se rend d'ailleurs sur le champ à la mairie de Lausanne et y fait changer sur ses papiers la mention « romancier » par la mention « sans profession ».

Le 19 mai 1978, le suicide violent de Marie-Jo, sa fille âgée de vingt-cinq ans, déjà malade, le broie et l'anéantit. Simenon l'adorait et elle l'aimait d'un amour excessif. Le drame entre ses parents et leur rupture tumultueuse avaient-ils provoqué ce suicide ?

Il s'enferme et se tait jusqu'au jour où il décide de reprendre la plume pour écrire *Mémoires intimes* (1981), une autobiographie. Simenon a voulu écrire une suite à *Pedigree* et se mettre à nu. « *La mémoire enfin débarrassée du sordide* », il raconte sa vie. Les lieux, les gens, l'atmosphère, tout y est. Simenon s'y livre impudiquement, ne se révélant pas plus intéressant que ses héros, mettant parfaitement en lumière le mystère de la création : comment un individu aussi médiocre a-t-il pu faire vivre une certaine nature humaine ? Il y rappelle la « véritable fièvre » que d'aucuns « assimilent à la maladie » dont il brûla pour Denyse Ouimet, mais expose aussi, crûment, les déchirements entre lui et celle qu'il ne désigne plus, haineusement, que par l'initiale « D » et la séparation.

Pour clore ses mémoires, Simenon écrit : *Le livre de Marie-Jo* (1981) une autre autobiographie.

« *Je t'ai dit un jour, je crois même l'avoir écrit, qu'un être ne meurt pas tout à fait quand il reste bien vivant dans le cœur d'un autre. Or tu es vivante en moi, si vivante que je t'écris et je te parle comme si tu allais me lire ou m'entendre* [...] *Ce livre ne sera pas mon livre, mais le tien*[34]. »

Ce livre contient quelques-uns des textes, lettres, poèmes et cassettes que lui avait adressés sa fille qui lui avait presque fait promettre que leurs signatures soient un jour, côte à côte, sur la couverture d'un livre. Le dialogue entre le père et la fille est émouvant et touchant :

« Ce sont des pages brûlantes d'une tendresse excessive, d'amour de la vie, de larmes, de supplications[35] *».*

---

[34] André Durand – *Georges Simenon* - www.comptoirlitteraire.com
[35] Ibid.

Denyse Ouimet exigea et obtint en justice, dans les jours qui suivirent la sortie de la première édition de ce livre qui fut aussitôt retirée de la vente, l'élimination de passages qu'elle estimait diffamatoires.

Puis elle donna sa version caustique de leur histoire dans *Un oiseau pour le chat* et dans *Un phallus d'or. D*'un amour fou, il ne restait plus que la folie et elle finit sa vie, en 1993, dans une clinique psychiatrique.

Simenon, va devenir silencieux, cloîtré dans sa peine, son désarroi et sa misanthropie ne recevant plus que sa famille et de rares amis. Il va vivre une vie retirée, réglée au métronome et rythmée par ses correspondances des quatre coins du monde. Il lit, car il ne sait que lire et écrire, se promenant régulièrement. Quelques appels téléphoniques de son secrétariat et, plus rarement, la visite de Joyce Aitken, sa fidèle collaboratrice qui s'occupe de la gestion des droits, des renouvellements continuels des contrats.

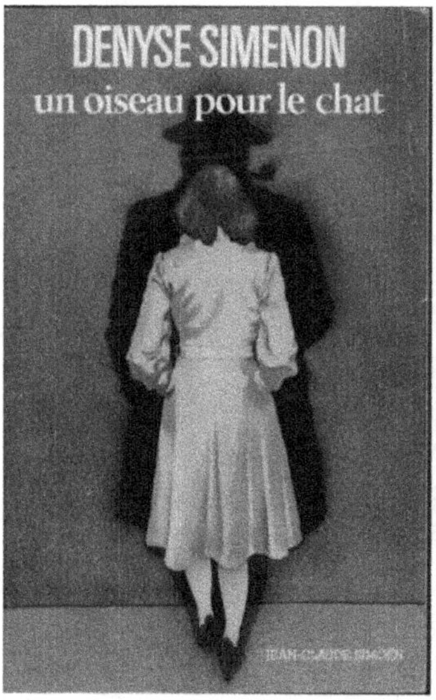

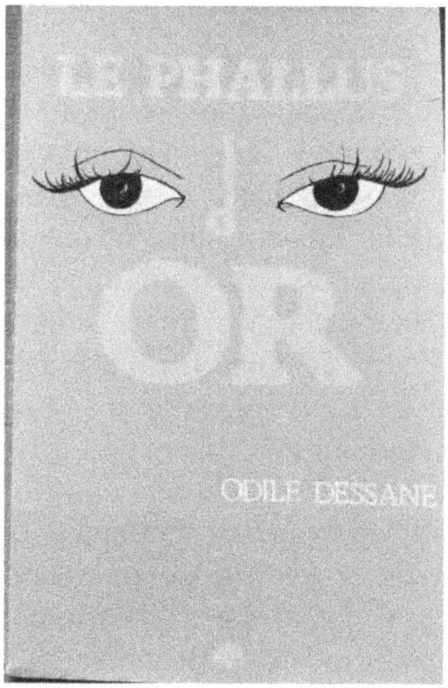

Photographies collection Jacques Jaume ©

Simenon est opéré pour une tumeur cérébrale en 1984. Cela le libère comme miraculeusement des maux dont il souffrait : ankylose généralisée, troubles d'équilibre et douleurs éparses. Il s'en remet bien, mais dans les années qui suivent sa santé décline. Il donne sa dernière interview à la télévision en décembre 1988.

Le 24 juin 1985, à Porquerolles, chez son fils Marc où elle s'était depuis peu retirée, Régine Renchon, dite « Tigy », meurt à l'âge de quatre-vingt-cinq ans, en tenant la main de Mylène Demongeot, sa belle-fille.

En 1989, Simenon demeure assis dans une chaise roulante et, intellectuellement diminué, parle de moins en moins tandis que sa mémoire le trahit souvent.

Georges Simenon meurt dans son sommeil, dans la nuit du 3 au 4 septembre 1989 à Lausanne. Le lundi 4 septembre, à 3 h 30 du matin, il prend la main de Teresa, lui disant : « *Enfin, je vais dormir* », et il s'éteint doucement.

Le 6 septembre, il est incinéré au centre funéraire de Montoie. La nuit suivante, à l'abri des curieux, tout comme lui l'avait fait pour sa fille onze ans plus tôt, Teresa disperse ses cendres sur l'herbe du jardin, à l'ombre du grand cèdre.

Simenon est un des auteurs les plus prolifiques du vingtième siècle, capable d'écrire 60 à 80 pages par jour. Son œuvre comprend près de 200 romans, plus de 150 nouvelles, plusieurs œuvres autobiographiques, de nombreux articles, et des romans écrits sous plus de deux douzaines de pseudonymes.

Simenon a écrit un grand nombre de romans psychologiques qu'il appelait les « romans durs », comme *La neige était sale* en 1948, ou *Le fils* en 1957, et plusieurs œuvres autobiographiques, en particulier *Je me souviens* en 1945, *Pedigree* en 1948 ou *Mémoires intimes*, en 1981. Comme l'écrit Marc Lits, dans l'article qu'il lui consacre dans l'*Histoire de la littérature belge 1830-2000.*

C'est pour ses 75 romans et ses 28 histoires courtes dont le protagoniste est le Commissaire Maigret que George Simenon est le plus connu. Le premier tome de la série, *Pietr-le-Letton*, parut sous forme de feuilleton en 1930 et en livre en 1931. Le dernier, *Maigret et Monsieur Charles*, en 1972. Les Maigret furent traduits dans la plupart des langues importantes et beaucoup furent aussi adaptés en film et pour la radio.

Environ 550 millions d'exemplaires de ses œuvres ont été imprimés. Il est l'auteur belge le plus lu dans le monde.

Le titre du premier livre qui fut consacré à Simenon en 1950 est de Thomas Narcejac, *Le Cas Simenon*, car il existe bien un « cas Simenon », une légende qu'il a d'ailleurs contribué à créer de son vivant, et qui a peut-être nui à son œuvre, à son immense et magnifique œuvre. La création chez Simenon, le plus prolifique des écrivains de langue française, demeure en effet un mystère, et va certainement le rester pour l'éternité.

Les médecins dans les romans de Georges Simenon

Le médecin le plus connu du corpus des enquêtes de Maigret est bien sûr l'ami même de Maigret, le docteur Pardon.

LE DOCTEUR PARDON

Il apparaît pour la première fois dans *Le revolver de Maigret.* Il reviendra dans 25 autres romans.

C'est lui qui lance l'affaire dans le roman *Maigret et l'affaire Nahour*[36] en appelant Maigret après le soin d'urgence donné à Lina. C'est en pleine nuit que le Docteur Pardon appelle son ami Maigret qui dînait chez lui quelques heures auparavant. En effet un inconnu lui a amené une jeune femme légèrement blessée par balle pour la soigner. Pardon a extrait la balle et le couple est parti furtivement pendant que le praticien rangeait ses ustensiles.

« Pardon a appelé Maigret à 1 h 30 du matin. Ils étaient partis un peu après 11 heures, après leur dîner mensuel qui consistait en une savoureuse épaule de mouton. Ils dînaient ensemble une fois par mois depuis près de dix ans, et pourtant les hommes n'avaient jamais songé à s'appeler par leur prénom. Au dîner, ils avaient parlé de sa fille et de son gendre, et de la croisière qu'ils allaient faire aux îles Baléares l'été prochain. C'était le 14 janvier, et il avait fait -12 degrés toute la journée... Dans l'ascenseur, Maigret avait remarqué que le visage de Pardon était tendu... La femme de chambre de Pardon était venue avec le rapport qu'il avait tapé. Pour elle, il était l'invité qui venait dîner tous les mois » dans *Maigret et l'affaire Nahour.*

Maigret retrouve leur voiture à l'aéroport d'Orly où l'on découvre qu'ils ont pris l'avion pour Amsterdam.

---

[36]*Maigret et l'affaire Nahour* est un roman policier de Georges Simenon publié en décembre 1966. Il fait partie de la série des Maigret. L'écriture de ce roman s'est déroulée du 2 au 8 février 1966 ; le roman est daté d'Épalinges (canton de Vaud), Suisse. Le récit se déroule à Paris (principalement avenue du Parc-Montsouris (rebaptisée avenue René-Coty en 1964), boulevard Voltaire, rue de Rivoli, boulevard du Montparnasse), ainsi qu'à Amsterdam.

Le lendemain matin, on appelle Maigret pour un meurtre commis dans le XIVe arrondissement de Paris. Un libanais, désigné comme Félix Nahour, un joueur professionnel, est découvert assassiné dans son hôtel particulier près du parc Montsouris. Son épouse, Lina, est la femme soignée par Pardon, blessée par balle. Elle est d'origine hollandaise et l'homme qui l'accompagnait est Alvaredo, son amant.

« *En dehors de ses collaborateurs les plus proches, comme Lucas, Janvier, Torrence et, plus récemment, le jeune Lapointe, pour lesquels Maigret avait une réelle affection, le commissaire n'avait pour ami que le docteur Pardon* » dans *Maigret et l'affaire Nahour.*

Vous l'avez compris, il existe une profusion de médecins dans l'œuvre de Georges Simenon.

J'ai déjà abordé Georges Simenon, Maigret et la médecine dans un précédent ouvrage.[37] J'y ai démontré que Maigret est un médecin contrarié comme l'est Georges Simenon. Maigret est Simenon et Simenon est Maigret. Jules Maigret a dû interrompre ses études de médecine, car il vivait un drame, un terrible deuil, la perte de son père à l'identique de Simenon qui a vécu un « pré deuil » avant le deuil de la perte de son père. Aujourd'hui où il est bon de reformuler puisque l'on n'invente plus on parle de « deuil blanc ». Mais reconnaissons le « deuil blanc » est : « *un deuil ressenti lorsque la personne n'a plus la même présence mentale ou affective que par le passé, bien qu'elle soit toujours présente sur le*

[37] *Georges Simenon, Maigret et la médecine* - Jacques Jaume - Préface Xavier Riaud - Édition l'Harmattan, Médecine à travers les siècles. *Tout le monde a déjà lu un livre, vu un film ou un téléfilm dont le commissaire Jules Maigret est le héros, personnage créé par Georges Simenon. Or, il existe de fortes similitudes entre le créateur et sa création. Simenon comme Maigret restent des médecins contrariés. Simenon, en plus de se créer un personnage d'écrivain que Jacques Jaume explore et dont il nous révèle certains aspects, reste obnubilé par la pathologie, la médecine et ceux qui la pratiquent. Médecins et soignants sont omniprésents dans l'ensemble de son œuvre qui demeure considérable. La méthode qu'applique Maigret afin de résoudre ses enquêtes reste mystérieuse et impalpable. Simenon/Maigret ne révèle jamais comment procède le commissaire et quelle est sa méthode. Jacques Jaume, étant lui-même médecin et écrivain, nous met sur la voie et semble bien nous la dévoiler. À vous à présent de vous plonger dans l'enquête de l'auteur.*

plan physique »[38] est peut-être différent d'un « pré deuil » qui précède le décès de la personne aimée.

L'ami le plus intime, nous pourrions dire le seul ami de Maigret, est un médecin : le Docteur Pardon. Le patronyme Pardon n'est pas anodin, dans Simenon. Rien n'est anodin et absolument tout a un sens, une signification dans l'œuvre de Georges Simenon.

Le terme de « pardon » est issu du latin *perdonare*, signifiant « *donner complètement, faire grâce, ne pas tenir compte d'une faute* »[39]. Le pardon est le résultat de l'acte de pardonner, la rémission d'une faute. Le Docteur Pardon à l'évidence est le personnage qui « incarne » littéralement et littérairement la « faute » que Simenon croit avoir commise en interrompant ses études de médecine. Le Docteur Pardon lui pardonne ce manquement, cette violation de son engagement, de son serment.

Le couple Maigret a une véritable amitié pour le couple Pardon. Ces quatre personnes forment vraiment un cercle intime que l'on ne rencontre que très rarement dans la vie de Maigret. Le Docteur Pardon semble être le seul ami de Maigret et l'épouse du médecin participe à cette amitié comme d'ailleurs Madame Maigret.

Il n'est pas anodin qu'un médecin soit le seul ami de Maigret. Maigret a souvent discuté de l'article 64 sur la responsabilité ou non des criminels avec son vieil ami Pardon, par exemple dans *Maigret hésite*. Simenon cherche une telle amitié pour lui-même. Par l'omniprésence du Docteur Pardon dans la vie de Maigret, Simenon nous montre bien qu'il aurait désiré une telle relation : un ami médecin ou un médecin ami. Georges Simenon vit un paradoxe émotionnel qui marque profondément son être et sa personnalité, celui d'un étudiant « avorté » qui n'a pu aboutir à son projet de devenir médecin et de soigner les autres. Simenon a le besoin, et nous le ressentons dans son œuvre, d'être un médecin ou lié à un médecin.

Cet état de fait n'est pas exceptionnel ni propre à Simenon, c'est un état que tout étudiant en médecine s'il est un peu sensible à ce qu'il ressent, vit et expérimente. C'est la relation entre un maître et un élève ou bien entre un élève et un maître. Dans le rapport maître-

---

[38] Société Alzheimer du Canada, 2013

[39] *Dictionnaire étymologique et historique de la Langue française,* Emmanuèle Baumgartner et Philippe Ménard, Le Livre de Poche, 1er octobre 1996.

disciple, l'autorité et la légitimité du maître, celui qui enseigne et qui forme, constituent la condition *sine qua non* de l'échange et de l'apprentissage du disciple, dans le cadre d'un rapport hiérarchique, asymétrique, dans lequel la supériorité du maître s'est construite en amont par une reconnaissance incontestée, mais pas incontestable, du disciple pour le maître. Pour mener l'apprentissage en médecine le plus significatif et le plus correct possible, le disciple, l'étudiant, a besoin d'un bon enseignant qu'il choisit lui-même comme maître, qui lui enseigne les connaissances, les valeurs et les comportements essentiels dans l'exercice de l'art médical.

Nous pouvons ici évoquer ce que l'on appelle l'art de la pratique du judo ou « *voie de la souplesse* », un art martial, créé au Japon en 1882 par Jigorō Kanō en tant que pédagogie physique, mentale et morale. On y aborde la relation *deshi-sensei* : qui est la préparation à « la rencontre » qui peut prendre des années et qui est le seul moyen d'être dans l'état de comprendre que c'est « lui ». Cela signifie être prêt à rencontrer l'homme au-delà de la technique qui lui sert de support pour transmettre. On ne peut jamais dissocier le *Shishô,* le maître, et le *Deshi*, le disciple, car ils ne sont rien à l'un sans l'autre. Le *Shishô* et le *Deshi* ont une véritable complicité, un rapport étroit où le *Kokoro*, le cœur, régit la relation au quotidien. Une fois le lien établi, rien ne pourra le défaire même après le décès de l'un ou l'autre, bien au contraire… À cet instant, le *Desh*i se doit d'adopter une attitude de confiance aveugle envers son *Shishô*. Ce dernier adoptera une attitude responsable en s'attachant à enseigner au *Deshi* tous les comportements qui lui permettront de s'élever dans tous les compartiments de sa vie dans le respect de cette confiance qui lui a été accordée. Le *Shishô* adaptera son enseignement au *Deshi* afin de permettre à celui-ci de s'épanouir de la meilleure façon qui soit. Grâce à cela et à la progression du *Deshi*, le *Shishô* lui aussi pourra s'élever dans sa propre recherche.[40]

Entre élève, disciple et maître, une intime relation se crée un lien tout particulier impossible à décrire, à expliquer et qui ne peut être uniquement vécu et partagé.

---

[40] https://www.judopourtous.com/PagesAnnexees/RelationMaitreEleveBudo.htm#:~:text=La%20relation%20deshi%2Dsensei%20%3A&text=Cela%20signifie%20%C3%AAtre%20pr%C3%AAt%20%C3%A0,'un%20sans%20l'autre.

Simenon avec la relation que partagent Maigret et Pardon les fait plonger au-delà d'une simple amitié, dans une relation de fusion partielle, primordiale entre un maître et son disciple, entre le disciple et son maître. La médecine ne peut vraiment se concevoir et s'apprendre que par la médecine clinique, du latin *clinice*, médecine exercée près du lit du malade. La « clinique » est l'étude et le traitement des maladies directement au chevet du patient avec l'enseignement d'un maître, qui infuse son comportement et ses connaissances au disciple qui doit les saisir et les acquérir pour lui-même, pour devenir maître et pouvoir passer ce savoir d'individu à individu, de l'humain à l'humain pour et par l'humain. L'apprentissage intellectuel ne servant qu'à mieux comprendre et assimiler cet enseignement.

Tout au long de sa vie de praticien, le médecin qui a été formé par des Maîtres les consulte même après que leur relation directe n'existe plus et disparaisse en apparence, par ce qui a été dit, fait et créé durant leurs échanges antérieurs où l'élève, l'étudiant en médecine ou l'interne et le maître ont échangé et travaillé ensemble. Durant toute ma pratique j'ai repensé à ce que mes Maîtres m'avaient enseigné et appris en technique pure, en clinique, en thérapeutique, dans les relations humaines de patients-médecins et médecins-patients, à leur vécu et leur expérience qu'ils nous transmettaient au cours des « visites » faites aux lits des malades. Mes Maîtres m'ont enseigné une partie de ce que je sais et ils ont toujours été auprès de moi lorsque je pratiquais seul en libéral ou dans les services comme à l'hôpital, comme dans ma vie, mon père et ma mère m'ont toujours accompagné et conseillé à travers leurs actions, leurs attitudes jusqu'à ce qu'ils ne soient plus, mais qu'ils deviennent plus présents en permanence à mes côtés. Des internes faisaient parfois appel à moi pour certains problèmes qu'ils rencontraient, pour certaines douleurs qu'ils ne comprenaient pas, qu'ils n'arrivaient pas à gérer. J'ai essayé avec ces « élèves », mes « élèves » d'être ce que mes Maîtres m'avez enseigné et de leur apprendre à faire ce qu'ils ne savaient pas faire, à découvrir par eux-mêmes le moyen de trouver la solution. En fait de se passer de moi pour être libres et pratiquer en se créant leurs propres connaissances. Un Maître doit rendre son disciple libre et l'affranchir et c'est à ce moment que le Maître reste présent au cœur de la pratique de l'élève, comme mes Maîtres m'ont toujours accompagné même après leur mort. L'art médical et un art éphémère certes, mais d'une profondeur qui sculpte l'immatériel.

Cette vision d'enseignement de maître à élève qui deviendra à son tour maître est bien stipulée dans la déclaration de Genève également intitulée « Serment du médecin » qui figure en annexe du code de déontologie médicale. Cette déclaration a été adoptée par l'assemblée générale de l'Association médicale mondiale en 1948, elle a fait l'objet de plusieurs révisions, la dernière date d'octobre 2017, précise :

(...) « J'exercerai ma profession avec conscience et dignité, dans le respect des bonnes pratiques médicales ;

Je perpétuerai l'honneur et les nobles traditions de la profession médicale ;

Je témoignerai à mes professeurs, à mes collègues et à mes étudiants le respect et la reconnaissance qui leur sont dus ;

Je partagerai mes connaissances médicales au bénéfice du patient et pour les progrès des soins de santé » (...)

Maigret fait la connaissance de Pardon dans *Le Revolver de Maigret* à l'occasion d'un « dîner des toubibs ». C'est Jussieu, le chef du Laboratoire de police scientifique, qui conduit l'inspecteur chez le docteur Pardon : *« Vous verrez, c'est un homme qui vous plaira.* » Très vite, les deux hommes se sont très bien entendus, partageant la même vision de la vie, la même passion pour la cuisine traditionnelle, mais aussi pour beaucoup d'autres choses.

Après avoir été au Val-de-Grâce, assistant de Lebraz, Pardon passe cinq ans à Sainte-Anne comme interne. Puis il devient généraliste, par choix, travaillant 12 à 15 heures, sans se soucier de savoir si ses patients pourraient payer. Simenon nous renseigne sur ce qu'il pense que doit faire un médecin digne de ce nom pour lui. Pardon est le prototype de la vision de Simenon du médecin.

Leur passion était la cuisine. Tous les mois, les Maigret dînaient chez les Pardon, ou « chez le Doc », boulevard Voltaire, juste avant la place, à 5 minutes à pied de chez les Maigret, ascenseur étroit. Ils s'appelaient Maigret et Pardon, tandis que les épouses utilisaient les prénoms. Les deux couples avaient presque le même âge. Dans le salon, il y avait un piano à queue et des broderies sur tous les meubles. Pardon est décrit comme un petit homme, assez gros, avec une très grosse tête, des yeux globuleux. Madame Pardon était maigre, avec un nez très long.

On retrouve le Docteur Pardon dans différents romans de Maigret :

Maigret a appelé son ami le docteur Pardon, pour voir s'il connaissait Étienne Gouin, dans *Maigret se trompe.*

La femme de Lucien tenait une herboristerie rue du Chemin-Vert. Maigret l'avait souvent vu, lui et sa femme, debout sur le seuil de la boutique, quand ils passaient devant pour aller dîner chez le docteur Pardon, dans *Maigret et la jeune morte.*

L'ami de Maigret, le docteur Pardon de la rue Popincourt, chez qui lui et sa femme dînaient régulièrement une fois par mois, lui avait demandé un jour pourquoi les policiers en civil, comme les plombiers, se déplacent toujours par deux, dans *Maigret et le corps sans tête.*

Les visites mensuelles traditionnelles chez les Pardon continuaient toujours, ainsi le vendredi précédent Maigret et Madame Maigret s'étaient rendus rue Picpus, dans *Maigret tend un piège.*

Le couple Pardon habite le quartier Picpus, mais il est laborieux de localiser précisément la rue de son immeuble : Simenon le fait habiter de temps à autre le boulevard Voltaire dans *Le Revolver de Maigret, Une confidence de Maigret, Maigret et l'affaire Nahour, Maigret et le tueur, Maigret et l'Indicateur ;* parfois la rue Picpus dans *Maigret tend un piège, Maigret s'amuse, Les Scrupules de Maigret, La Colère de Maigret ;* tantôt la rue Popincourt dans *Maigret et le corps sans tête, Maigret et le voleur paresseux, Maigret se défend.* Ce qui est sûr et constant c'est que les Pardon, n'habitent pas loin de l'appartement du couple Maigret, puisque ceux-ci se rendent à pied chez les Pardon, à cinq minutes de marche, selon *Le Revolver de Maigret.* On apprend aussi que l'appartement des Pardon n'est pas au rez-de-chaussée, puisqu'on y accède par un ascenseur et qu'il y a un balcon aux « *arabesques de fer forgé* » dans *Le Revolver de Maigret.*

Un soir, Maigret était allé voir son ami Pardon, le médecin de la rue Picpus, chez qui ils dînaient régulièrement une fois par mois. Maigret avait eu une bronchite et s'était levé trop tôt, il avait dû se recoucher, et pendant un moment on craignait une « attaque de pleurésie »[41]. Pardon avait conseillé des vacances… Ils étaient

[41] Notons que la nosologie employée par Simenon est parfois troublante.

venus à Joinville dans la voiture de Pardon, et c'est Maigret qui avait choisi le restaurant, en face de l'île d'Amour…

Maigret appela Pardon pour lui demander s'il savait qui était le docteur J… du boulevard Haussmann. Pardon dit qu'il allait vérifier le registre médical, et trouva que c'était le docteur Philippe Jave, probablement 45 ans, bon praticien, bel aspect. L'autre médecin était Gilbert Négrel, 30 ans environ, un des assistants du professeur Lebier dans *Maigret s'amuse*.

Madame Maigret a suggéré que Pardon vienne voir Maigret pour son rhume. Il détestait déranger le médecin, surtout quand il s'agissait de son vieil ami Pardon, qui parvenait rarement à terminer un repas sans être interrompu… Maigret a dit que même si Madame Maigret pensait toujours que le grog était le meilleur remède contre la grippe, Pardon n'était pas d'accord. Elle a dit qu'il était temps qu'ils les invitent à dîner, car ils ne les avaient pas vus depuis un mois dans *Maigret et le marchand du vin.*

C'était au tour des Maigret de recevoir les Pardon. Il y avait entre eux un accord tacite, consolidé au fil des ans. Une fois par mois, le docteur Pardon et sa femme recevaient les Maigret à dîner dans leur appartement du boulevard Voltaire. Deux semaines plus tard, ce serait boulevard Richard-Lenoir[42]… Maigret commanda un pastis. Depuis que son ami Pardon l'avait prévenu, il buvait moins, fumait moins dans *Maigret et l'Indicateur*.

Maigret aurait aimé un autre pastis, mais il se rappela le conseil de son ami Pardon et décida de ne pas en prendre. Il ne devait pas non plus manger les tripes à la mode de Caen qui étaient au menu, mais il le fit dans *Maigret et Monsieur Charles*.

Maigret venait de boire un verre de Calvados et s'est retenu d'en prendre un autre. Son ami. Pardon lui aurait été mécontent d'y avoir même songé dans *La Folle de Maigret*.

Pardon est la conscience, la conscience médicale de Maigret.

Maigret avait promis au Docteur Pardon de modérer sa consommation d'alcool, mais il a quand même décidé de prendre une troisième bière pression dans *Maigret et l'homme tout seul*. Il avait ressenti une soudaine envie d'aller à la Brasserie Dauphine, et

[42] Tous les « maigretphiles » connaissent l'adresse du domicile du commissaire, 132 boulevard Richard-Lenoir. Simenon insiste sur l'importance que prend le domicile des Maigret, les descriptions qu'il en fait sont assez sommaires. On en connaît quelques détails, très épars dans divers de ses romans.

malgré le conseil de son ami Pardon, le médecin de la rue Picpus, chez qui il avait dîné avec Madame Maigret la semaine précédente, de s'offrir un apéritif… Pardon lui avait recommandé de surveiller son foie dans *La Colère de Maigret.*

Nous pouvons constater, mais tout un chacun le sait que Maigret aime bien boire à l'image de Simenon et de son entourage. C'est d'ailleurs un comportement important dans la vie de Georges Simenon qu'il transpose chez Maigret.

Maigret demande à Pardon volontiers son avis sur des cas difficiles dans : *Les Scrupules de Maigret, Le Voleur de Maigret ;* comme à un référent ou à un maître, ainsi qu'une aide lorsqu'il a affaire à des médecins dans ses enquêtes dans *Les Scrupules de Maigret, Maigret se trompe, Maigret s'amuse, Maigret se défend.*

*S*i les deux hommes sont amis, cela n'empêche pas Pardon d'agir aussi en tant que médecin avec Maigret. C'est Pardon qui envoie Maigret faire la cure à Vichy, et c'est sur ses conseils que Maigret se met à essayer de moins boire dans : *Maigret et le clochard, Maigret se défend, La Folle de Maigret, Maigret et l'homme tout seul, Maigret et l'Indicateur, La Colère de Maigret, Maigret et Monsieur Charles*[43].

Maigret aurait été intéressé d'entendre l'impression que le Docteur Pardon avait de François Ricain… De nouveau seul, Maigret a pensé à téléphoner au Docteur Pardon. Il n'était ni psychiatre ni psychologue professionnel, mais souvent ses conseils avaient conforté Maigret dans ses opinions… Leur dîner mensuel n'était prévu que la semaine suivante dans *Le Voleur de Maigret.*

Maigret a appelé Pardon pour convenir d'un rendez-vous et s'enquérir de la visite de Xavier Marton. Maigret s'est rendu tranquillement rue Picpus où Pardon habitait un vieil immeuble sans ascenseur. La femme de ménage, qui le connaissait, ne l'a pas conduit dans la salle d'attente, mais le long du couloir et jusqu'à la porte de derrière. Maigret a posé des questions sur Steiner. Pardon n'était qu'un médecin de famille, avec quelques notions de neurologie et de psychiatrie… La veille, Pardon, son ami de la rue Picpus, avait appelé Maigret pour dire que Madame Maigret était venue pour un contrôle dans *Les Scrupules de Maigret.*

---

[43] Ici nous pouvons constater que Simenon est tout à fait conscient que l'alcoolisme l'entoure.

À 45 ans, Madame Pardon était presque chauve. C'était le 44e riz au lait en quatre ans, depuis que les Maigret dînaient régulièrement une fois par mois chez les Pardon. La femme de chambre déposait le riz au lait sur la table. Les Pardon venaient à leur tour une fois par mois chez les Maigret. Cinq ou six mois après le début des visites, Madame Pardon avait préparé du riz au lait et Maigret en avait pris trois portions, disant que cela lui rappelait son enfance, et qu'il n'en avait pas eu d'aussi bon depuis quarante ans. Après cela, chaque dîner dans le nouvel appartement des Pardon, boulevard Voltaire, en avait. La fille Alice (la fille des Pardon) avait épousé un vétérinaire, Bruart, il y avait un an, était enceinte de sept mois… Bien que Maigret et Pardon se soient rencontrés tard dans la vie, ils avaient toujours été capables de comprendre les paroles à moitié énoncées de l'autre dans *Une confidence de Maigret.*

Côté famille, les Pardon apparaissent plus heureux que le couple Maigret, car ils ont une fille, prénommée Alice dans *Une confidence de Maigret* ou Solange dans *Maigret et le client du samedi.* Elle a deux enfants, elle est enceinte dans *Une confidence de Maigret* et Madame Maigret sera la marraine, elle a un bébé de quelques mois dans *Maigret et les braves gens* ; dans *Maigret et le client du samedi*, elle est à nouveau enceinte, c'est encore le cas dans *Maigret se défend*, et son mari est vétérinaire dans *Une confidence de Maigret* ou ingénieur dans *Maigret et le client du samedi*[44].

Pardon a trois ans de moins que Maigret dans *Maigret se défend*, il est « *petit, assez gras, avec une très grosse tête et des yeux à fleur de peau* » dans *Le Revolver de Maigret*, il a des cheveux bruns qui commencent à s'argenter dans *Maigret se défend* et à 45 ans, il est presque chauve dans *Une confidence de Maigret* ; il fume la cigarette et le cigare. C'est un homme scrupuleux dans *Le Revolver de Maigret*, méticuleux dans *Maigret et l'affaire Nahour*, très simple, mais qui a des « *délicatesses extrêmement subtiles* » dans *Maigret tend un piège*.

---

[44] Une chronologie bien établie et certains lieux sont illusoires à rechercher chez Simenon. Il fait exprès d'entretenir un flou chronologique et spatial, le vécu de ses personnages est la seule chose qui l'intéresse.

Maigret en avait parlé avec son ami Pardon, le médecin du quartier chez qui lui et sa femme avaient pris l'habitude de dîner une fois par mois. Un jour, alors que son cabinet était plein toute la journée, Pardon avait manifesté une pointe de découragement, presque d'amertume : *« 28 patients rien que dans l'après-midi ! »* dans *Maigret aux assises.*

Il n'arrivait qu'à murmurer à son vieil ami le docteur Pardon, qui habitait rue Popincourt, quelques mots qui pouvaient être considérés comme confidentiels, dans *Maigret et le voleur paresseux.*

La relation entre les deux hommes devient très vite de l'amitié, c'est même le seul homme que Maigret qualifie d'« ami » et il prend une place de plus en plus importante dans les romans ; leurs épouses deviennent, elles aussi, amies.

Madame Maigret a dit que Francine Pardon avait téléphoné. Ils reviennent d'Italie lundi. C'étaient les premières vacances que les Pardon prenaient seuls depuis plus de vingt ans. Ils étaient partis en voiture, avec l'intention de visiter Florence, Rome et Naples, et de revenir par Venise et Milan, en s'arrêtant où bon leur semblait. Ils avaient invité les Maigret à dîner mercredi prochain. Traditionnellement, cela aurait dû être le premier mercredi du mois. Elle avait dit que le voyage était épuisant, presque autant de circulation sur les routes que sur les Champs-Élysées. Leur fille allait bien, le bébé était magnifique… Elle s'était mariée l'année précédente et avait eu un bébé de quelques mois. Ils avaient décidé d'acheter une petite maison, au bord de la mer ou à la campagne…

« C'était rue Popincourt, à quelques centaines de mètres du boulevard Richard-Lenoir, chez les Pardon, où Maigret dînait depuis des années une fois par mois. Le médecin et sa femme dînaient aussi une fois par mois chez les Maigret. Pardon offrit un cigare à Maigret, Maigret ne l'avait vu fumer que des cigarettes. Il n'était ni grand ni gros. Ses cheveux noirs devenaient gris et son visage était ridé. Il avait 49 ans. Il avait examiné Maigret pour la dernière fois environ un an auparavant... Solange, la fille de Pardon, enceinte pour la deuxième fois, séjournait chez ses parents pendant que son mari, ingénieur dans le quartier est, était à un congrès à Nice. Son premier-né, un garçon, dormait dans son berceau », dans *Maigret se défend.*

Deux choses rapprochent encore Maigret et Pardon : d'une part la bonne chère, le bien manger et qu'ils aient choisi le même genre de femme : « *Si Madame Pardon était maigre et la femme du commissaire grassouillette, elles avaient toutes les deux, vis-à-vis de leur mari, la même attitude effacée.* » Dans *Le Revolver de Maigret,* ce qui fait que les femmes entre elles sont amies comme leurs maris le sont, à la différence qu'elles s'appellent par leur prénom, Madame Pardon se prénomme Francine, d'après *Maigret et les braves gens*, tandis que les hommes s'appellent par leur nom de famille et se vouvoient. C'est pourquoi aussi on voit, lors des dîners traditionnels, les deux femmes se retirer pendant que les deux maris discutent métier.... Les deux femmes ont encore en commun leur goût pour le tricot, et surtout, un talent culinaire exceptionnel. Leurs rencontres sont placées la plupart du temps sous le signe de la gastronomie : les dîners mensuels sont l'occasion pour Mesdames Pardon et Maigret d'étaler leurs dons de cuisinières. C'est chez les Pardon que Maigret déguste le cassoulet, le coq au vin, le couscous, la sole dieppoise, la brandade de morue, la tête de veau en tortue dans *Le Revolver de Maigret*, une épaule de mouton farcie dans *Maigret et l'affaire Nahour,* un canard au sang dans *Maigret à Vichy*, un bœuf bourguignon dans *Maigret et le tueur*.

D'où le fait que Pardon doive envoyer Maigret en cure. Le voyage de Maigret à Vichy avait commencé à cause d'une soirée chez Pardon, où Madame Pardon avait servi un canard au sang, l'un des plats préférés de Maigret, auquel il n'avait presque pas touché. Il avait même renoncé à l'Armagnac. Pardon avait insisté pour qu'il passe un examen dans *Maigret à Vichy*. Madame Maigret propose à ses invités des pintadeaux en croûte dans *Maigret et l'Indicateur*, et elle dévoile à son amie le secret de son coq au vin dans *Une confidence de Maigret*. Pour la première fois depuis qu'ils dînaient une fois par mois chez les Pardon, Maigret garderait un mauvais souvenir de la soirée du boulevard Voltaire. Madame Pardon avait fait du bœuf bourguignon comme elle seule savait le faire… ils avaient parlé de cuisine provinciale, de potée lorraine, de tripes à la mode de Caen, de bouillabaisse… Pardon était fatigué. Il disait que s'il avait un fils, il lui dirait de ne pas devenir médecin… Pardon était assis à son bureau en fumant une cigarette dans *Maigret et le tueur*.

Dans *Maigret et le tueur*, les notes manuscrites du début du roman exposent comment Maigret et sa femme dînent chez le docteur Pardon, ami et médecin de la famille qui se confie sur son métier avec regret, au moment où ils sont appelés pour le meurtre. À côté de chez lui, un crime a été commis sur un jeune homme, qui avait la passion des enregistrements sonores dans les cafés et restaurants douteux et énigmatiques. L'enquête bien évidemment est confiée à Maigret. Maigret et le docteur Pardon, sont les premiers à se rendre sur le lieu du meurtre. Ils vont être mis en relation avec l'assassin, un malade mental. Le jeune homme assassiné, lui, est le fils d'un grand parfumeur parisien.

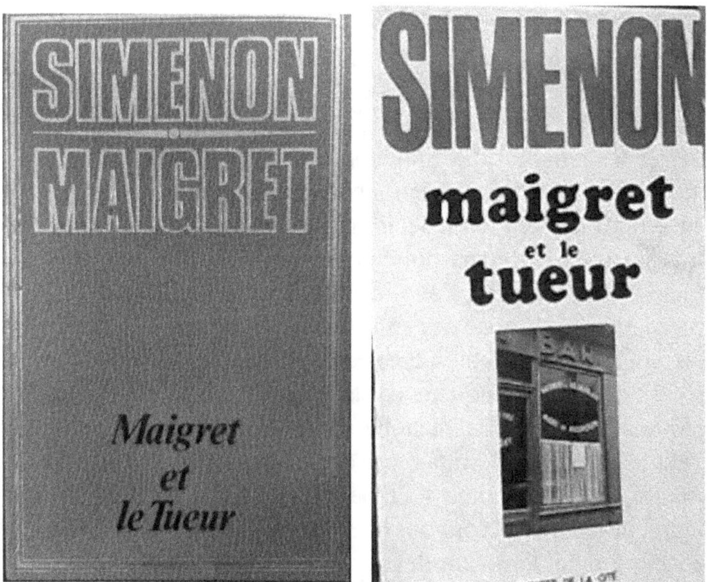

À droite, *Maigret et le tueur*, 1969 - Édition originale, tirage courant - Collection Jacques Jaume ©

Avec le Docteur Pardon, Simenon nous « demande pardon » et essaye de se pardonner de ne pas être médecin et comme acte de rachat, de rédemption à ce qu'il croit être une faute, un péché il crée pour nous Jules Maigret qui va être un médecin particulier, son médecin particulier et notre médecin. Le Docteur Jules Maigret va mener ses enquêtes à la manière de la méthode médicale pour nous soigner et nous soulager de nos craintes, de nos angoisses et de nos souffrances que Simenon va créer et induire dans les trames et l'écriture de ses romans.

Simenon engendre, occasionne craintes, angoisses et souffrances, en nous-mêmes en nous projetant dans les personnages et les drames qu'il aborde au cœur de ses écrits. Dans ses romans, et d'autant plus chez Maigret, Simenon crée en nous, un mal-être, un anormal, une maladie, une pathologie artificielle, qu'il structure à merveille par sa prose organisée et équilibrée à merveille.

À l'étudier, le plus souvent il vit lui-même les troubles qu'il nous expose dans ses drames, au plus profond de lui et de sa vie si compliquée, si disparate et mal menée. Simenon génère en nous, au plus profond de notre être une « pathologie littéraire » qu'il soigne en étant le Docteur Jules Maigret (ou d'autres enquêteurs), par son histoire, ses antécédents, sa vie, son histoire, sa personnalité et ses résolutions si particulières lors de ses enquêtes, à la manière d'un médecin. Simenon nous crée des troubles afin que le Docteur Jules Maigret les soigne et là Simenon devient médecin. Simenon, en fait, réalise son engagement, son serment, sa vocation d'être médecin : il devient le médecin des « maladies » qu'il génère dans la trame de ses romans policiers, il se rachète à chacun de ses romans. C'est peut-être l'explication de sa prolixité !

Maigret résout donc ses enquêtes à la manière d'un médecin et nous soigne des troubles créés par Simenon. Simenon, avec la résolution de ses enquêtes à la manière d'un médecin, nous replonge dans le normal de notre vie après nous avoir fait vivre une véritable cure thérapeutique, car oui les enquêtes de Jules Maigret sont de véritables cures thérapeutiques. Elles sont un véritable traitement médical, comme le sont les cures prescrites par un médecin qui se déroulent dans un lieu, sur un certain temps et au cours desquelles le patient, le lecteur avec Simenon, est traité pour une affection par un moyen thérapeutique spécifique. On parle de cure analytique pour un traitement psychanalytique, de cure thermale, de cure de chimiothérapie ou de radiothérapie… Au cœur de cette cure, de cette démarche thérapeutique qui s'étale, Simenon y prend habilement la place du Docteur Jules Maigret pour nous soigner et nous guérir.

Le Docteur Pardon apparaît dans quelques 26 romans de Jules Maigret sur les 49 du cycle Presses de la Cité, soit plus de 53 %, ce qui est beaucoup, vu son apparition relativement tardive dans le corpus. De plus Simenon n'hésite pas à faire intervenir d'autres médecins dans ses supports thérapeutiques que sont ses romans. Peut-on lire un roman de Simenon sans médecin, ne serait-ce qu'un médecin légiste ?

C'est de façon exceptionnelle que les écrits de Simenon ne font pas intervenir des personnages de soignants. Nombre des romans de Simenon et des plus célèbres ont pour principal personnage un médecin. Nous pouvons citer :

LE DOCTEUR MALEMPIN

Dans le roman *Malempin* paru en 1940. Il s'agit d'un récit à la première personne sous forme d'un journal où alternent souvenirs d'enfance et événements actuels, ces derniers centrés sur la maladie du fils du narrateur. Le Docteur Edouard Malempin est un médecin des hôpitaux de Paris. Alors qu'il se prépare à partir en vacances avec sa famille, son fils cadet Jérôme, huit ans, surnommé Bilot par son frère, est frappé par une diphtérie maligne, une maladie infectieuse contagieuse et gravissime due à *Corynebacterium diphtheriae* ou bacille de Löffler-Klebs, pouvant produire une toxine touchant d'abord les voies respiratoires supérieures, puis le cœur et le système nerveux périphérique.

LE DOCTEUR BERGELON

Dans *Bergelon,* un roman paru en 1941. Le Docteur Bergelon, médecin médiocre de quartier dans la ville où son père exerçait, s'enfonce dans l'alcoolisme et se perd. La proposition de Mandalin, un confrère fortuné, l'allèche. Dès le premier patient qu'il adressera à la clinique privée que Mandalin dirige, il touchera les honoraires plus complets. Bergelon tombe dans ce piège infernal que la profession redoute et interdit.

LE DOCTEUR CANDILLE

Dans le roman *Il y a encore des Noisetiers*, daté du 13 octobre 1968 à Epalinges et publié en 1969. Le roman se déroule presque entièrement à Paris, place Vendôme, en dehors d'une fugitive escapade sur les bords de Marne. Le Docteur Candille est l'irremplaçable instrument du banquier Perret-Latour. Ce roman ressemble à un journal intime à la première personne. Il se présente davantage sous la forme d'une rumination intérieure.

LE DOCTEUR BELLAMY

Tueur en série dans *Les Vacances de Maigret*.

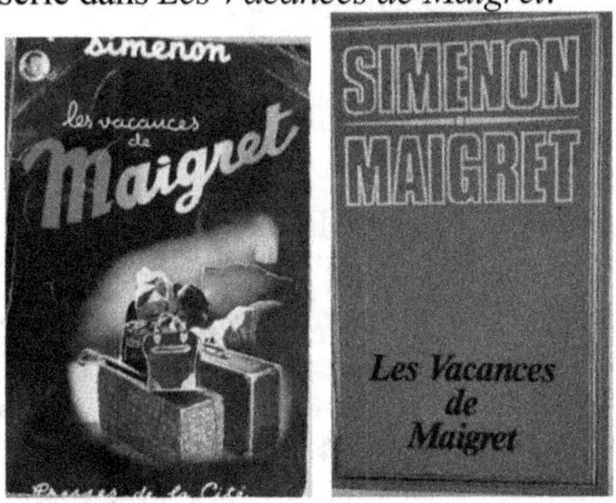

À gauche, *Les vacances de Maigret,* 1951, réédition.
Édition originale 1948 - Photographies collection Jacques Jaume ©

Dans *Pas de vacances pour Maigret*, dont la rédaction a lieu au 325 W. Franklin Street, Tucson, Arizona, U.S.A., du 11 au 20 novembre 1947. Le manuscrit a été détruit par l'auteur. Il existe une publication d'une préoriginale, en feuilleton dans *Fantasia Ici Paris*, n° 137 en 1948. L'édition originale est achevée d'imprimer le 14 juin 1948. Paris, Presses de la Cité ; 18,5 x 12 cm, 188 pages ; couverture blanche papier fort, jaquette illustrée en couleurs. Il existe une bande dessinée dans l'hebdomadaire *Samedi-Soir*, de 1952 à 1953 sous la forme d'un feuilleton avec les dessins de Jacques Blondeau. Les traductions en allemand : Maigret *macht Ferien*, *Maigret rnimmt Urlaub*. En anglais : *No vacation for Maigret* (première édition américaine 1953), *A Summer Holiday* (première édition anglaise 1950).

Les adaptations pour la télévision : *Les vacances de Maigret*, téléfilm canadien de Robert Choquette, première diffusion 1956, sous le titre *On Holiday*, téléfilm anglais d'Eric Taylor. Scénario : Margot Bennett. Avec : Rupert Davies (Maigret), Ewen Solan, Helen Shingler, Neville Jason, Victor Lucas, Griffiths Jones, Perlita Neilson, Bernard Kay, Nanette Newman...Première diffusion : BBC TV (Grande-Bretagne), le 2 janvier 1961.

Sous le titre *Maigret en vacances*, téléfilm français de Claude Barma. Adaptation et dialogues : Jacques Rémy et Claude Barma. Avec : Jean Richard (Maigret), Jean Desailly, Georges Aubert, Michel Coussonneau, Jean Hebey, Chantal Banlier, Gisèle Casadesus...Première diffusion : TV 1 (France), le 10 avril 1971. (Série des téléfilms Maigret/Jean Richard ; 14).

Les vacances de Maigret, téléfilm français de Pierre Joassin. Scénario : Catherine Ramberg et Pierre Joassin. Avec : Bruno Crémer (Maigret), Anne Bellec, Ronny Coutteure, Alain Doutey, Catherine Aymerie, Christine Divito, Vincent Grasse, Yolande Moreau, Pierre Laroche, Etienne Draber, Dominique MacAvoy, Jeanine Godinas... Première diffusion : 1995. (Série des téléfilms Maigret/Bruno Crémer ; 19).

Le commissaire Maigret et son épouse décident de passer leurs vacances d'hiver aux Sables-d'Olonne en Vendée. À peine arrivée, Madame Maigret a une crise d'appendicite et doit être opérée d'urgence. Son mari égrène le temps comme il peut en attendant qu'elle sorte de l'hôpital et lui rend ponctuellement visite, deux fois par jour. Nous étudierons plus en détail ce roman ultérieurement.

LE DOCTEUR CHABOT

Dans *L'Ours en peluche*, un roman écrit à Noland, Échandens, Suisse en 1960 et paru la même année aux Presses de la Cité. Le Docteur Jean Chabot, spécialisé en gynécologie, quarante-neuf ans, professeur et gynécologue de renom, directeur de deux cliniques à Paris : la Maternité de Port-Royal, avenue Henri-Martin, et la Clinique des Tilleuls, dans la rue du même nom, marié, trois enfants, en apparence un homme comblé, bien qu'insatisfait va, une nuit, dans la clinique de la rue des Tilleuls, posséder en la profanant à la dérobée, sans qu'elle soit bien consciente de ce qui lui arrive, une jeune fille endormie. Il s'agit d'Emma, une Alsacienne, qui a été engagée en tant que femme de chambre et garde-malade. Il est pris de « tendresse » ou plutôt d'un désir malsain devant cet être, aussi innocent qu'un ours en peluche dans un lit d'enfant, d'où le surnom qu'il lui donnera. Pour lui, son acte, pourtant sans ambiguïté, n'est pas un viol, mais un instant d'immense bonheur. Peut-être le premier qu'il ait jamais connu ; un bonheur auquel il se donnera le droit d'accéder, tout aussi furtivement, encore deux ou trois fois. Jusqu'à ce que l'« ours en peluche », la jeune fille, disparaisse de la clinique. Chabot apprend, par le journal, le décès d'Emma. Elle s'est jetée dans la Seine. La jeune fille était enceinte, certainement enceinte du médecin. Le « Docteur » Jean Chabot a commis le crime magistral, un des plus graves pour un médecin et d'autant plus pour un gynécologue. Ce crime le fera basculer et il y ajoutera le meurtre pour parachever sa damnation en déchargeant son arme sur un jeune confrère qui devient sa victime. Viviane Dolomieu, sa secrétaire, devient le dernier témoin de son *« long et angoissant cheminement »*. Son crime est le suicide travesti d'un être dépressif. Le roman présente des implications médicales nombreuses dont la péripétie, concentrée sur un court laps de temps, se prépare par des retours au passé proche ou lointain du héros.

LE DOCTEUR CHARLES ALAVOINE

Dans *Lettre à mon juge,* publié en 1947 aux Presses de la Cité. Le Docteur Charles Alavoine vient d'être condamné pour le meurtre de sa maîtresse, Martine Englebert. Le récit a la forme d'une missive, rédigée par le coupable et adressée au juge Ernest Coméliau. L'auteur ne cherche pas à se justifier, mais à comprendre les raisons qui l'ont poussé à tuer. Charles Alavoine raconte presque toute sa vie. Il naît en Vendée dans une famille de fermiers. Son père, alcoolique, se suicide après s'être ruiné. Sa mère, une « femme de tête » et possessive, prend en main le destin de son fils. Elle en fait un médecin, l'installe et le marie. Sa première femme meurt jeune et laisse Charles seul avec leurs deux fillettes. Le médecin s'établit à La Roche-sur-Yon, où il épouse Armande. Armande, autoritaire, supplante l'autorité de sa mère et leur vie devient sans âme. Le Docteur Charles Alavoine n'a fait que passer de la tutelle d'une femme à une autre. Charles rencontre Martine Englebert et c'est avec elle d'emblée une passion violente, un irrésistible désir sexuel. Le médecin la prend à son service. C'est alors le chaos. Pour Martine, Le Docteur Charles Alavoine quitte sa famille et s'en va exercer dans un quartier populaire de Paris. Il endure et souffre de sa passion pour Martine. Il a besoin de la posséder, de se l'approprier, entièrement. Il se montre effroyablement jaloux, et tente de reconstituer le passé de Martine jusque dans les moindres détails. Lorsque ce passé ressurgit, Le Docteur Charles Alavoine s'effondre et malmène Martine. Un dimanche, il vit une crise de colère et d'emportement et étrangle celle qu'il aime. Une fois sa confession épistolaire terminée, le Docteur Charles Alavoine se suicide par empoisonnement à l'infirmerie de la prison où il est incarcéré. Simenon, dans ce roman, ne nous ménage pas sur les passions que, même et peut-être surtout, les médecins peuvent vivre et dont ils ne sont nullement à l'abri comme n'importe quel humain, femme ou homme. Simenon démystifie les médecins dans cette œuvre, car il sent le terrifiant besoin de calmer son admiration amorale pour les soignants. En les décrivant très humains dans leurs bassesses, il les rend plus accessibles, et en premier lieu pour lui. Simenon semble avoir écrit *Lettre à mon juge* pour lui-même.

L'EX-MÉDECIN LIBERGE

Dans *Le Charretier de la Providence*, écrit à bord de l'Ostrogoth, La Four à Chaux, près de Morsang-sur-Seine dans l'Essonne, durant l'été 1930 et achevé d'imprimer en mars 1931 à Paris, A. Fayard. Mary Lampson, quarante ans, récemment mariée à Sir Walter Lampson, un riche Anglais de soixante-huit ans, colonel en retraite de l'armée des Indes, est retrouvée étranglée sur la paille d'une sombre écurie, à l'écluse 14 d'Hautvillers, près d'Épernay sur un canal latéral de la Marne. Le corps de l'amant de Mary Lampson, Willy Marco, vingt-cinq ans, homme de confiance du colonel qui vit sur le yacht de Sir Walter Lampson, le Southern Cross, est retrouvé dans le canal trois jours après le drame. Il a, lui aussi, été étranglé. L'enquête de Maigret lui fait retrouver Liberge qui sur son épaule porte un tatouage, des chiffres, dont on se servait pour identifier les bagnards, il se nomme en réalité Jean-Evariste Darchambaux, le Docteur Jean-Evariste Darchambaux. Il s'agit d'un ancien médecin qui, pour satisfaire les goûts de luxe de sa femme, a jadis provoqué la mort d'une vieille tante à héritage. Il s'est fait prendre et a été condamné à quinze ans de bagne. Son épouse, qui lui avait promis de l'accompagner en Guyane, où il devait purger sa peine, change d'avis et reste en France. Le Docteur Jean-Evariste Darchambaux, à sa libération, devient le charretier Jean Liberge dont l'apparence fait penser à une brute sans intelligence. À cinquante-cinq ans, il passe pour un homme dont les facultés intellectuelles sont atrophiées et rien ne permet de reconnaître en lui un ancien médecin. Sous les traits de Mary Lampson, Liberge-Darchambaux reconnaît Céline Mornet, sa femme. Simenon avec ce roman de la série Maigret nous démontre que le titre de Docteur en médecine n'est nullement immuable et que n'importe quel médecin, docteur en médecine, peut devenir un paria et même un bagnard. Le bagne était réservé, en principe, à des condamnés punis des plus graves crimes et délits, mis au ban de la société qui les expulsait même hors du territoire français.

On retrouve chez Georges Simenon pas moins de 300 personnages de romans qui exercent la profession de médecin, avec un patronyme distinctif dont une cinquantaine y joue un rôle essentiel[45]. Maigret rencontre des médecins dans 52 romans du corpus en incluant les romans où un médecin apparaît au moins dans une description physique, ou est plus que l'objet d'une simple remarque ainsi que dans 8 nouvelles. Les médecins jouent un rôle important dans les romans, et on constate avec surprise que ce rôle est rarement positif.

De très nombreux médecins ont évoqué la fonction et les pratiques médicales auprès de Simenon que l'écrivain reprend dans son œuvre. Simenon recevait des médecins pour des « repas de praticiens », mais étaient-ils conscients que Simenon était devenu médecin par son écriture et utilisait ce qu'ils lui enseignaient pour rédiger ses lignes et faire vivre et pratiquer ses médecins ?

[45] Par contre, on ne recense qu'un petit nombre de médecins dans les deux cents romans populaires, parmi lesquels à peine 3 ou 4 ont quelque relief.

Le médecin peut être la victime comme dans *Maigret en exil*[46] où le mort est Émile Janin, un médecin psychiatre nantais. En disgrâce, Maigret a été nommé commissaire à Luçon, une petite ville de la côte normande où il pleut tout le temps et où il n'y a rien à faire. Une vieille femme contacte Maigret, Adine Hulot, qui lui dit avoir vu un cadavre sur le sol d'une chambre de la maison du juge Forlacroix à L'Aiguillon, village de pêcheurs. Maigret se rend sur place. Là, il interrompt un personnage, un juge, le juge Forlacroix qui tente de sortir un cadavre pour le jeter à la mer. Il dit à Maigret ne pas savoir de qui il s'agit. La maison du juge renferme un secret, la maladie mentale de sa fille mal identifiée. Il la garde enfermée dans sa chambre, à côté du grenier à fruits où le corps a été retrouvé. Lise Forlacroix est atteinte d'une maladie mystérieuse en relation avec quelque chose qui a à voir avec le fait d'être « trop sexuelle ». Cependant Simenon n'explique jamais ce qui ne va pas exactement chez Lise.

Simenon est passionné par les maladies mentales et surtout celles touchant les femmes. Nous le verrons dans le roman *Maigret chez le docteur* où tout tourne autour d'une pathologie mentale, une psychose rencontrée dans les deux sexes, mais surtout mise en avant chez les femmes. Il est évident que des médecins ont parlé à Simenon et l'ont informé sur ce genre de pathologies qu'il n'aurait pas pu inventer. Seuls des médecins ont pu l'instruire d'une sémiologie aussi précise. Simenon a certainement voulu les étudier et peut-être les comprendre pour les intégrer au cœur des trames de ses romans pour leur donner un goût de réalité incontestable.

Le frère, de Lise, Albert Forlacroix, venu la nuit même dans la maison, alors que le juge jouait aux cartes au rez-de-chaussée, suggère à Maigret d'enquêter sur Marcel Airaud, qui serait l'amant de Lise. On apprend que la serveuse de l'hôtel, Thérèse, a un enfant de Marcel Airaud qui a disparu. Maigret s'instruit sur le fait que le

[46] Le livre *Maigret en exil* a été publié en France en 1940, avant la chute de la France aux mains des nazis. Il a été traduit pour la première fois en anglais en 1978 par Eileen Ellenbogen et publié par Hamish Hamilton au Royaume-Uni. La première édition américaine est parue en 1979. La version télévisée française avec Jean Richard dans le rôle de Maigret a été diffusée le 1er février 1969. La version télévisée française avec Bruno Cremer a été diffusée le 15 mars 1992.

mort qu'a traîné le juge Forlacroix est Émile Janin, un médecin nantais.

Le juge Forlacroix se confesse à Maigret et lui dit que des années plus tôt, alors qu'il vivait à Versailles, il a assassiné l'amant de sa femme et a enterré le cadavre dans un puits qui se trouve dans le jardin. Maigret se rend à la maison de Versailles et trouve effectivement le corps du pauvre amant. Il fait venir de Nice la femme de Forlacroix, Valentine Forlacroix et avec l'aide d'Adine Hulot, la vieille femme qui avait contacté Maigret et qui est omniprésente, il localise Marcel qui se trouve dans la cabane d'Albert et les fait venir tous les deux.

Maigret résout le mystère. En fait Marcel Airaud avait prévu d'épouser Lise, enceinte de trois mois, mais avait fait appel à une de ses connaissances, le Docteur Janin, psychiatre, pour certifier que Lise était mentalement apte à se marier et cela à l'insu du juge. Lise était enceinte. Marcel Airaud ignorait ce détail, mais Albert Forlacroix lui était au courant et désirait, par fierté, que Marcel épousât sa sœur pour mettre fin à cette situation anormale. La nuit du meurtre, Albert met en présence Janin auprès de sa sœur ; le médecin psychiatre lui annonce qu'elle est incurable et qu'il faut en avertir Marcel. Comprenant qu'ainsi Marcel refuserait le mariage, Albert assassine le Docteur Janin, puis fait croire à Marcel que Lise, dans un accès de démence, l'avait tué elle-même. Pour la protéger, Marcel s'était enfui, se faisant passer pour coupable.

LE DOCTEUR MICHOUX

Le médecin peut être l'auteur d'assassinats comme le Docteur Michoux dans *Le Chien jaune,* écrit en mars 1931 à l'hôtel La Michaudière, château de Guigneville-sur-Essonne.

C'est l'un des premiers Maigret, publié en 1931, l'année où la série a été inaugurée. Il apparaît également en anglais sous le titre *À Face for a Clue*, *Maigret and the Concarneau Murders*, *Maigret and the Yellow Dog.* Le manuscrit a été détruit par l'auteur. L'édition originale est achevée d'imprimer : avril 1931. Paris, A. Fayard ; 19 x 12 cm, 249 pages ; couverture illustrée recto verso.

Adaptation au cinéma : *Le chien jaune*, film français de Jean Tarride. Adaptation : Jean Tarride et Georges Simenon. Avec :

Abel Tarride (Maigret), Rosine Derean, Robert Le Vigan, Jane Lory, Anthony Gildès, Robert Lepers… Sortie le 20 août 1932.

Adaptations pour la télévision : *Le chien jaune* (première version, en noir et blanc), téléfilm français de Claude Barma. Adaptation et dialogues : Jacques Rémy et Claude Barma. Avec : Jean Richard (Maigret), Claude Vernier, Rosita Fernandez, Georges Aubert, Jean-François Zeller, Henri Czarniak, François Cadet, Nane Germon, Jenny Clève, Raymond Souplex, Yves Arcanel… Première diffusion : sur TV 1 (France), le 24 février 1968. (Série des téléfilms Maigret/Jean Richard ; 03). *Le chien jaune* (seconde version, en couleurs), téléfilm français de Pierre Bureau. Adaptation et dialogues : Hélène Misserly. Avec : Jean Richard (Maigret), Philippe Rouleau, Claude Dunneton, Louis Sautelet, Claude Nicot, Michel Ruhl, Eléonore Ilirt, Jean-François Calvé, François Cadet, Chrisitne Laurent, Alain Berguig… Première diffusion : Antenne 2 (France), le 13 mars 1988. (Série des téléfilms Maigret/Jean Richard ; 76).

À Concarneau dans le Finistère, Maigret doit s'occuper d'un tueur qui assassine un client d'un café, qui tente d'empoisonner un autre client et qui s'en prend à une troisième personne. La présence d'un mystérieux chien jaune affole les habitants. L'enquête dure quatre jours. La présence du chien jaune aux tournants de l'action peut apparaître comme le motif symbolique de la peur mystérieuse qui plane sur les événements.

Un soir de novembre, vers vingt-deux heures, l'honorable négociant en vins, Mostaguen, reçoit une balle de revolver dans le ventre au moment où, sur le seuil d'une maison, il s'abrite du vent pour allumer sa pipe. Le lendemain, ses amis joueurs de cartes de l'Hôtel de l'Amiral trouvent de la strychnine dans leur Pernod… Le commissaire Maigret est envoyé à Concarneau et, deux jours après son arrivée, un autre des coutumiers des parties de cartes de L'Amiral disparaît. Sa voiture est retrouvée à la sortie de la ville, le siège avant maculé de sang… Il s'agit de Jean Goyart, alias Jean Servières, journaliste au *Phare de Brest*. Puis Le Pommeret, un rentier, est retrouvé mort chez lui, empoisonné. Dès lors, le quatrième du groupe, le Docteur Ernest Michoux, n'en mène pas large et s'attend à tout moment à y passer lui aussi. Pour assurer sa protection, Maigret le fait incarcérer. Léon Le Guérec, abusé et trahi par le trio peu recommandable, Michoux, Servières et Le

Pommeret, s'était retrouvé ruiné aux États-Unis, et emprisonné à Sing-Sing près de New York, pour transport de drogue. Son retour inopiné à Concarneau, après plusieurs années, a déclenché la panique chez ses anciens commanditaires. Il fallait lui faire endosser des actes criminels angoissant la population et dont le Docteur Ernest Michoux était lui-même, l'auteur ou le complice. À la fin du roman, le Docteur Ernest Michoux est condamné à la peine de 20 ans de réclusion criminelle à passer au bagne de Cayenne. Sa mère tente d'obtenir un procès en révision, sans succès.

LE DOCTEUR RIVAUD

Dans *Le Fou de Bergerac* dont la rédaction a eu lieu à l'Hôtel de France, rue Gargoulleau, à La Rochelle, en mars 1932. Le manuscrit a été détruit par l'auteur. L'édition originale est achevée d'imprimer en avril 1932 à Paris, A. Fayard ; 19 x 12 cm, 249 pages ; couverture illustrée (photo Studio Piaz). Il existe des traductions, en allemand : *Maigret und der Verrückte von Bergerac* ou *Maigret und der Verrückte*. En anglais : *The Madman of Bergerac* (première édition américaine, 1940). *The Madman of Bergerac* (première édition anglaise, 1940). En italien, 1933, *Il pazzo di Bergerac*.

Plusieurs adaptations pour la télévision :

Sous le titre *The Madman of Vervac*, téléfilm anglais, scénario et dialogues : Roger East.Avec : Rupert Davies (Maigret), Ewen Solan, Helen Shingler, Neville Jason, Victor Lucas, Laurence Payne, Pauline Yates, Roger Delgardo, Lockwood West… Première diffusion : BBC TV, le 1er octobre 1962.

Sous le titre *Il pazzo di Bergerac*, téléfilm italien, avec : Gino Cervi (Maigret), Marisa Merlini, Franco Scandurra, Paolo Carlini…Première diffusion : RAI-TV, en 1972.

Sous le titre *Maigret et le fou de Bergerac*, téléfilm français d'Yves Allégret. Adaptation et dialogues : Jacques Rémy et Claude Barma. Avec : Jean Richard (Maigret), Annick Tanguy, Fred Personne, Jacques Duby, Maxence Mailfort, Marthe Villalonga, Caroline Cartier, Jocelyne Boisseau, Lisa Braconnier, Jean-Pierre Castaldi… Première diffusion : Antenne 2, le 28 avril 1979. (Série des téléfilms Maigret/Jean Richard ; 42).

Sous le titre *Le fou de Sainte-Clothilde*, téléfilm franco-belge de Claudio Tonetti. Adaptation et dialogues : Pierre Granier-Deferre et Michel Grisolia. Avec : Bruno Crémer (Maigret), Alexandre Brasseur, Philippe Khorsand, Philippe Magnan, Philippe Dormoy, Sonia Vollereaux, Michel Vuillermoz, Dora Doll, Chrystelle Labande… Première diffusion en 2001. (Série des téléfilms Maigret/Bruno Crémer ; 39)

Dans l'express de nuit Paris-Bordeaux, Maigret ne peut s'endormir à cause d'un voyageur bruyant. Lors d'un ralentissement, le gêneur saute du train. Le commissaire le suit et reçoit aussitôt une balle de revolver dans l'épaule, il ne peut plus poursuivre le fugitif. Hospitalisé à Bergerac en Dordogne, Maigret est soigné par le silencieux Docteur Jacques Rivaud, ou plutôt Meyer, marié, une fille naturelle. Il apprend alors qu'il est certainement la victime de celui qu'on appelle le fou de Bergerac depuis la mort de deux jeunes femmes.

Maigret parvient au cours de son enquête à prouver que le Docteur Rivaud a lui-même mis fin aux jours de son père afin de protéger sa propre vie, compliquée à souhait, puisqu'il doit à la fois empêcher qu'on sache que son père est vivant, qu'il trompe sa femme avec la propre sœur de celle-ci et que sa fille est bien la sienne et non celle du procureur.

LE DOCTEUR JAVE

Dans *Maigret s'amuse,* publié en 1957. La rédaction de ce roman s'est produite du 6 au 13 septembre 1956 dans sa propriété dénommée Golden Gate, située dans le riche quartier de La Californie, sur les hauteurs de Cannes.

La victime est Éveline Jave, née Le Guérec : 28 ans, épouse du Docteur Philippe Jave, 44 ans, médecin, marié, ils ont une fille de 3 ans. Le Docteur Gilbert Négrel, célibataire, 30 ans, est le médecin, remplaçant du Docteur Jave.

La rédaction se déroule au *Golden Gate*, à Cannes dans les Alpes-Maritimes, du 6 au 13 septembre 1956. Le manuscrit est écrit directement à la machine et la dactylographie n'a pas été précédée d'un manuscrit autographe. Le tapuscrit comprend 160 feuillets. Il existe des corrections de l'auteur à l'encre noire, mots barrés au crayon bleu gras ; signé et daté de Golden Gate,

Cannes, le 13 septembre 1956. Il est conservé dans une collection privée et une photocopie se trouve au Fonds Simenon (Liège, Belgique). Il existe une publication d'une préoriginale en feuilleton dans le quotidien *Le Figaro*, n°s 3861-3883 du 4 février au 1er mars 1957 (soit 23 livraisons). L'édition originale est achevée d'imprimer le 11 mars 1957 à Paris, Presses de la Cité ; 17 x 11,5 cm, 184 pages ; couverture en carton léger, illustration photo sur fond blanc. « Maigret » est imprimé en couleurs. Il existe des traductions en allemand : *Maigret amüsiert sich* et aussi : *Maigret als Zuchauer*. En anglais : *None of Maigret's Business* (première édition américaine, 1958). *Maigret's Little Joke* (première édition anglaise, 1957).

Il existe des adaptations pour la télévision sous le titre *Maigret's Little Joke*, téléfilm anglais de Terence Williams. Adaptation et dialogues : Donald Bull. Avec : Rupert Davies (Maigret), Ewen Solan, Helen Shingler, Neville Jason, Victor Lucas, Michael Goodliffe, Neil McCallum, Stephanie Bidmead, Shelagh Fraser, Barry Letts… Première diffusion : BBC TV, le 24 décembre 1963.

Maigret s'amuse, téléfilm français de René Lucot. Adaptation et dialogues : Serge Ganzl. Avec : Jean Richard, Robert Rondo, Cassandre Hornez, André Dumas, Paul Bisciglia, Jacques Bouanich, Lina Roxa, Annick Tanguy, François Cadet… Première diffusion : Antenne 2, le 29 juin 1983.

En août à cause d'ennuis de santé, Maigret prend des vacances. Il donne à la P. J. son adresse aux Sables-d'Olonne, mais il reste incognito, à Paris où il compte musarder en compagnie de son épouse. En lisant les journaux, Maigret apprend qu'on a découvert le corps déshabillé d'une femme dans le placard du cabinet médical du Docteur Philippe Jave, sur le boulevard Haussmann. La victime se nomme Éveline Jave, elle a vingt-huit ans. Son mari, le Docteur Philippe Jave qui a lui quarante-quatre ans, est un médecin à la patientèle mondaine, propriétaire du cabinet dans lequel le crime a été commis. La mort d'Éveline a été provoquée par une injection de digitaline qui aurait été inoffensive si la jeune femme n'était pas atteinte d'une maladie cardiaque, là aussi Simenon se documente auprès de médecins. Eveline devait en fait être en vacances sur la Côte d'Azur en compagnie de sa fille de trois ans, de la nourrice de celle-ci, l'acariâtre Mademoiselle Jusserand et de son époux le Docteur Philippe Jave, qui s'était fait remplacer à Paris par un confrère le Docteur Gilbert Négrel. Le jour du drame, les Jave étaient revenus secrètement à Paris, chacun de leur côté et dans un avion différent.

Philippe Jave a un alibi, Gilbert Négrel, un mobile. Il a été l'amant d'Éveline Jave et l'a quittée récemment pour une brillante jeune femme de vingt-quatre ans. Martine Chapuis licenciée en droit et étudiante en médecine (on ne quitte pas la médecine), fille d'un juriste.

Éveline Jave, née Le Guérec, à l'âge de treize ans, découvre l'importance de sa maladie et décide de profiter de la vie au maximum et compromet de nombreux hommes mariés. Son père est ravi de s'en débarrasser en la mariant à un médecin parisien ignorant tout d'Éveline. Délaissée par son mari, puis par son amant, Éveline passe de la déception à la frustration. Elle devient alors dépensière, et endette Philippe Jave.

Dans le roman de Simenon, le Docteur Philippe Jave fait irruption dans son cabinet où son remplaçant est parti suite aux avances d'Éveline. Il tue sa femme, la déshabille et l'enferme dans un placard afin de faire peser les soupçons sur son confrère.

Maigret avait appelé le Docteur Pardon pour avoir des renseignements sur le Docteur Jave.

LE DOCTEUR VAN DE WEERT

Dans le roman de Simenon, *Maigret chez les Flamands*, le médecin est décrit comme ridicule.

La rédaction du manuscrit se déroule dans la villa « Les Roches grises », boulevard de Bacon, anciennement James-Wyllie, au Cap d'Antibes dans les Alpes-Maritimes, en janvier 1932. Selon les archives secrétariales et le livre de comptes de Simenon : en janvier-février 1931. Le manuscrit a été détruit par l'auteur. Il n'y a pas eu de publication d'une préoriginale. L'édition originale est achevée d'imprimer en mars 1932 à Paris, A. Fayard ; 19 x 12 cm, 250 pages ; couverture illustrée.

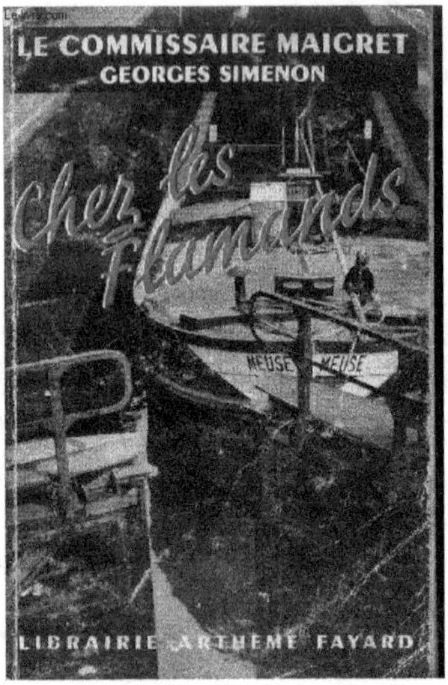

Photographie collection Jacques Jaume ©

Le roman est repris en bandes dessinées avec des dessins de Franck Brichau et un scénario et adaptation d'Odile Reynaud. Il existe des traductions, en allemand : *Maigret bei den Flamen*, en *The Flemish Shop* (première édition américaine 1940) et *The Flemish Shop* (première édition anglaise). On trouve aussi : *Maigret and the Flemish Shop.* En italien en 1932 : *La cas dei Fiamminghi.* En néerlandais sous le titre *De familie Peeters*, daté de mars 1944 (imprimerie IMIFI Brussel) aux Éditions ESPES Brussel ; la traduction est d'A.-L.-A. Borst et le copyright de 1944.

Les adaptations pour la télévision sont : sous le titre *The Flemish Shop*, téléfilm anglais d'Eric Tayler avec un scénario de Rex Rucker, avec : Rupert Davies (Maigret), Ewen Solan, Helen Shingler, Neville Jason, Victor Lucas, Margaret Tyzack, Joyce Carey, Mike Leigh, Grace Arnold, Michael Brennan… Première diffusion : BBC TV (Grande-Bretagne), le 5 novembre 1963. Sous le titre *Maigret chez les Flamands*, téléfilm français de Jean-Paul Sassy, adaptation et dialogues : Jacques Rémy et Claude Barma, avec : Jean Richard (Maigret), Michel de Warzee, Marjon Brandsma, Henny Alma, Georges Jolly, Inke Cohen, Jelle Blader… Première diffusion : Antenne 2 (France), le 16 octobre 1976. (Série des téléfilms Maigret/Jean Richard ; 31)

Sous le titre *Maigret chez les Flamands*, téléfilm franco-belge de Serge Leroy, avec un scénario de Serge Leroy, avec : Bruno Crémer (Maigret), Alexandra Vandernoot, Sabrina Leurquin, Gérard Darier, Pierre Dherte, Hilder Uitterlinden, Olivier Darimont, Gerald Marti, Raymond Avenière, Marc Janssen, Victoire Theismann... Première diffusion en 1991. (Série des téléfilms Maigret/Bruno Crémer ; 3).

Le roman se déroule à Givet, à la frontière franco-belge, ainsi qu'à Namur et à Paris, rue Poissonnière, pour le dernier chapitre, dans les années 1930. L'enquête dure quatre jours et se déroule en janvier.

À la frontière franco-belge, à Givet, une commune française située dans le département des Ardennes sur les bords de la Meuse, les Peeters, une famille où le père a quatre-vingts ans et la mère soixante, s'occupent d'une épicerie où viennent boire les mariniers. À la demande d'un cousin de sa femme, Maigret accepte de se rendre à titre officieux à Givet, pour aider les Peeters. Ils font très bourgeois, aisés et sont fiers de leur fille Maria qui a vingt-huit ans. Elle est institutrice à Namur, au couvent des Ursulines. Ils ont aussi un fils Joseph, vingt-cinq ans, étudiant en droit à Nancy et une autre fille, Anna, vingt-six ans qui s'occupe de l'épicerie familiale avec sa mère.

C'est Anna qui, un jour de janvier, sollicite l'aide du commissaire Maigret. Tout Givet reproche à la famille Peeters qui est flamande, riche et détestée, d'avoir fait disparaître Germaine Piedbœuf, une Française pauvre, dont le père est un modeste veilleur de nuit. Celle-ci est la mère d'un bébé dénommé Jojo, dont elle prétend que Joseph Peeters est le père. Cet enfant pourrait faire obstacle au mariage arrangé de longue date entre Joseph Peeters et Marguerite Van de Weert, la fille du docteur Van de Weert, qui semble un bon parti. La famille Peeters se serait débarrassée de Germaine qui, le soir de sa disparition, a été vue en train de pénétrer dans la maison des Peeters...

Les premières recherches de Maigret n'aboutissent à rien, si ce n'est à disculper les Peeters, une famille certes fière, mais probe et courageuse. La seule chose qui étonne Maigret est le caractère trouble de Joseph, sa personnalité bien quelconque qui en fait pour sa mère et sa sœur Anna une sorte de dieu que tout le monde idolâtre chez les Flamands.

Un marinier de mauvaise réputation, aux mœurs et aux agissements louches, affirme avoir vu, une nuit, les Peeters jeter un objet encombrant dans la Meuse. C'est effectivement dans le fleuve qu'on repêche le corps de Germaine, le crâne défoncé à coups de marteau. C'est dans le bateau de celui qui se présente comme le témoin du drame que Maigret découvre le marteau qui a servi au crime et ce marteau est celui de la victime.

Maigret n'arrête pas le marinier, mais il ne se montre nullement embarrassé par sa fuite précipitée. Maigret reste intrigué par le comportement d'Anna, qui garde toujours la même impassibilité et le même contrôle de soi. Anna est une solitaire. On apprend qu'une seule fois dans sa vie, elle a couché avec un homme, Gérard Piedbœuf, le frère de Germaine Piedbœuf qui a été assassinée et qui l'a aussitôt abandonnée. Anna lui en veut de ne plus s'intéresser à elle. Ce qui l'amène à s'occuper d'autant plus de son frère Joseph, déifié par une famille déjà anormalement recroquevillée sur elle-même. Donc Germaine doit être tenue à l'écart de Joseph qui doit épouser Marguerite !

Maigret comprend qu'Anna est la meurtrière de Germaine Piedbœuf ; dans la relation incestueuse qu'Anna possède envers son frère, c'est elle qui a décidé de supprimer Germaine, pour que son frère ne se suicide pas, si jamais il lui fallait l'épouser. Le commissaire parvient à faire avouer Anna : elle a tué Germaine, avant de la faire disparaître dans la Meuse en crue. Mais Maigret n'arrête pas Anna, prétextant qu'il ne peut rien prouver contre elle. Il préfère laisser les soupçons continuer à peser sur le marinier en fuite dont on ne retrouvera jamais la trace.

Anna quittera définitivement sa famille et s'installera à Paris, où elle tentera de commencer une nouvelle vie en travaillant dans un bureau d'exportation. Son existence s'apparente à celle d'une morte-vivante et sa renaissance reste impossible... La carrière d'avocat de Joseph qui est innocent sera un échec à l'image de l'homme médiocre qu'il est.

Le Docteur Van de Weert dans cette histoire est décrit d'une manière ridicule : « *un petit homme à la peau rose d'un bébé, aux cheveux d'un blanc pur... sur la poitrine duquel était fixée une épaisse chaîne de montre, et qui portait une veste ancienne* »

Dans Maigret à l'école, un médecin est aussi cité, il cache un diagnostic, il est corrompu.

Maigret va à l'école est publié en 1954 aux Presses de la Cité.

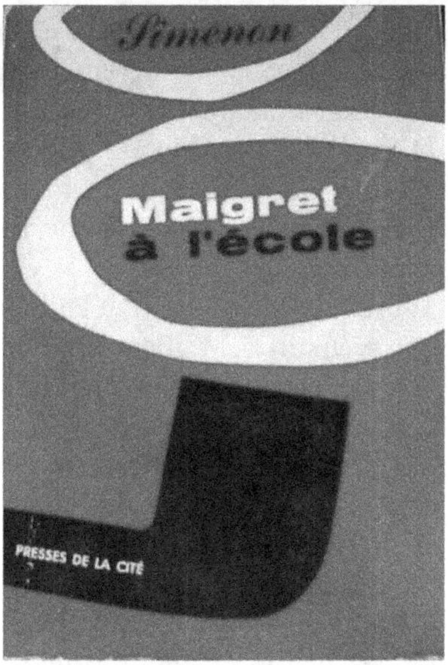

Photographie collection Jacques Jaume ©

La rédaction du manuscrit se fait à « Shadow Rock Farm », Lakeville, Connecticut, U.S.A., du 1er au 8 décembre 1953. Le manuscrit est conservé dans une collection privée. Il existe une publication d'une préoriginale, en feuilleton dans l'hebdomadaire *Le Moustique*, n°s 1464-1469 du 14 février au 21 mars 1954 (soit 6 livraisons) ; illustrations de Gérald Forton. L'édition originale est achevée d'imprimer le 13 mars 1954 à Paris, Presses de la Cité ; 17,5 x 11,5 cm, 224 pages ; couverture en carton léger, illustration photo (Andrénie) sur fond noir le nom de « Maigret » est imprimé en couleurs. Il existe des traductions, en allemand : *Maigret und die schrecklichen Kinder*, en anglais en 1960 : *Maigret Goes to School* (première édition américaine), en 1957 : *Maigret Goes to School* (première édition anglaise), en italien en 1956 : *Maigret ha un dubbio*. On trouve aussi : *Maigret a scuola*.

Les adaptations pour la télévision sont : sous le titre *The Liars*, téléfilm anglais de Rudolph Cartier, avec un scénario de Vincent Tilsley. Avec : Rupert Davies (Maigret), Ewen Solan, Helen Shingler, Neville Jason, Victor Lucas, Joseph Furst, Rita Webb, Patrick Newell, Victor Platt... Première diffusion : BBC TV (Grande-Bretagne), le 18 décembre 1961.

Maigret à l'école, téléfilm français de Claude Barma. Adaptation et dialogues : Jacques Rémy et Claude Barma. Avec : Jean Richard (Maigret), Claudine Berg, Emile Coryn, Renée Grades, Janine Darcey, Frank Dubreuil, Jacques Échantillon, Claude Evrard, Anna Gaylor, Paul Le Person... Première diffusion : TV 1 (France), le 13 février 1971. (Série des téléfilms Maigret/Jean Richard ; 13).

Sous le titre *Maigret Goes To School*, téléfilm anglais de James Cellan Jones avec un scénario de William Humble. Avec : Michael Gambon dans le rôle de Maigret. Première diffusion le 23 février 1992.

Maigret à l'école, téléfilm français d'Yves de Chalonge. Adaptation et dialogues : Pierre Granier-Deferre et Michel Grisolia. Avec : Bruno Crémer (Maigret), Carole Richet, Stéphane Jobert, Philippe Duquesne, Jean-Claude Lecas, Thierry Levaret, Ilroy Plowright, Vivien Picouleau, Jean-Claude Dreyfuss... Première diffusion en janvier 2002. (Série des téléfilms Maigret/Bruno Crémer ; 40).

Dans cet opus, Maigret enquête à titre officieux, en coopérant avec un lieutenant de gendarmerie, dans un village de Charente-Maritime, Saint-André-sur-Mer inspiré de Marsilly, où Simenon a souvent séjourné. Un petit village au nord-ouest de La Rochelle où l'on est facilement hostile à l'étranger.

On ne compte plus les romans de Georges Simenon qui ont pour cadre des villes de province, qui remarquons-le se trouve souvent situées sur la côte atlantique.

Ainsi, commence le roman :

« Il y a des images qu'on enregistre inconsciemment, avec la minutie d'un appareil photographique, et il arrive que, plus tard, quand on les retrouve dans sa mémoire, on se creuse la tête pour savoir où on les a vues. Maigret ne se rendait plus compte, après tant d'années, qu'en arrivant, toujours un peu essoufflé, au sommet de l'escalier dur et poussiéreux de la P. J. il marquait un léger temps d'arrêt et que, machinalement, son regard allait vers la cage

vitrée qui servait de salle d'attente et que certains appelaient l'aquarium, d'autres le Purgatoire. Peut-être en faisaient-ils tous autant et était-ce devenu une sorte de tic professionnel ? Même quand, comme ce matin-là, un soleil clair et léger, qui avait la gaieté du muguet, brillait sur Paris et faisait briller les pots roses des cheminées sur les toits, une lampe restait allumée toute la journée dans le Purgatoire, qui n'avait pas de fenêtre et ne recevait le jour que de l'immense corridor. »

Et Simenon continu : *« Certaines fois, dans les fauteuils et sur les chaises recouvertes de velours vert, on apercevait des personnages plus ou moins patibulaires, de vieux clients qu'un inspecteur avait ramassés pendant la nuit et qui attendaient d'être questionnés, ou encore des indicateurs, des témoins convoqués la veille et qui levaient la tête d'un air morne chaque fois que quelqu'un passait.*

Pour quelque raison mystérieuse, c'était là qu'étaient pendus les deux cadres noirs à filet doré contenant les photographies des policiers tués en service commandé.

D'autres personnes défilaient dans le Purgatoire, des hommes, des femmes, appartenant à ce qu'on appelle le monde, et ceux-là restaient d'abord debout comme si on allait les appeler d'une minute à l'autre, comme s'ils n'étaient ici que pour une visite sans importance. Après un temps plus ou moins long, on les voyait s'approcher d'une chaise sur laquelle ils finissaient par s'asseoir et il n'était pas rare de les y retrouver trois heures plus tard tassées sur eux-mêmes, le regard morne, ayant perdu tout sang de leur prépondérance sociale.

Il n'y avait qu'un homme, ce matin-là, dans le Purgatoire, et Maigret remarqua qu'il appartenait au type qu'on désigne communément sous le nom de "tête de rat". Il était plutôt maigre. Son front fuyant, dégarni, était couronné d'une mousse de cheveux roussâtres. Il devait avoir les yeux bleus ou violets et son nez paraissait s'élancer d'autant plus en avant que le menton était fuyant.

Partout, dès l'école, on rencontre des individus de cette catégorie-là et, Dieu sait pourquoi, on a tendance à ne pas les prendre au sérieux.

Maigret eut l'impression d'y faire si peu attention que si, au moment où il poussait la porte de son bureau, on lui avait demandé qui se trouvait dans la salle d'attente, il n'aurait peut-être pas su que répondre. Il était neuf heures moins cinq. La fenêtre était large ouverte et une buée légère, d'un bleu mêlé d'or, montait de la Seine. Pour la première fois de l'année, il avait mis son pardessus de demi-saison, mais l'air était encore frais, un air qu'on avait envie de boire comme un petit vin blanc et qui vous tendait la peau du visage.

Tout en retirant son chapeau, il jeta un coup d'œil à la carte de visite posée en évidence sur son sous-main. L'encre en était pâle. Joseph Gastin, instituteur. Puis, dans un coin droit, en lettres plus petites qui l'obligèrent à se pencher, Saint-André-sur-Mer.

Il ne fit aucun rapport entre cette carte et l'homme à la tête de rat, se demanda seulement où il avait entendu parler de Saint-André-sur-Mer. La sonnerie, dans le couloir, annonçait le rapport. Il se débarrassa de son pardessus, prit un dossier qu'il avait préparé la veille, et, comme il le faisait depuis tant d'années, se dirigea vers le bureau du chef. En chemin, il rencontra d'autres commissaires et tous avaient dans les yeux la même humeur qu'il avait vue aux passants dans la rue. » (…)

« En rentrant dans son bureau, il trouva Lucas qui l'attendait, le chapeau déjà sur la tête, car il devait l'accompagner rue de Rivoli.

— Nous y allons à pied ?

C'était tout près. Maigret ne pensa plus à la carte de visite. En passant devant le Purgatoire, il revit la tête de rat, ainsi que deux ou trois autres clients, dont un tenancier de boîte de nuit qu'il reconnut et qui était là au sujet de la fille du sénateur.

Ils gagnèrent le Pont-Neuf, tous les deux, Maigret faisant de grands pas, Lucas, avec ses petites jambes, obligé d'en faire beaucoup plus pour se maintenir à sa hauteur. Ils auraient été incapables, par la suite, de dire de quoi ils avaient parlé. Peut-être s'étaient-ils contentés de regarder autour d'eux. Rue de Rivoli, l'air était chargé d'une forte odeur de légumes et de fruits et des camions emportaient des cageots et des paniers.

Ils entrèrent à la banque, écoutèrent les explications du sous-directeur, firent le tour des locaux en observant du coin de l'œil l'employé soupçonné.

Faute de preuves, on allait lui tendre un piège. Ils en discutèrent les détails, se serrèrent la main. Maigret et Lucas se retrouvèrent dehors et l'air était si doux que tous les deux gardèrent leur pardessus sur le bras, ce qui leur donnait comme une bouffée de vacances.

Place Dauphine, ils s'arrêtèrent d'un commun accord.

— On en prend un sur le pouce ?

Ce n'était pas l'heure de l'apéritif, mais ils avaient tous les deux l'impression que le goût du pernod s'harmoniserait à merveille avec l'atmosphère de printemps et ils poussèrent la porte de la Brasserie Dauphine.

— Deux pernods, en vitesse !

— Tu connais Saint-André-sur-Mer, toi ?

— Il me semble que c'est quelque part dans les Charentes.

Cela rappela à Maigret la plage de Fouras, dans le soleil, des huîtres qu'il avait mangées, à cette heure-ci, vers dix heures et demie du matin, à la terrasse d'un petit bistro, arrosées d'une bouteille de vin blanc du pays dans le fond de laquelle il y avait un peu de sable.

— Tu crois que l'employé triche ?

— Le sous-directeur en paraît convaincu.

— Il a l'air d'un pauvre type.

— Nous le saurons dans deux ou trois jours.

Ils suivirent le quai des Orfèvres, montèrent le grand escalier et, une fois de plus, Maigret marqua un temps d'arrêt. Tête de rat était toujours là, penché en avant, ses mains longues et osseuses jointes sur ses genoux. Il leva les yeux vers le commissaire et celui-ci eut l'impression qu'il lui adressait un regard de reproche.

Dans son bureau, il retrouva la carte de visite où il l'avait laissée, sonna le garçon.

— Il est toujours là ?

— Depuis huit heures du matin. Il est arrivé avant moi. Il insiste pour vous parler personnellement.

Des tas de gens, surtout des fous et des demi-fous, demandaient à parler personnellement au directeur ou à Maigret dont le nom leur était devenu familier par les journaux. Ceux-là refusaient d'être reçus par un inspecteur et certains attendaient la journée entière, revenaient le lendemain, se levant avec espoir chaque fois qu'ils voyaient passer le commissaire pour se rasseoir et attendre à nouveau.

— Fais-le entre. Il s'assit, bourra deux ou trois pipes, fit signe à l'homme qu'on introduisait de s'asseoir en face de lui. La carte de visite à la main, il questionna :

— C'est vous ?

En le regardant de près, il se rendait compte que l'homme n'avait probablement pas dormi, car il avait le teint gris, les paupières rougeâtres, les prunelles trop brillantes. Il croisait les mains comme dans la salle d'attente, faisait craquer ses doigts à force de les serrer.

Au lieu de répondre à la question, il murmura en jetant au commissaire un regard à la fois anxieux et résigné :

— Vous êtes au courant ?

— Au courant de quoi ?

Il parut surpris, confus, peut-être désillusionné.

— Je croyais qu'on savait déjà. J'ai quitté Saint-André hier soir et un reporter était arrivé. J'ai pris le train de nuit. Je suis venu tout de suite ici.

— Pourquoi ?

Il avait l'air intelligent, mais était évidemment très troublé, ne savait pas par quel bout commencer son histoire. Maigret l'impressionnait. On devinait qu'il connaissait sa réputation de longue date et que, comme beaucoup, il n'était pas loin de voir en lui une sorte de Dieu-le-Père.

De loin, cela lui avait paru facile. Maintenant, c'était un homme en chair et en os qu'il avait devant lui, fumant sa pipe à petites bouffées en le regardant avec de gros yeux presque indifférents.

Était-ce l'image qu'il s'était faite de lui ? Ne commençait-il pas à regretter son voyage ?

— Ils doivent se dire que je me suis enfui, prononça-t-il nerveusement, avec un sourire amer. Si j'étais coupable, comme ils en sont persuadés, et si j'avais eu l'intention de fuir, je ne serais pas ici, n'est-ce pas ?

— Il m'est difficile de répondre à cette question avant d'en savoir davantage, murmura Maigret. De quoi vous accuse-t-on ?

— D'avoir tué Léonie Birard.

— Qui vous accuse ?

— Tout le village, plus ou moins ouvertement. Le lieutenant de gendarmerie n'a pas osé m'arrêter. Il m'a avoué franchement qu'il manquait de preuves, mais m'a prié de ne pas m'éloigner.

— Vous êtes parti quand même ?

— Oui.

— Pourquoi ?

Le visiteur, trop tendu pour rester longtemps assis, se leva d'une détente en balbutiant :

— Vous permettez ?

Il ne savait où se mettre ni comment se tenir.

— Il m'arrive de me demander où j'en suis.

Il tira un mouchoir douteux de sa poche, s'en essuya le front. Le mouchoir devait encore sentir le train, sa sueur aussi.

— Vous avez pris un petit déjeuner ?

— Non. J'avais hâte d'arriver ici. Je ne voulais surtout pas qu'on m'arrête avant, vous comprenez ?

Comment Maigret aurait-il pu comprendre ?

— Pourquoi, exactement, êtes-vous venu me voir ?

— Parce que j'ai confiance en vous. Je sais que, si vous le voulez, vous découvrirez la vérité.

— Quand cette dame... comment l'appelez-vous encore ? ...

— Léonie Birard. C'est notre ancienne postière.

— Quand est-elle morte ?

— Elle a été tuée mardi matin. Avant-hier. Un peu après dix heures du matin.

— On vous accuse du crime ?

— Vous êtes né à la campagne, je l'ai lu dans un magazine. Vous y avez passé la plus grande partie de votre jeunesse. Vous savez donc comment cela se passe dans un petit bourg. Saint-André ne compte que trois cent vingt habitants.

— Un instant. Le crime dont vous parlez a été commis dans les Charentes ?

— Oui. À une quinzaine de kilomètres au nord-ouest de La Rochelle, pas loin de la pointe de l'Aiguillon. Vous connaissez ?

— Un peu. Mais il se fait que j'appartiens à la Police judiciaire de Paris et n'ai aucune juridiction sur les Charentes.

— J'y ai pensé.

— Dans ce cas... L'homme portait son meilleur complet, qui était fripé ; sa chemise était usée au col. Debout au milieu du bureau, il avait baissé la tête et fixait le tapis.

— Évidemment... soupira-t-il.

— Que voulez-vous dire ?

— J'ai eu tort. Je ne sais plus. Cela m'avait paru tout naturel.

— Quoi ?

— De venir me mettre sous votre protection.

— Sous ma protection ? répéta Maigret, surpris.

Gastin se décida à le regarder, avec l'air d'un homme qui se demande où il en est.

— Là-bas, même si on ne m'arrête pas, je risque qu'ils me fassent un mauvais parti.

— Ils ne vous aiment pas ?

— Non.

— Pourquoi ?

— D'abord, parce que je suis l'instituteur et le secrétaire de la mairie.

— Je ne comprends pas.

— Vous avez quitté la campagne depuis longtemps. Ils ont tous de l'argent. Ce sont des fermiers ou des bouchoteurs. Vous connaissez les bouchots ?

— Les élevages de moules, le long de la côte ?

— Oui. Nous sommes en plein dans le pays des bouchots et des parcs à huîtres. Tout le monde en possède au moins un bout. Cela rapporte gros. Ils sont riches. Presque tous ont une auto ou une camionnette. Or, savez-vous combien d'entre eux paient l'impôt sur le revenu ?

— Pas beaucoup, sans doute ?

— Aucun ! Dans le village, il n'y a que le docteur et moi à payer l'impôt. Bien entendu, c'est moi qu'ils traitent de fainéant. Ils se figurent que ce sont eux qui me paient. Quand je proteste parce que des enfants manquent l'école, ils me répondent de me mêler de ce qui me regarde. Et quand j'ai exigé que mes élèves me saluent dans la rue, ils se sont imaginé que je me prenais pour le préfet.

— Racontez-moi l'affaire Léonie Birard.

— Vous voulez bien ?

Son regard, sous le coup de l'espoir, reprenait une certaine fermeté. Il s'obligeait à s'asseoir, s'efforçait de parler posément, sans pouvoir empêcher sa voix de trembler d'émotion mal contenue.

— Il faudrait que vous connaissiez la topographie du village. D'ici, c'est difficile à expliquer. Comme presque partout, l'école se trouve derrière la mairie. C'est là que j'habite aussi, de l'autre côté de la cour, et je dispose d'un bout de potager. Avant-hier, mardi, il faisait à peu près le même temps qu'aujourd'hui, une vraie journée de printemps, et c'était la morte-eau.

— Cela a son importance ?

— À la morte-eau, c'est-à-dire à l'époque où les marées sont de faible amplitude, on ne va ni aux moules ni aux huîtres. Vous comprenez ?

— Oui.

— Au-delà de la cour de l'école se trouvent des jardins et le derrière de plusieurs maisons, entre autres la maison de Léonie Birard.

— C'était une femme de quel âge ?

— Soixante-six ans. Comme secrétaire de mairie, je connais l'âge exact de chacun.

— Évidemment.

— Il y a huit ans qu'elle a pris sa retraite et elle est devenue à peu près impotente. Elle ne sort plus de chez elle, où elle marche avec une canne. C'est une méchante femme.

— En quoi est-elle méchante ?

— Elle hait le monde entier.

— Pourquoi ?

— Je l'ignore. Elle n'a jamais été mariée. Elle avait une nièce qui a longtemps vécu avec elle et qui a épousé Julien, le ferblantier, qui est en même temps le garde champêtre.

Un autre jour, ces histoires auraient peut-être ennuyé Maigret. Ce matin-là, avec le soleil qui entrait par sa fenêtre et apportait des tiédeurs de printemps, avec sa pipe qui avait un goût nouveau, il écoutait, un vague sourire aux lèvres, les mots qui lui rappelaient un autre village, où il y avait aussi des drames entre la postière, l'instituteur, le garde champêtre.

— Les deux femmes ne se voient plus, car Léonie ne voulait pas que sa nièce se marie. Elle ne voit pas le docteur Bresselles non plus, qu'elle accuse d'avoir tenté de l'empoisonner avec ses drogues.

— Il a tenté de l'empoisonner ?

— Bien sûr que non ! C'est pour vous montrer le genre de femme qu'elle est, ou plutôt qu'elle était. Au temps où elle était receveuse des Postes, elle écoutait les communications téléphoniques, lisait les cartes postales, de sorte qu'elle était au courant des secrets de chacun. Cela ne lui a pas été difficile d'exciter les gens les uns contre les autres. La plupart des brouilles entre les familles ou les voisins sont nées à cause d'elle.

— De sorte qu'on ne l'aimait pas.

— Certainement pas.

— Dans ce cas...

Maigret semblait dire que cela devenait tout simple, que, du moment qu'une femme détestée par tout le monde était morte, chacun n'avait plus qu'à se réjouir.

— Seulement, ils ne m'aiment pas non plus.

— À cause de ce que vous m'avez dit ?

— De cela et du reste. Je ne suis pas du pays. Je suis né à Paris, rue Caulaincourt, dans le XVIIIe arrondissement, et ma femme est de la rue Lamarck.

— Votre femme habite avec vous Saint-André ?

— Nous vivons ensemble, avec notre fils, qui a treize ans.

— Il fréquente votre école ?

— Il n'en existe pas d'autres.

— Ses camarades lui en veulent d'être le fils de l'instituteur ? »

Maigret connaissait ça aussi. Cela lui revenait de sa propre enfance. Les fils de métayers lui en voulaient, à lui, d'être le fils du régisseur qui réclamait des comptes à leur père.

« — Je ne le favorise pas, je vous jure. Je le soupçonne même de le faire exprès d'être moins bon élève qu'il pourrait être. Il s'était calmé petit à petit. On ne sentait plus la même peur dans ses yeux. Ce n'était pas un fou qui inventait une histoire pour se rendre intéressant.

— Léonie Birard m'avait choisi comme bête noire. »

À Saint-André-sur-Mer, Léonie Birard, soixante-six ans, receveuse des Postes à la retraite, a été mortellement touchée par une balle de carabine de calibre 22, arme surtout utilisée par les gamins du village pour tirer les moineaux. Léonie était la bête noire du village, détestée de tous les habitants. Elle était la vieille commère du village, ancienne receveuse des Postes peu regardante sur le secret que demande sa profession. Elle menaçait et couvrait journellement d'injures les villageois. L'ensemble de la population avait une bonne raison de la tuer, mais on préfère accuser l'étranger : Joseph Gastin, trente-cinq ans, instituteur et parisien, enseignant à Saint-André-sur-Mer.

L'atmosphère est pesante : tous les habitants se connaissent, sont plus ou moins parents et se méfient des étrangers, surtout quand ils n'entrent pas dans leurs jeux ou dans leurs intérêts. Alors, quitte à désigner un coupable, autant que ce soit « celui qui n'est pas d'ici ».

Sur le témoignage d'un de ses élèves, l'instituteur, Joseph Gastin est soupçonné. Il s'enfuit à Paris pour demander la protection de Maigret et le commissaire comme il le fait très souvent, à l'encontre des obligations des fonctionnaires, décide de son propre chef de prendre quelques jours de congé et raccompagne l'instituteur chez lui :

« *Vous êtes né à la campagne, je l'ai lu dans un magazine. Vous y avez passé la plus grande partie de votre jeunesse. Vous savez donc comme cela se passe dans un petit bourg. Saint-André ne compte que trois cent vingt habitants.* »

À peine arrivée à La Rochelle, la police procède à son arrestation pour sa propre sécurité.

Maigret se rend donc seul à Saint-André où il n'est pas accueilli comme il l'aurait souhaité. Si Joseph Gastin n'a jamais été adopté par les gens du village, c'est qu'il est parisien et qu'il vient de Courbevoie où sa femme, Germaine, trente-quatre ans, a eu une liaison que personne n'ignore. Ils ont un fils, nommé Jean-Paul qui a dix ans.

Lorsque Léonie a été tuée, elle se trouvait devant la maison de Joseph, proche de l'école qu'il venait de quitter pour se rendre à la mairie, où il est le secrétaire. Le village entier réplique à la présence du commissaire par une loi du silence implacable. Les adultes refusent de parler, alors Maigret passe par les enfants, seuls témoins de l'événement : Jean-Paul Gastin, seul parce qu'il est le fils du maître d'école ; le fils du ferblantier, Marcel Sellier élève sérieux, qui va se confesser chaque fois qu'il a dit un mensonge et le fils du boucher, Joseph, immobilisé dans sa chambre par une fracture. Marcel Sellier affirme avoir vu l'instituteur sortir de sa cabane à outils à l'heure du crime et c'est à l'intérieur de celle-ci qu'il range sa carabine. Dans cette sombre ambiance comme souvent avec Simenon, il remonte chez Maigret des souvenirs de sa propre enfance dans un village semblable à Saint-André-sur-Mer, où le fils du régisseur des Saint-Fiacre était mal vu des enfants des métayers : « *C'était à croire que les habitants des villages de France sont interchangeables.* ». C'est en fait Simenon qui se projette à Marsilly, où il a demeuré. Les démons des souvenirs de Maigret sont en fait ceux de Simenon, de l'enfance de Simenon, car ne l'oublions pas Maigret est Simenon.

Jean-Paul Gastin dément les paroles de Marcel Sellier et dit que celui-ci ment pour couvrir, Joseph Rateau, le fils du boucher, qui est immobilisé, sa jambe plâtrée, depuis qu'il a été renversé par une moto et qui ne quitte pas sa chambre à cause de cet accident et qui, depuis son lit, tire à la carabine. Joseph Rateau s'accuse, mais Maigret n'est pas dupe. Il comprend que l'enfant cherche à protéger son père et de plus Maigret découvre que son plâtre aurait dû être ôté depuis longtemps.

Maigret découvre que le médecin cache la guérison de Joseph, afin que ses parents puissent toucher une forte indemnité de la part de l'assurance. Léonie Birard, ayant compris le stratagème de Marcellin Rateau, le boucher qui a sombré dans l'alcool et la maladie, menaçait de révéler la vérité. Irrité par les menaces de Léonie, Marcellin Rateau a épaulé sa carabine et tiré au hasard dans la direction de la vieille femme et c'est ainsi que la balle l'a atteinte à l'œil et qu'elle est morte sur le coup.

Maigret voulant échapper aux souvenirs de son enfance perdue, une fois l'affaire résolue, une investigation à huis clos dans un environnement hostile, fuit Saint-André et son atmosphère asphyxiante pour retrouver Paris et sa vie d'adulte.

Dans *Maigret va à l'école,* le médecin évoqué, le Docteur Bresselles entretient des affaires louches et permet par sa position et le fait d'être médecin que le boulanger du village puisse toucher des indemnités d'assurance à la suite d'un accident de son fils.

Au chapitre 7, le Docteur Bresselles raconte à Maigret que le motocycliste impliqué dans l'accident de Joseph était un mytiliculteur élevé par ses tantes. Ce qui fait évoquer : Les *Demoiselles de Queue-de-vache* (publié en 1940 ou 1941 et paru dans *La rue aux trois poussins,* Presses de la Cité 1963), dans lequel on rencontre un mytiliculteur élevé par deux sœurs qui va se marier.

LE DOCTEUR MERTENS

Dans *La guinguette à deux sous*, du groupe du bar sur la Seine ou de la bande de La guinguette, qui « *pouvait avoir 30 ans. Il était maigre, chétif, et ses mouvements étaient délicats comme ceux d'une jeune fille anémique* ».

La Guinguette à deux sous est écrit en octobre 1931 dans une villa d'Ouistreham dans le Calvados et publié en décembre 1931. Il fait partie de la série des Maigret.

Le manuscrit a été détruit par l'auteur. Il existe des traductions : en allemand : *Maigret und die Groschenschenke*. On trouve aussi : *Maigret und die kleine Landkneipe*. En anglais : 1941 : *Guinguette by the Seine* (première édition américaine), 1940 : *Guinguette by the Seine* (première édition anglaise). On trouve aussi : *Maigret to the Rescue*, *À Spot by the Seine*, *Maigret and the Tavern by the Seine* et *The Bar on the Seine*. En italien : 1932 : *L'osteria dei due soldi*. On trouve aussi : *La balera da due soldi.*

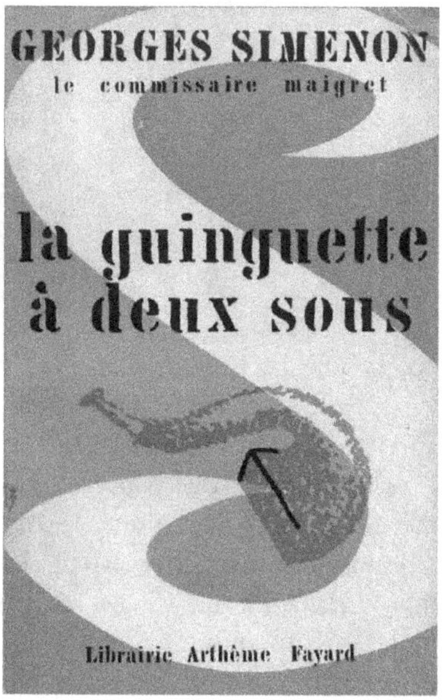

Photographie collection Jacques Jaume ©

Adaptations pour la télévision : Sous le titre The *Wedding Guest,* téléfilm anglais de Terence Williams. Scénario : Giles Cooper. Avec : Rupert Davies (Maigret), Ewen Solan, Helen Shingler, Neville Jason, Victor Lucas, John Slater, Philip Lathan, Katherine Blake, Peter Madden, Frank Williams... Première diffusion : BBC TV (Grande-Bretagne), le 15 octobre 1962.

La Guinguette à deux sous, téléfilm français de René Lucot. Adaptation et dialogues : Jacques Rémy et Claude Barma. Avec : Jean Richard (Maigret), Claude Brosset, Philippe Mercier, René Bériard, Valérie Bonnier, Claude Muroer, Robert Rondo, François Cadet, Jean-François Devaux... Première diffusion : Antenne 2 (France), le 11 octobre 1975.

LE DOCTEUR BLOCH

Simenon décrit des médecins toxicomanes et il en existe beaucoup, comme le Docteur Bloch dans *Maigret au Picratt's* qui se déroule à Montmartre.

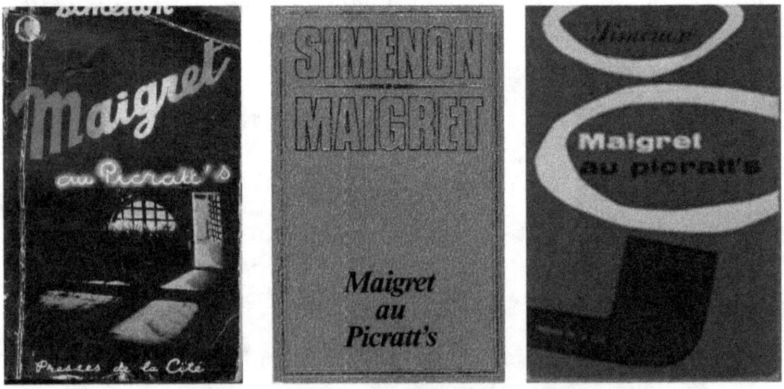

Photographies collection Jacques Jaume ©

Maigret au « Picratt's » est publié en avril 1951 aux Presses de la Cité. Il fait partie de la série des Maigret. Simenon a écrit ce roman du 30 novembre au 8 décembre 1950 dans sa grande propriété isolée, dénommée Shadow Rock Farm à Lakeville (Connecticut), États-Unis. « Picratt's » est un jeu de mots sur le terme d'argot « picrate » qui indique un vin rouge de mauvaise qualité.

Le roman est écrit directement à la machine et la dactylographie n'a pas été précédée d'un manuscrit autographe. Le tapuscrit est de 176 feuillets avec des corrections de l'auteur à l'encre noire et des corrections d'une autre main au crayon bleu ; signé et daté de : Lakeville, Connecticut, le 8 décembre 1950. Conservation : collection privée ; photocopie au Fonds Simenon (Liège, Belgique). L'édition originale est achevée d'imprimer en avril 1951 à Paris, Presses de la Cité ; 19 x 11,5 cm, 218 pages ; couverture en carton léger, illustration photo sur fond noir « Maigret » est imprimé en couleur.

Adaptations cinématographiques : Sous le titre *Maigret à Pigalle*, film franco-italien de Mario Landi. Adaptation : Sergio Amidei et Mario Landi. Dialogues : Georges et André Tabet. Avec : Gino Cervi (Maigret), Lila Kedrova, Raymond Pellegrin, Alfred Adam, Christian Barbier, Josée Greci, Daniel Ollier, Enzo Cerusico… Sortie le 21 juin 1967. Sous le titre *Maigret am Pigalle* et sous le titre *Maigret und der Würger von Monmartre*, version allemande du film de Mario Landi.

Adaptations pour la télévision : *Maigret au Picratt's* est un des romans de la série qui a connu le plus grand nombre d'adaptations à la télévision. Pas moins de sept : françaises (*Maigret au Picratt's* avec Jean Richard en 1985 ; *Maigret et les Plaisirs de la nuit* avec Bruno Cremer en 1992) ; anglaises (*Murder in Montmartre* avec Rupert Davies en 1960 ; *Maigret and the Night-Club Dancer* avec Michael Gambon en 1993 ; *Maigret in Montmartre* avec Rowan Atkinson en 2018) ; hollandaise (*Moord op Montmartre* avec Kees Brusse en 1964) ; japonaise (*Keishi to Monmarutoru no onna* avec Kinya Aikawa en 1978). À celles-ci, il faut ajouter *Le Commissaire Maigret à Pigalle*, un film italien avec Gino Cervi sorti en 1967.

Maigret au Picratt's, téléfilm français de Philippe Laik. Adaptation et dialogues : Jean-Louis Roncoroni. Avec : Jean Richard (Maigret), Pascale Pellegrin, Christophe Otzenberger, Gisèle Pascal, Philippe Lemaire, Béatrice Constantini, François Cadet, Jean-Pierre Maurin… Première diffusion : Antenne 2 (France), le 23 octobre 1985.

Sous le titre *Maigret et les plaisirs de la nuit*, téléfilm français de José Pinheiro. Scénario : Jacques Cortal et José Pinheiro. Avec : Bruno Crémer (Maigret), Jacqueline Danno, Jean-Louis Foulquier, Philippe Polet, Serge Beauvois, Mariana Golovine, Virginie

Robert, Valérie Vogt, Véronique Barrault, Yves Boonene, Eric Doye, Jean Claude Frissung, Alexis Nitzar… Première diffusion en 1991.

Sous le titre *Maigret and the Night-Club Dancer*, téléfilm anglais de John Strickland. Scénario : Douglas Livingstone. Avec : Michael Gambon (Maigret), Geoffrey Hutchings, Jack Galloway, James Larkin, Barbara Flynn, Minnie Driver, Sandor Korospatsky, Tony Doyle, Brenda Blethyn, Jill Freud, Michael Billington… Première diffusion : le 14 mars 1993.

Le Picratt's est un bar mythologique dans l'œuvre de Simenon : il apparaît, dans plusieurs romans et nouvelles publiés sous le patronyme de l'auteur. On le trouve dans quatre intrigues qui appartiennent aux romans populaires que Simenon a signés sous différents pseudonymes : *Aux vingt-huit négresses* (publié sous le pseudonyme de Gom Gut ; Paris, Éditions Prima, 1925), *La noce à Montmartre* (publié sous le pseudonyme de Gom Gut ; Paris, Éditions Prima, 1925), *Le feu s'éteint* (publié sous le pseudonyme de Georges Sim ; Paris, A. Fayard, 1927), *Miss Baby* (publié sous le pseudonyme de Georges Sim ; Paris, A. Fayard, 1928), *Victime de son fils* (publié sous le pseudonyme de Jacques Dersonne ; Paris, J. Ferenczi et Fils, 1931).

L'action de Maigret au Picratt's se passe essentiellement à Montmartre dans le quartier des cabarets et de petits hôtels où se mêle une foule de personnages du monde de la nuit autour de Fred Alfonsi, le patron du Picratt's, et de sa femme Rose.

Simenon nous place à Pigalle à quatre heures du matin. Anne-Marie Trochain, alias Arlette, strip-teaseuse au Picratt's, se rend au commissariat de police du quartier.

Au cabaret, elle a surpris une conversation où un dénommé Oscar prévoit le projet macabre de tuer une comtesse. Étant saoule, Arlette ne peut donner que des informations assez vagues à l'inspecteur chargé d'enregistrer sa déclaration. Mais celui-ci l'envoie à la P. J. où, en début de matinée, elle est reçue par le commissaire Maigret. En raison de son état et de l'imprécision de ses déclarations, Maigret classe l'affaire.

Arlette rentre chez elle et, vers dix heures trente, elle est étranglée dans sa chambre. Le lendemain, dans la matinée, on retrouve, dans son appartement de Montmartre, le corps mort de la comtesse Von Farnheim née Madeleine Lalande. Elle a été étranglée de la même manière qu'Arlette.

Maigret et ses inspecteurs s'installent au Picratt's comme s'il s'agissait de leur quartier général. L'objectif est d'établir le lien qui existe entre les deux victimes et l'assassin. Maigret pense que le médecin de la comtesse, le Docteur Bloch, d'une trentaine d'années, est accro à la morphine.

LE DOCTEUR STEINER

Les médecins peuvent même être parfois inamicaux envers Maigret comme le Docteur Steiner (qui a en fait un comportement tout à fait normal) dans *Maigret a des scrupules,* publié en 1958 aux Presses de la Cité, qui fait partie de la série des Maigret.

La rédaction de ce roman s'est déroulée du 9 au 15 décembre 1957. Il est daté de Noland, un pays imaginaire ; en réalité écrit dans le château d'Échandens dans le canton de Vaud en Suisse. Le roman est écrit directement à la machine et la dactylographie n'a pas été précédée d'un manuscrit autographe. Le tapuscrit sur papier japon surfin contient 161 feuillets. Il existe des corrections de l'auteur à l'encre noire ; signé et daté de : Noland, le 16 décembre 1957. Il est conservé dans le Fonds Simenon à Liège. L'enveloppe jaune, sur laquelle figurent les notes préparatoires de l'auteur, est intitulée « Les scrupules de Maigret » et, entre parenthèses, Maigret a des remords. Il y a eu une préoriginale en feuilleton dans le quotidien *Le Figaro*, n°s 4264-4285 du 23 mai au 17 juin 1958 (soit 22 livraisons). L'édition originale est achevée d'imprimer le 25 juin 1958 à Paris, Presses de la Cité ; 17 x 11,5 cm, 186 pages ; couverture illustrée en couleurs (pipe et ronds de fumée).

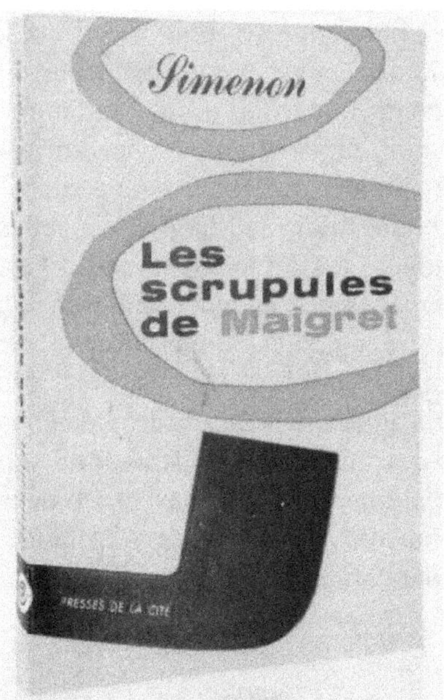

Photographie
collection Jacques Jaume ©

Le crime n'a en fait lieu qu'à la fin du sixième chapitre et le roman en comporte huit. Il n'est donc pas question de reconstituer un meurtre déjà commis, mais de deviner les comportements des personnages, leur psychologie, leurs éventuelles pathologies psychiatriques pour essayer de deviner qui commettra le meurtre et comment.

Dans cet ouvrage Simenon s'essaye à la psychiatrie et à ses diagnostics. La psychiatrie intéresse au plus haut point Simenon, présentant bien en lui certains troubles qu'il essaye de comprendre et d'atténuer. Il se sert comme beaucoup d'écrivains et d'écrivains médecins de l'écriture pour s'explorer et peut-être pour se soigner. Il s'agit, ici, avec ce roman, plus d'une démarche psychiatrique que d'une investigation purement policière. C'est pour cela que Simenon qui l'a certainement pratiqué, fait réaliser à Maigret des recherches en psychopathologie pour se renseigner sur les névroses, psychoses et autres psychopathies en étudiant des traités de psychologie et de psychiatrie qui ne lui apprendront que peu de choses, car rien bien évidemment rien ne vaut la pratique et dans le domaine de la psychiatrie en particulier l'enseignement d'un maître avec le malade.

Maigret reçoit Xavier Marton, passionné de trains électriques. Cette passion est devenue son métier : il est premier vendeur du rayon jouets aux grands Magasins du Louvre. Il accuse sa femme de vouloir l'empoisonner. En bon praticien et connaissant la déontologie médicale, le Docteur Steiner, psychiatre qui a soigné Xavier Marton, ne répond pas aux questions de Maigret ni à celles de son confrère Pardon au téléphone. En effet le secret médical est absolu et Steiner n'a rien à révéler à Maigret et encore moins à son confrère le Docteur Pardon. Le secret médical s'oppose même aux médecins, ce que beaucoup de médecins ignorent. Ce n'est pas parce que vous êtes médecin qu'un autre médecin a le droit de vous parler d'un de ses patients. Dans ce roman Maigret demande à son ami le Docteur Pardon des informations sur les troubles psychiques et sur un type de poison, le phosphure de zinc qui est un rodenticide, une substance active ou une préparation ayant la propriété de tuer des rongeurs.

Ce sont les aveux de Jenny, la sœur de Gisèle Marton qui éclaircissent la situation. Dans la tisane de sa sœur, qu'elle voulait tuer par amour pour Xavier, elle a mis une forte dose de phosphure, sans faire part de son projet à Xavier. Le deuxième empoisonnement s'est donc produit simultanément au premier. Car ce soir-là, c'est un double empoisonnement qui s'est produit. Comme c'est Xavier qui a bu la tasse de tisane qui était destinée à Gisèle, c'est lui que Jenny a empoisonné par accident.

LE DOCTEUR ALAIN VERNOUX DE COURÇON

Dans *Maigret a peur,* nous faisons la connaissance du Docteur Alain Vernoux de Courçon, neveu de Robert de Courçon, un aristocrate bizarre et excentrique qui vit aux crochets de son beau-frère Hubert Vernoux qui en épousant Isabelle de Courçon la sœur de Robert de Courçon, se fait appeler Vernoux de Courçon. Alain Vernoux est médecin, mais n'exerce pas. Il est passionné par les malades mentaux. Nous retrouvons encore l'intérêt très important de Simenon pour la psychiatrie.

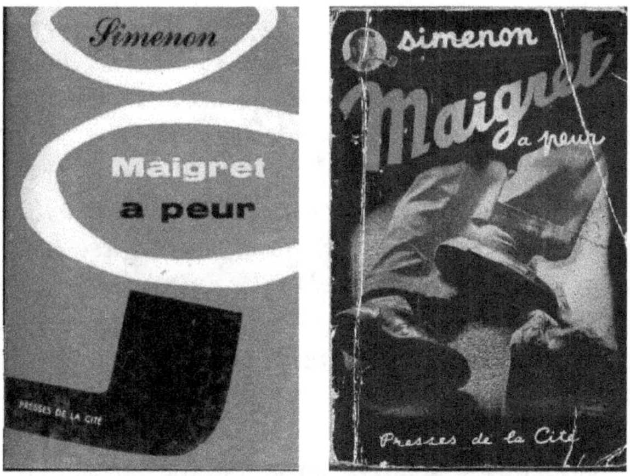

Photographies collection Jacques Jaume ©

Nous pouvons remarquer ici que dans les romans de Maigret, Simenon fait de la médecine, peu de chirurgie, mais surtout de la psychiatrie et de la psychologie.

À l'époque où sont écrits les Maigret la psychiatrie n'est pas une spécialité médicale individualisée. En effet les médecins qui s'occupent des maladies mentales sont alors des neuropsychiatres. Ils sont à la fois neurologues qui s'intéressent par exemple à l'épilepsie ou aux tumeurs cérébrales et psychiatres qui s'occupent des névroses et psychoses, mais aussi à des manifestations psychiatriques de certaines pathologies somatiques comme la syphilis.

Nous pouvons lire dans le *Dictionnaire médical de l'Académie de Médecine* – ancienne version 2020 :

« Syphilis, troubles psychiques : Ces manifestations ont très fortement régressé grâce à l'antibiothérapie et aux divers procédés de prévention.

Les réactions psychiques étaient déclenchées par le diagnostic de la maladie, les manifestations primaires ou secondaires, un accident de traitement, etc. Lors de l'invasion étaient décrites de fréquentes réactions dépressives avec risque de suicide ("neurasthénie des syphilitiques", A. Fournier). Des récidives psychiques étaient parfois observées en cas de nouvelle contamination.

Surtout peut-être chez des prédisposés, des états confusionnels ont été observés à la phase de syphilis secondaire, avec des formes cliniques diverses, pouvant atteindre un niveau stuporeux. Des aspects catatoniques l'ont été également.

Durant la phase tertiaire, il était traditionnel de distinguer les paralysies générales, résultant d'une atteinte parenchymateuse, et certaines psychoses évolutives, classiquement liées en majorité à des lésions vasculoméningées, d'apparence déficitaire, comportant des signes neurologiques précis (céphalées, signes oculo-pupillaires, atteinte de divers nerfs crâniens, etc.) : ces dernières considérées comme davantage accessibles aux traitements alors utilisés. »

On parle de la neurosyphilis pour désigner l'ensemble du tableau clinique neuropsychiatrique consécutif à une infection du système nerveux central par *Treponema pallidum*[47].

---

[47] Agent infectieux de la syphilis, une bactérie spirochète, appartenant à la famille des Spirochaetaceae, et au genre des Treponema, découverte par Fritz Schaudinn et Erich Hoffmann en 1905 à Berlin.

Classiquement, les deux manifestations historiques principales de la neurosyphilis, surviennent tardivement et étaient, car nous n'en rencontrons quasiment plus avec les antibiotiques, la benzathine pénicilline G « retard » : la paralysie générale, avec un tableau clinique de méningo-encéphalite lentement progressive évoluant vers la démence et le tabès, une atteinte de la moelle épinière qui se manifeste comme une ataxie, une incoordination locomotrice accompagnée de douleurs invalidantes.

La création d'un Certificat d'Études Spécialisées (CES) de neuropsychiatrie a été décidée en 1949. En 1968, à la suite des travaux d'Henri Ey,[48] il a été proposé en France de scinder la neuropsychiatrie en deux CES distincts, un de neurologie et un de psychiatrie. Cette décision gouvernementale fut prise suite aux événements sociaux, et aux manifestations de mai 1968, qui ont conduit à de nombreuses réformes. Après 1968, les neuro-psychiatres ayant le CES de neuropsychiatrie ont continué à pratiquer les deux spécialités et les nouveaux diplômés devinrent ou neurologue ou psychiatre. Les certificats d'études spécialisées ont été supprimés, pour les médecins formés dans le cadre de la loi n° 82-1098 du 23 décembre 1982 relative aux études médicales et pharmaceutiques.

Beaucoup d'auteurs qui ont abordé l'intérêt de Simenon pour la psychiatre semblent ne pas le savoir.

Nous devons aussi différencier psychologie et psychiatrie. La psychiatrie est une spécialité de médecins qui soignent par chimiothérapie, institutionnalisation, psychothérapie…

La psychologie, elle, est l'étude scientifique des phénomènes de l'esprit, au sens le plus large. C'est une discipline, que j'ai enseignée, comme d'ailleurs la psychiatrie, qui vise la connaissance des activités mentales et des comportements en fonction des conditions de l'environnement. Tous les psychologues ne sont pas des personnels soignants. Ce sont des professions dans des secteurs d'activité très variés dont l'exercice est subordonné à la possession d'un diplôme ou à une condition formelle de qualification. Les critères d'accès et les conditions d'exercice sont encadrés par des obligations réglementaires exigées par l'État. La profession de

---

[48] Neurologue et psychiatre français, médecin-chef de l'hôpital psychiatrique de Bonneval en Eure-et-Loir (1900-1977).

psychologue est réglementée et gérée par le ministère de l'Enseignement supérieur, de la Recherche et de l'Innovation. Le titulaire de diplômes permettant l'usage professionnel du titre de psychologue en France a obligation de s'inscrire au répertoire ADELI (Automatisation Des Listes) qui recense les professionnels de santé, à la Délégation territoriale départementale (DTD) du lieu d'exercice afin d'être enregistrés sur un fichier en qualité de psychologue, par spécialité. À la suite de cet enregistrement, il lui est délivré une attestation mentionnant, entre autres, son numéro d'enregistrement.[49]

L'historiographie n'a pas beaucoup étudié les origines de la psychologie universitaire française. L'état de distorsion intellectuelle de la discipline depuis son importante institutionnalisation à partir des années 1950 et l'absence d'un quelconque consensus sur les « pères fondateurs » de la psychologie française et même étrangère reconnue en France expliquent largement cet état de fait.

Je ne parle pas ici de la psychanalyse qui se veut n'être qu'une « théorie d'exploration psychique » et une « psychothérapie ».

À l'époque où écrit Simenon, la psychologie universitaire telle que nous la connaissons n'existe pas et ne s'individualise que la neuropsychiatrie et ses praticiens.

Laurent Demoulin nous précise[50] dans *Simenon, la psychiatrie et la psychanalyse :*

« Une discipline médicale suscite particulièrement la curiosité intellectuelle de Simenon et joue un rôle prépondérant dans ses romans : la psychiatrie, que l'écrivain associe alors à la psychanalyse, sans vraiment distinguer ces deux disciplines, qui furent certes connexes à l'origine (puisque Freud, l'inventeur de la psychanalyse, était psychiatre tout comme Jung ou Lacan). Mais, cette fois, le tableau est contrasté, tant dans les déclarations de l'écrivain, qui s'est volontiers contredit à ce sujet, que dans ses romans. Il s'agit à nouveau d'une question vaste et complexe, ayant déjà été étudiée, notamment par le psychologue Paul Mercier et

---

[49] Circulaire DHOS/DREES/2002/143 du 21 mars 2003 relative à l'enregistrement des diplômes de psychologues au niveau départemental.

[50] Du Fonds Simenon de l'Université de Liège, château de Colonster, allée des érables, B - 4000 Liège, Belgique, lors des Journées de Liège des 22 et 23 mai 2015

par le docteur Christian Neys dans la revue Traces[51]*. Simenon a déclaré notamment, une fois encore aux médecins de Médecine et Hygiène : "À l'âge de quatorze ans, j'ai pour ainsi dire inventé la psychanalyse, tout en ignorant à ce moment Freud qui n'était pas encore traduit en français", alors que deux ans plus tôt, en 1966, il affirmait à Thérèse de Saint-Phalle : "Je hais d'avance tout livre basé sur des ouvrages de psychanalyse. [...] Il faut avoir absorbé cet enseignement depuis longtemps pour qu'il ne laisse pas trop de traces". Quant aux romans, contentons-nous de mettre en opposition deux Maigret : Maigret tend un piège (1955) et Les Scrupules de Maigret (1958). Dans le premier, le commissaire rencontre un psychiatre, le docteur Tissot, lors d'un dîner chez son ami le docteur Pardon, et il lui demande son avis sur l'affaire qui l'occupe : un tueur en série assassine des femmes, sans les ne voler ni les violer, dans Paris la nuit. Tissot, qui cite Adler et Freud, se lance dans une hypothèse de type psychanalytique. Fort de celle-ci, Maigret prend le risque de tendre un piège à l'assassin, piège qui ne fonctionne qu'à moitié, mais qui lui permet d'appréhender enfin un suspect. Et c'est en prolongeant l'interprétation freudienne de Tissot (il est question du rapport à une mère castratrice) qu'il parvient à confondre le coupable. En revanche, dans Les Scrupules de Maigret, le commissaire est en contact avec un autre psychiatre, le docteur Steiner, qui lui inspire une franche répulsion. Il cherche en outre à s'instruire par la lecture, mais réagit négativement, comme le raconte Simenon : "À la fin, il se leva, en homme qui en a assez, jeta le bouquin sur la table et, ouvrant le buffet de la salle à manger, saisit le carafon de prunelle, en remplit un des petits verres à bord doré. C'était comme une protestation de bon sens contre tout ce fatras savant, une façon de se retrouver les deux pieds sur terre". Maigret oppose donc le bon sens à la psychanalyse et à la psychiatrie. Il est à noter que son rejet n'a rien en commun avec les critiques souvent adressées actuellement à la psychanalyse, de façon injuste et rapide, à mon humble avis. Simenon ne reproche nullement à la discipline inventée par Freud d'être une science humaine discutable ou un discours ésotérique*

[51] Mercier Paul - *Simenon et Freud*, Traces, n° 4, 1992, 59-96 et NEYS Christian - *Simenon et la psychanalyse : une rencontre manquée* ? Traces, n° 14, 2003, 281-294

replié sur lui-même. Les psychanalystes, pour Simenon comme pour Maigret, sont d'abord des médecins. La psychanalyse est donc paradoxalement mise en doute en raison de sa scientificité même : l'opposition n'a pas lieu ici entre les sciences dures et les sciences humaines, mais entre la science et le bon sens terrien. C'est donc, à travers psychiatrie et psychanalyse, toute la médecine qui est à certains moments suspectée de procéder à des élucubrations. Mais ces réticences sont passagères et ne font que rendre plus complexe, donc plus riche, plus intéressant et plus exaltant, l'épais dossier des relations entre Simenon et la médecine. »

La rédaction du manuscrit, *Maigret a peur*, se déroule à « Shadow Rock Farm », Lakeville dans le Connecticut, du 20 au 27 mars 1953. Nous n'avons pas plus de renseignements sur ce manuscrit. Il existe une publication d'une préoriginale en feuilleton dans le quotidien *Le Figaro*, n°s 2703-2735 du 19 mai au 6 juin 1953 (soit 33 livraisons) ; illustrations d'Elstir. L'édition originale est achevée d'imprimer : 3 juillet 1953 à Paris, Presses de la Cité ; 17,5 x 11,5 cm, 219 pages ; couverture en carton léger, illustration photo sur fond noir,« Maigret » est imprimé en couleurs.

Il existe des traductions en allemand : *Maigret hat Angst*, en anglais en 1961 : *Maigret Afraid* et avec le même titre en 1983 : *Maigret Afraid*, en italien en 1956 : *Maigret ha paura*.

Les adaptations pour la télévision sont : *Maigret a peur*, téléfilm français de Jean Kerchbron. Adaptation et dialogues : Jacques Rémy et Claude Barma. Avec : Jean Richard (Maigret), Jacques Castelot, Roger Van Hool, André Reybaz, Gill Moutier-Gam, Jacques Hansen, Serge Nadeau, Sandra Montaigu, Muse d'Albray… Première diffusion : Antenne 2 (France), le 20 mars 1976. (Série des téléfilms Maigret/Jean Richard ; 29). *Maigret a peur*, téléfilm franco-belge suisse de Claude Goretta. Scénario et dialogues : Claude Goretta. Avec : Bruno Crémer (Maigret), Jean-Paul Roussillon, Didier Flamand, Raymond Gérome, Maurice Aufair, Jean-Michel Noirey, Gilles Gaston-Dreyfus, Lara Guirao, Aladin Reibel, Yvette Merlin, Jane Savigny, Leyla Aubert, Françoise Courvoisier, Pierre Ruegg… Première diffusion en 1996. (Série des téléfilms Maigret/Bruno Crémer ; 23).

Dans *Maigret a peur, l*e commissaire Maigret revient de Bordeaux où il assistait à un congrès de la police. En rentrant vers Paris, il s'arrête à Fontenay-le-Comte en Vendée, pour rencontrer son ami et ancien condisciple, le juge d'instruction Julien Chabot, célibataire qui vit avec sa mère, une dame âgée. La visite de Maigret tombe à point nommé pour le magistrat, car en ville viennent d'être commis deux meurtres inexplicables qui ne peuvent être que l'œuvre d'un « fou ».

Robert de Courçon, qui vivait aux dépens de son beau-frère, un riche marchand de biens, Hubert Vernoux de Courçon, a été tué chez lui, frappé à la tête avec un objet contondant, un soir vers vingt-deux heures. Le lendemain, à la même heure, c'est une sage-femme, la veuve Gibon, qui est frappée à mort à son domicile. Un troisième meurtre est commis après l'arrivée de Maigret. Un ivrogne dénommé Gobillard est battu à mort, en pleine rue, vers vingt-deux heures. Les traces des coups assenés montrent que le meurtrier est le même pour les trois agressions, mais il n'existe aucun lien entre les victimes. Maigret suspecte une mise en scène et que deux des meurtres commis servent à brouiller les pistes et cacher le troisième.

Le corps de Gobillard a été trouvé par Alain Vernoux de Courçon, un médecin de trente-six ans, qui est le fils d'Hubert et le neveu de Robert, la première victime. Alain Vernoux de Courçon ne peut pas justifier sa présence sur le lieu du drame et tout le monde le désigne comme le suspect numéro un. Il est un médecin qui ne pratique pas et vit aux crochets de son père, comme le faisait son oncle. Il est marié, mais n'a pas d'enfants. Après avoir fait deux ans d'études à l'hôpital neuropsychiatrique Sainte-Anne, il se passionne pour l'étude des troubles mentaux. Alain a une maîtresse, Louise Sabatti, une jeune femme de vingt ans, qui n'a pas de condition et habite dans un quartier populaire de la ville. Il l'aime avec une jalousie intense, il est violent avec elle. La découverte de l'arme du crime, un morceau de tuyau provenant du domicile de Robert de Courçon affermit la culpabilité d'Alain.

Comme souvent dans ses enquêtes, ce qui est avouons-le totalement farfelu, mais Simenon se moque de la police et fait faire des diagnostics à Maigret en dehors de tout contexte purement policier, Maigret procède à titre officieux à un interrogatoire précis de Louise Sabatti, qui confirme la violence qui habite Alain.

Lorsque la police relâche la jeune femme, son amant la convainc de se suicider avec lui afin d'éviter le scandale. Maigret, qui a pressenti ce nouveau drame, intervient de justesse. Louise sera sauvée, mais pas Alain. Le suicide d'Alain est synonyme d'aveux. Maigret en fin limier et sémiologiste soupçonne Hubert Vernoux de Courçon de cacher quelque chose. Il s'est réfugié dans l'alcool, car il est ruiné et tous ceux que sa fortune faisait vivre vont l'abandonner.

Maigret, sans avoir résolu l'affaire, repart. Il est contacté quelques jours plus tard, par le juge Chabot qui lui écrit et lui donne l'issue de l'affaire. Après une tentative de suicide manquée, Hubert Vernoux de Courçon a avoué être l'auteur des trois meurtres. Le premier n'était pas prémédité. Hubert s'était disputé avec Robert, et de rage, il l'avait frappé avec le premier objet qui lui passait sous la main. Pour faire diversion, il a ensuite tué la veuve Gibon et Gobillard. Hubert Vernoux de Courçon sera interné, son cas relevant de la médecine à cause de son alcoolisme. Il finira ses jours dans un asile d'aliénés, car à l'époque il n'existait pas d'établissements psychiatriques tels que nous les connaissons aujourd'hui.

Alain Vernoux de Courçon le médecin pathétique, mais passionné par les troubles mentaux, s'est suicidé pour rien, car lui-même devait en être la proie. Ses recherches semblaient le soigner comme beaucoup de médecins le font par leurs études, leur pratique ou leur écriture et comme Simenon le fait lui aussi par son écriture si proche des médecins et de la médecine.

LE DOCTEUR LIORANT

Dans *Une confidence de Maigret* nous retrouvons le Docteur Liorant. L'action se déroule à Paris, à Auteuil, avenue Marceau, rue Caulaincourt et à Fontenay-le-Comte, à la fin des années 1950, Maigret enquête sur le meurtre barbare d'une femme qui a été poignardée et égorgée. Le suspect manifestement est son époux, qui a une liaison avec sa secrétaire. Mais Maigret s'interroge : est-il vraiment le coupable ?

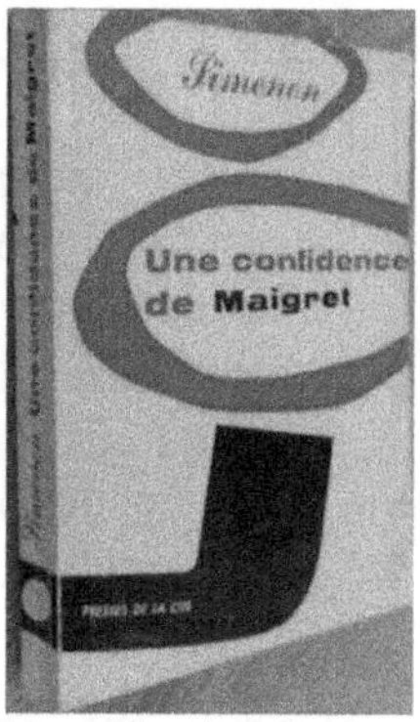

Photographie collection Jacques Jaume ©

En train de dîner chez les Pardon, ainsi qu'avec la fille et le gendre de ceux-ci, au moment des liqueurs, en fin de repas, Maigret fait une « confidence » au docteur Pardon. Doutant de la culpabilité d'un suspect, Maigret entreprend de raconter une affaire criminelle qui s'est déroulée quelques années auparavant, dans laquelle Adrien Josset a été reconnu coupable et exécuté pour le meurtre de sa femme, Christine Josset.

Interrogé par Maigret, Adrien Josset avait évoqué sa rencontre avec Christine Fontane-Josset quinze ans auparavant, leur mariage d'amour, sa nomination au poste de directeur de la société dont Christine était propriétaire puis la lente désintégration de leur amour. Christine était beaucoup plus riche qu'Adrien et avait structuré une entreprise pour lui. Il avait fini par avouer à Maigret avoir eu une liaison avec Annette Duché, sa secrétaire âgée de 20 ans et que Christine était au courant de cette liaison. Maigret n'avait eu qu'une seule occasion d'interroger Adrien avant que le juge d'instruction Coméliau, convaincu de la culpabilité d'Adrien, ne reprenne l'affaire. La veille au soir, vers 20 h, les deux amants Adrien Josset et Annette Duché avaient été surpris par le père d'Annette, Martin Duché. Épouvanté, Adrien Josset promettait à Martin Duché de divorcer de sa femme et d'épouser sa fille Annette. Désespéré, il était allé de bar en bar avant de rentrer chez lui vers 22 h où il affirmait avoir trouvé sa femme dans sa chambre, poignardée à plusieurs reprises et avoir paniqué, pensant qu'il allait être accusé. Il avait alors quitté la maison, emportant avec lui le poignard qu'il pensait pouvoir l'impliquer, et qu'il aurait jeté d'un pont.

Il avait erré, beaucoup bu, et finalement changé d'avis et signalé le crime au commissariat local. En pleine nuit, vers 3 h, il s'était rendu hagard au premier commissariat de police. Tout au long de son audition, il avait affirmé à Maigret être innocent. Lorsque le père d'Annette revint dans sa ville, il fut confronté à un journaliste et se suicida en se tirant une balle dans la tête, ce qui attira encore davantage l'opinion publique contre Josset. Maigret avait rencontré le Docteur Liorant, de la rue Rabelais, à Fontenay-le-Comte, mais ce dernier en bon praticien avait refusé de parler de Martin Duché le père d'Annette, chef de bureau à la sous-préfecture de Fontenay-le-Comte en Vendée, de son rôle dans l'enquête. On apprenait aussi qu'Annette avait eu recours aux services d'une avorteuse pour faire cesser le début d'une grossesse. Quelques mois plus tard, Adrien Josset était déclaré coupable devant la cour d'assises et condamné à mort. Le président de la République refusant sa grâce, il était guillotiné.

Quelques semaines après l'invitation des Maigret chez les Pardon, pendant laquelle Maigret avait raconté l'affaire Josset, ce sont les Maigret qui invitent les Pardon à leur domicile situé boulevard Richard-Lenoir. Madame Maigret a préparé un coq au vin. Maigret raconte la fin de l'affaire Josset.

Quelques années plus tard, Maigret apprit d'un vagabond placé en garde à vue qu'au Venezuela, un soir d'ivresse, un dénommé « Popaul » s'était vanté d'avoir été l'amant occasionnel de Christine Josset et de l'avoir assassiné, mais cela ne fut jamais confirmé. « *Popaul existe-il vraiment ? Je n'ai aucun moyen de le savoir* ».

LE DOCTEUR PAUL FABRE ET LE DOCTEUR LARUE

Ils interviennent dans *Maigret et les braves gens*. Francine Josselin, née de Lancieux, épouse de la victime, 51 ans, et sa fille Véronique Fabre, née Josselin vingt ans sont au théâtre. René Josselin, le père de famille, un homme d'affaires retraité, ancien directeur d'une cartonnerie

Un coup de téléphone appelle le gendre pédiatre, le Docteur Paul Fabre, au chevet d'un enfant malade. En fait, il ne trouvera pas de malade à l'adresse convenue, on a voulu l'éloigner de son beau-père. Lorsque les deux femmes rentrent du théâtre, elles trouvent René Josselin tué de deux balles de revolver, d'un automatique 6,35 appartenant à la victime. René Josselin était un homme apprécié, auquel on ne connaissait pas d'ennemi.

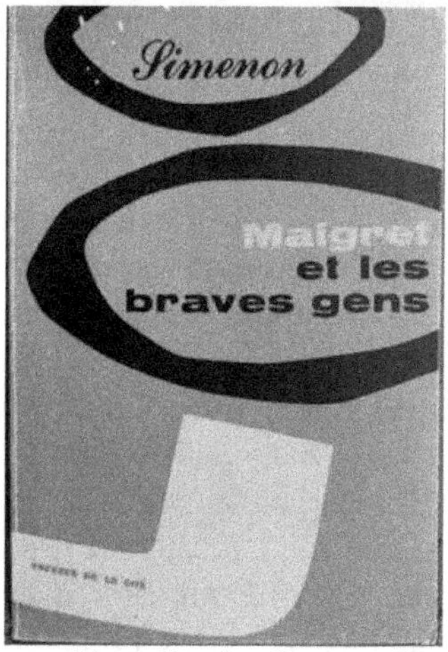

Photographie collection Jacques Jaume ©

On prend connaissance que Mme Francine Josselin était entre les mains du Docteur Larue, médecin de famille, ami du surintendant Saint-Hubert. Maigret est réveillé au milieu d'un mauvais rêve par Saint-Hubert qu'il connaissait depuis le début de sa carrière et qui avait à peu près le même âge. Ils s'appelaient par leur nom de famille, mais ne se tutoyaient pas. Saint-Hubert était grand et mince, roux, plutôt lent et formel, et soucieux de marquer des points. Il sortit à sa rencontre lorsque l'ascenseur s'arrêta au troisième étage. Il dit que les hommes du procureur n'étaient pas encore arrivés. Le Docteur Larue était un homme petit, potelé, large d'épaules, un homme qui ne perdrait jamais son sang-froid, sa dignité, ni sa douceur. Malgré ses quelque 50 ans, ses yeux bleus exprimaient encore l'innocence et la peur de faire mal.

La rédaction du roman a lieu à « Noland », pays imaginaire ; en réalité écrit dans le château d'Échandens dans le canton de Vaud en Suisse, du 5 au 11 septembre 1961. Le manuscrit est conservé dans une collection privée. Il y a eu une publication d'une préoriginale, réalisée en feuilleton dans le quotidien *Le Figaro*, n°s 5518-5541 du 31 mai au 27 juin 1962 (soit 23 livraisons). L'édition originale est achevée d'imprimer en avril 1962 à Paris, Presses de la Cité ; 17 x 11,5 cm, 190 pages ; couverture illustrée en couleurs (pipe et ronds de fumée). Il existe des traductions, en allemand : *Maigret und die braven Leute*, en anglais en 1975 : *Maigret and the Black Sheep* (première édition américaine) et en 1976 : *Maigret and the Black Sheep* (première édition anglaise), en italien en 1966 : *Maigret e la famiglia felice*.

Une adaptation pour la télévision : *Maigret et les braves gens*, téléfilm français de Jean-Jacques Goron, dont le scénario et les dialogues sont de Joëlle Goron. Avec : Jean Richard (Maigret), Anouk Ferjac, Alix de Konopka, Bernard Allouf, Annick Tanguy, Henri Courseaux, Armand Mestral, André Penvern, Jenny Clève, Germaine Delbat... Première diffusion : Antenne 2, le 14 août 1982. (Série des téléfilms Maigret/Jean Richard ; 55).

Dès le début de ses investigations, Maigret ressent deux directions possibles : soit l'auteur du meurtre est un proche de la famille ; soit la famille a deviné qui est le meurtrier, mais ne livre pas le nom du coupable. Tous les protagonistes possèdent un excellent alibi, et rien ne les prédisposait à vivre un tel drame, le Docteur Fabre est le plus fragile, mais rien ne laisse supposer qu'il puisse être l'assassin.

Maigret découvre une chambre de bonne au sixième étage de l'immeuble dans lequel habitent les Josselin, d'habitude inutilisée, toutefois quelqu'un vient d'y séjourner. La clé qui sert à ouvrir la porte de cette chambre se trouve habituellement pendue à un clou, dans la cuisine des Josselin. On peut conclure que le meurtrier connaît à la fois l'emplacement du revolver de René Josselin et celui de la clé. Il peut de la sorte passer la nuit dans une chambre de bonne, sans avoir à entrer ni à sortir entre 22 heures 15 et 23 heures de la rue Notre-Dame-des-Champs, dans le quartier du même nom à Paris, le laps de temps durant lequel Josselin a été tué.

Les investigations de Maigret, muni d'une photographie de René Josselin, lui font découvrir que René Josselin a été vu dernièrement en compagnie d'un homme d'une quarantaine d'années. On apprend aussi que René et Francine Josselin ont rencontré séparément ce même homme qui a été vu, pendant la journée précédant le crime.

On finit par savoir que cet inconnu n'est autre que le frère cadet de Francine Josselin née de Lancieux, Philippe de Lancieux. Il a vécu une enfance pénible dont il est resté affecté. Orphelin de mère et oublié, rejeté par un père alcoolique, mythomane, il a vécu une vie dissolue. Il extorquait de l'argent aux époux Josselin depuis le début de leur mariage, réclamant des sommes toujours plus importantes.

Philippe de Lancieux connaissant la maison a tué René Josselin, qui avait décidé de mettre fin à ses dons. Francine Josselin se sentant responsable des fautes de son frère qu'elle a quitté et abandonné pour se marier a voulu lui donner le temps de s'enfuir en gardant le silence à son sujet.

Malgré un mandat d'arrêt lançait par Maigret contre Philipe de Lancieux. Il ne sera retrouvé que six mois plus tard, transpercé de nombreux coups de couteau, assassiné, victime d'un règlement de comptes dans le milieu.

Le Docteur Paul Fabre, pédiatre, appelé au chevet d'un enfant malade n'est en rien un personnage actif dans cette affaire, mais Simenon souligne l'attention de ce médecin à s'occuper de ses petits patients en allant leur rendre visite où ils se trouvent malades comme les médecins le faisaient auparavant.

Il existe des médecins dans le corpus de Maigret qui jouent ce que l'on pourrait dénommer des « rôles utilitaires » à l'écriture de Simenon…

Ce sont le plus souvent des médecins appelés, quémandés pour les premières constatations de décès, leur intervention, souvent au début d'une enquête, consiste à examiner le corps de la victime, à présenter un diagnostic préliminaire des causes du décès et une heure approximative de celui-ci, avant l'arrivée d'un médecin légiste expérimenté et désigné qui procédera aux constations d'usage sur le lieu du meurtre, de l'endroit où se trouve le corps et qui pourra par la suite réaliser l'autopsie. Nous pouvons évoquer :

LE DOCTEUR MARTIN

Il vient constater le décès de Mlle Vague dans *Maigret hésite* : « *un petit homme tout rond... très énergique malgré son embonpoint* ».

La rédaction du tapuscrit est réalisée à Epalinges, une commune suisse du canton de Vaud, dans le district de Lausanne du 24 au 30 janvier 1968. Le roman est écrit directement à la machine et la dactylographie n'a pas été précédée d'un manuscrit autographe. Le tapuscrit est fait sur papier japon Butterfly et comprend 137 feuillets. Il existe des corrections de l'auteur à l'encre noire. Il est signé et daté de : Epalinges, le 30 janvier 1968. Il est conservé dans le Fonds Simenon à Liège. L'enveloppe jaune, sur laquelle figurent les notes préparatoires de l'auteur, est intitulée Maigret sur la pointe des pieds et Maigret marche sur des œufs. Le premier titre est barré au profit de Maigret hésite. Il n'y a pas eu de préoriginale. L'édition originale est achevée d'imprimer en 1968 à Paris, Presses de la Cité ; 21 x 14 cm, 250 pages en feuilles. Il existe une édition illustrée qui est achevé d'imprimer en janvier 1970 à Paris, Éditions G. P. (département des Presses de la Cité) ; 21 x 14,5 cm, 351 pages ; illustrations de Jean Retailleau ; couverture illustrée (sans titre ni nom d'auteur) ; reliure d'édition. Collection « Super », n° 159. Le volume réunit *Maigret et le fantôme* et *Maigret hésite*. Il existe des traductions, en allemand : Maigret zögert, en anglais en 1969 : *Maigret Hesitates* (première édition américaine) et en 1970 : *Maigret Hesitates* (première édition anglaise), en italien en 1968 : *Maigret esita*.

Adaptations pour la télévision : *Maigret hésite*, téléfilm français de Claude Boissol. Scénario et dialogues : Jacques Rémy et Claude Barma. Avec : Jean Richard (Maigret), Françoise Christophe, Robert Lombard, Monique Lejeune, René Erouk, Catherine Laborde, Jean Barney, André Falcon, François Cadet, Jean-François Devaux, Maurice Coussoneau… Première diffusion : Antenne 2, le 6 décembre 1975. Série des téléfilms Maigret/Jean Richard ; 28.

Maigret chez les riches, téléfilm français de Denys Granier Deferre. Scénario et dialogues : Pierre Granier-Deferre et Dominique Roulet. Avec : Bruno Crémer (Maigret), Alexandre Brasseur, Caroline Sihol, Michel Duchaussoy, Cécile Bois, Célia Granier-

Deferre, Jocelyn Quivrin, Wilfred Benache, Pascal Decolland, Stéphane Cottin, Blandine Lenoir, Colette Maire, Roland Farrugia, Jacques Brunet… Première diffusion sur France 2, en 2000. (Série des téléfilms Maigret/Bruno Crémer ; 33).

Le récit se déroule à Paris, avenue de Marigny, dans les années 1960, l'enquête se déroule du 4 au 6 mars. Une lettre anonyme avertit Maigret qu'un meurtre sera commis prochainement ; une recherche rapide conduit la police à la certitude que le papier provient du domicile de l'avocat Émile Parendon, un juriste célèbre spécialisé dans le droit maritime international. Ce dernier autorise le commissaire à enquêter chez lui dans son hôtel particulier de l'avenue Marigny à Paris. Le début du roman est consacré à une enquête préliminaire qui tente de cerner la personnalité des protagonistes, mais au centre de laquelle est posée, avant même que le meurtre ait lieu, la question de la responsabilité du criminel, ce qui avouons-le est curieux, mais qui semble amuser Simenon. Cette drôle d'enquête se déroule dans l'ambiance réservée et feutrée d'un appartement de la haute bourgeoisie qui sert de lieu à une investigation qui a pour thème le malentendu au sein d'un couple de personnes d'origine et d'éducation différentes. Le meurtre ne se produit que dans la deuxième moitié du roman.

L'avocat est petit et laid. Il est en fait repoussant, a contrario, il est prodigieusement et extrêmement intelligent et habile. Il est invincible et imbattable dans sa spécialisation et consacre ses loisirs à la question de la responsabilité des criminels et pour l'article 64 du Code pénal, auquel il se propose de donner une interprétation, c'est-à-dire définir les circonstances à partir desquelles un individu ne peut être tenu responsable de ses actes. Son épouse est beaucoup plus précieuse, elle voit en lui un homme conscient de sa disgrâce physique, renfermé en lui-même, incapable de vivre avec autrui et misanthrope. Elle le soupçonne d'avoir perdu tout contact avec la réalité et qu'il relève de la psychiatrie, notamment à cause de son obsession à traiter de ce fameux article 64 du Code pénal. Ici encore, Simenon obnubilé et obsédé par les psychopathologies nous plonge dans une ambiance où la « folie » est présente et pesante. L'épouse de Maître Parendon n'a plus de relations physiques avec lui depuis qu'elle l'a surpris, un an auparavant, dans les bras de sa secrétaire qui éprouve une certaine affection envers l'avocat. De temps à autre, elle joue le rôle de maîtresse. On dit même que Madame Parendon les aurait surpris au moins une fois à l'œuvre, car Parendon prend sa secrétaire à la sauvette, sur le coin de son bureau. Ce qui permet à l'éminent juriste d'oublier sa femme si désagréable. Le conflit latent qui oppose les Parendon entraîne un profond malaise dans leur entourage, qu'il s'agisse de leurs enfants, des domestiques ou des collaborateurs de l'avocat.

Le meurtre a lieu le troisième jour, la secrétaire, Mademoiselle Vague, est retrouvée égorgée dans son bureau. Le couple Parendon a deux enfants, Paulette et Jacques, qui vouent une grande admiration à leur père et souffrent du fossé qui sépare leurs parents. Le fils avoue qu'il a écrit les lettres anonymes, pressentant un drame. Madame Parendon essaye de convaincre Maigret de la folie de son mari et n'hésite pas à le désigner comme étant l'auteur du meurtre.

L'assassin est démasqué par un témoin qui a observé ce qui se passait depuis une maison proche ; l'épouse a tué la secrétaire. En fait Simenon dans son habileté fait que l'épouse du juriste projette ses propres troubles mentaux sur lui, ce qui fait évoquer et questionner Maigret sur sa réelle responsabilité et renvoie l'avocat à son intérêt et sa préoccupation pour la responsabilité des criminels, comme un arroseur arrosé.

LE DOCTEUR LIEVIN

Nous le rencontrons dans *La vieille dame de Bayeux.*

La rédaction du manuscrit est effectuée boulevard Richard-Wallace 7, Neuilly, durant l'hiver 1937-1938. Mais selon la liste secrétariale de Simenon à La Rochelle, en avril 1938 et selon le livre de comptes de Simenon à Nieul-sur-Mer en Charente-Maritime, durant l'hiver 1939-1940. Encore ici la complexité de Simenon ainsi que sa personnalité apparaissent. Publication d'une préoriginale dans l'hebdomadaire *Police-Roman,* n° 41 du 3 février 1939 à Paris, réalisé par la Société parisienne d'édition ; 26,5 x 17,5 cm, 16 pages ; illustrations de Raymond Moritz, existe avec une couverture illustrée par R. Moritz. Tout comme dans le mensuel *Ellery Quenn Mystery* Magazine, n° 76 de mai 1954 (version française). L'illustration de la couverture de ce numéro est réalisée pour la nouvelle *La vieille dame de Bayeux*. La nouvelle est reprise dans le recueil *Les Nouvelles Enquêtes de Maigret* en

1944 chez Gallimard. L'édition originale In Les nouvelles enquêtes de Maigret (Paris, Gallimard, NRF., 1944). Édition originale achevé d'imprimer : 30 mars 1944 à Paris, Gallimard, N.R.F. ; 18 x 11 cm, 526 pages ; couverture rouge illustrée, titre en jaune, qui contient : *La péniche aux deux pendus, L'affaire du boulevard Beaumarchais, La fenêtre ouverte, Monsieur Lundi, Jeumont, 51 minutes d'arrêt !, Peine de mort, Les larmes de bougie, Rue Pigalle, Une erreur de Maigret, L'amoureux de Mme Maigret, La vieille dame de Bayeux, L'auberge aux noyés, Stan-le-Tueur, L'Étoile du Nord, Tempête sur la Manche, Mademoiselle Berthe et son amant et Le notaire de Châteauneuf.* Ces nouvelles sont recueillies pour la première fois en volume. Il s'agit donc de leur édition originale. Les nouvelles enquêtes de Maigret réunissent des textes qui ont fait l'objet de deux séries intitulées *Les nouvelles enquêtes du commissaire Maigret*, (série 1) et (série 2) parues respectivement dans *Paris-Soir-Dimanche* (en 1936) et dans *Police-Film/Police-Roman* (en 1938 et 1939).

Il existe des traductions en allemand : *Die alte Dame aus Bayeux*, en anglais en 1952 : *The Old Lady of Bayeux* (première édition américaine) et en 1962 : *The Bayeux Murder* (première édition anglaise), en italien en 1962 : *La vecchia signora di Bayeux.*

Adaptations pour la télévision : Sous le titre *La vecchia signora di Bayeux*, téléfilm italien avec Gino Cervi (Maigret), Ugo Pagliai, Anna Mazzamauro, Franco Silva… Première diffusion : RAI-TV en 1966. Sous le titre *Maigret et la vieille dame de Bayeux*, téléfilm français de Philippe Laik. Adaptation et dialogues : Michèle O'Glor. Avec : Jean Richard (Maigret), Pascale Rocard, Denise Noël, Sady Rebbot, Michel Beaune, Armand Mestral, Paulette Dubost, Annick Tanguy… Première diffusion : Antenne 2 (France), le 14 février 1988. (Série des téléfilms Maigret/Jean Richard ; 75). *Maigret et la Demoiselle de compagnie*, téléfilm de Franck Apprederis, Scénario de Steve Hawes et Claudio Descalzi, avec Bruno Cremer, diffusé en 2005. Épisode 52 dont la première diffusion se fait le 17 janvier 2005 sur France 2.

À Caen, où il est chargé de réorganiser la Brigade mobile, Maigret prend connaissance du billet qu'un magistrat lui adresse l'adjurant de recevoir Cécile Ledru, pour une affaire de famille. Il s'agit d'un parent de quelqu'un qui semble important qu'il faille ménager. La jeune femme confie à Maigret les soupçons qu'elle porte sur le décès de Joséphine Croizier qu'elle affectionnait beaucoup, une riche veuve de soixante-huit ans, qui l'avait recueillie après la mort de ses parents et à qui elle doit tout. Elle était sa demoiselle de compagnie.

Selon Cécile, sa bienfaitrice n'est pas décédée de sa belle mort, à la suite d'une crise cardiaque alors que, de Bayeux, elle était venue rendre visite à son neveu, Philippe Deligeard, qui habite Caen. La jeune femme soupçonne Philippe Deligeard sans argent et aux abois d'avoir assassiné Joséphine Croizier dans le but de toucher comme unique héritier son héritage estimé à quatre ou cinq millions de francs.

Maigret établit que ce n'est pas à gauche de l'escalier, dans la chambre bleue, que le médecin a constaté la mort de Joséphine Croizier, mais à droite, dans la chambre jaune. Maigret en déduit que s'il y a eu tromperie sur le lieu de décès, il peut donc aussi avoir tromperie sur l'identité de la victime ?

Ce n'est pas la tante de Deligeard qui est morte d'une crise cardiaque, mais Caroline, sa vieille nourrice. En compagnie et avec la complicité de sa femme, Deligeard transporte le cadavre de Caroline à son domicile et le dépose dans la chambre jaune. Il tue ensuite sa tante, en l'étranglant maladroitement avec un lacet, et dépose le corps dans la chambre bleue.

Philippe Deligeard appelle le jeune docteur Liévin qui n'a que vingt-sept ans et qui ne connaît pas la victime, il lui fait croire que celle-ci se nomme Joséphine Croizier. Le médecin constate la mort par arrêt cardiaque et délivre le permis d'inhumer au neveu. Une fois le Docteur Liévin parti, Philippe Deligeard rapporte le corps de Caroline à son domicile de banlieue, où un autre médecin constatera son décès.

C'est en demandant des précisions au médecin appelé au chevet de Mme Croizier que Maigret découvre la vérité. Ce médecin, le Docteur Liévin, est *« un très jeune homme, aux cheveux roux brillant »*.

Simenon insiste ici sur l'importance des premières constatations médicales après le décès, ainsi que le sérieux médicolégal de l'établissement du certificat de décès par un médecin. Notre vie est entourée, commencée et terminée par deux actes médicaux essentiels pour exister : le certificat de naissance et celui de décès. Sans médecin nous ne pouvons ni naître ni mourir ! Maigret s'y intéresse ici et c'est certainement après en avoir discuté avec des médecins que l'idée du stratagème presque parfait de Philippe Deligeard et de son épouse lui inspire l'écriture de ce roman où sans la perspicacité avouons-le quasi anormale et exacerbée de Maigret le crime aurait été parfait.

D'AUTRES MÉDECINS

Parfois, ce sont des médecins qui se trouvent sur les lieux du crime « par hasard » et qui assistent Maigret pour les premières analyses. C'est le cas du **médecin allemand qui se trouve au Majestic** au moment du meurtre de Mortimer, dans le roman *Pietr-le-Letton.*

L'incertitude demeure en ce qui concerne la rédaction du manuscrit qui aurait peut-être réalisé à bord de l'Ostrogoth, Le Four à Chaux, près Morsang-sur-Seine dans l'Essonne, en mai 1930. D'autres sources indiquent à Stavoren aux Pays-Bas, au début de l'hiver 1929-1930. Elles précisent aussi que les deux premiers chapitres ont très vraisemblablement été écrits à Wilhelmshaven en Allemagne. Selon le livre de comptes de Simenon ce serait à Delfzijl aux Pays-Bas, en septembre 1929. Le manuscrit a été vendu aux enchères au profit des prisonniers de guerre, à l'initiative de l'auteur en 1943. Il y a eu une publication d'une préoriginale en feuilleton dans l'hebdomadaire *Ric et Rac*, n°s 71-83 du 19 juillet au 11 octobre 1930 (soit 13 livraisons). L'édition originale est achevée d'imprimer en mai 1931 à Paris, A. Fayard ; 19 x 12 cm, 251 pages ; couverture illustrée recto verso (photo de Lecram).

Tout comme **le médecin « en maillot de bain » qui se trouvait à la plage** au moment où Le Clinche a tenté de se suicider dans *Au rendez-vous des Terre-Neuvas*.

La rédaction du roman se déroule à bord de l'Ostrogoth, Morsang-sur-Seine en Seine-et-Oise, aujourd'hui l'Essonne, en juillet 1931. Le manuscrit a été détruit par l'auteur, l'enveloppe de teinte terre de Sienne sur laquelle figurent les noms de huit personnages est conservée dans le Fonds Simenon à Liège. L'édition originale est achevée d'imprimer en août 1931 à Paris, A. Fayard ; 19 x 12 cm, 249 pages.

Dans *L'auberge aux noyés*, une nouvelle, **un médecin passe en voiture lors de la découverte du corps** de Marthe Dorval, d'âge moyen, ancienne chanteuse d'opéra-comique, qui avait été la maîtresse de Jean Vertbois, qu'il avait tuée pour ses économies...

Cette nouvelle est écrite à Neuilly pendant l'hiver 1937-1938 au 7 boulevard Richard-Wallace, Neuilly, durant l'hiver 1937-1938 ou selon la liste secrétariale de Simenon à La Rochelle, en avril 1938 et d'après le livre de comptes de Simenon à Nieul-sur-Mer en Charente-Maritime, durant l'hiver 1939-1940. Pour certains à Porquerolles en mars 1938. Elle connaît une première publication lors d'une édition préoriginale dans l'hebdomadaire *Police-Film/Police-Roman*, no 29 du 11 novembre 1938 à Paris, Société parisienne d'édition ; 26,5 x 17,5 cm, 16 pages ; illustrations de Raymond Moritz, couverture illustrée (R. Moritz). Série *Les nouvelles enquêtes du commissaire Maigret.* La nouvelle est reprise dans le recueil *Les Nouvelles Enquêtes de Maigret* en 1944 chez Gallimard.

Les traductions, en allemand : *Das Wirtshaus zu den Ertrunkenen*, en anglais en 1965 : *The Inn of the Drowned* (première édition anglaise), en 1975 : *The Inn of the Drowned* (première édition américaine). On trouve aussi : *The Drowned Men's Inn*, en italien en 1962 : *La locanda degli annegati.*

Adaptation pour la télévision : *L'auberge aux noyés*, téléfilm français de Jean-Paul Sassy avec : Jean Richard (Maigret), Annick Tanguy, André Penvern, François Cadet, Bernard Lajarrige, Jean-Paul Bouillaud, Jean-Pierre Castaldi... Première diffusion : Antenne 2 en 1989. (Série des téléfilms Maigret/Jean Richard ; 85).

Dans *Le Voleur de Maigret*, Simenon évoque encore **un jeune médecin** qui habite l'immeuble de François Ricain.

La rédaction se déroule à Epalinges du canton de Vaud, du 5 au 11 novembre 1966. Le roman est écrit directement à la machine sur papier japon Butterfly ; 141 feuillets ; corrections de l'auteur à l'encre noire, mots barrés au crayon bleu gras et la dactylographie n'a pas été précédée d'un manuscrit autographe. Il est signé et daté d'Epalinges, le 11 novembre 1966. Il est conservé dans le Fonds Simenon à Liège. L'enveloppe jaune, sur laquelle figurent les notes préparatoires de l'auteur, est intitulée Maigret et le pickpocket maladroit (ou affolé), puis Le voleur de Maigret. Sur une feuille à part, on trouve encore deux autres propositions de titres : *Le portefeuille de Maigret* et *Maigret et le pickpocket.* Il y a eu une préoriginale, en feuilleton dans l'hebdomadaire *Télé 7 Jours*, n°s 358-371 du 28 janvier au 6 mai 1967 (soit 15 livraisons) avec des illustrations de Jacques Poirier. L'édition originale est achevée d'imprimer en avril 1967 à Paris, Presses de la Cité ; 18 x 11 cm, 182 pages ; couverture en carton léger, illustration en couleurs (pipe et ronds de fumée).

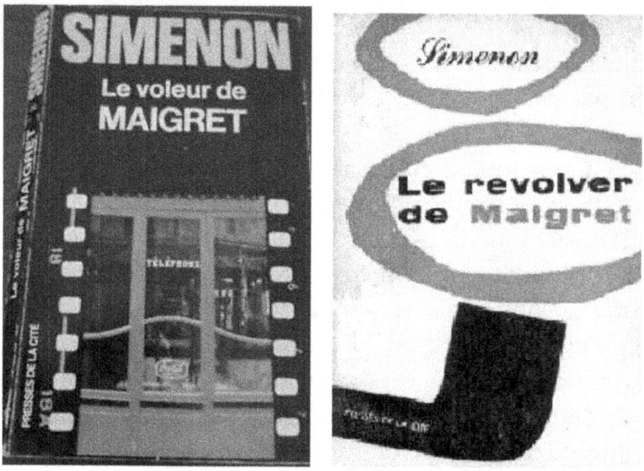

Photographie collection Jacques Jaume ©

Il existe des traductions, en allemand : *Maigret in Künstlerkreisen*, on trouve aussi : *Maigret und der Dieb*, en anglais en 1968 : *Maigret's Pickpocket* (première édition américaine), 1968 : *Maigret's Pickpocket* (première édition anglaise) et aussi : *Maigret and the Pickpocket*, en italien en 1968 : *Maigret e il ladro*.

Les adaptations pour la télévision sont : sous le titre *Il ladro solitario*, téléfilm italien avec : Gino Cervi (Maigret), Mario Maranzana, Gianni Musy, Mico Cundari… Première diffusion : RAI-TV, en 1972.

Le voleur de Maigret, téléfilm français de Jean-Paul Sassy, avec un scénario et un dialogue de : Jacques Rémy, Claude Barma et Stéphane Bertin, avec : Jean Richard (Maigret), Eva Swann, Valentine Monier, Jean Deschamps, Jean-Loup Wolff, Tina Aumont, Louis Arbessier, François Devienne, Béatrice Costantini, François Cadet… Première diffusion : Antenne 2, le 23 janvier 1982. (Série des téléfilms Maigret/Jean Richard ; 53).

Alors que Maigret se rend à son travail un matin, sur la plateforme d'un autobus, on lui vole son portefeuille ainsi que sa médaille de police. Le matin suivant, son portefeuille lui est restitué complet, y compris sa médaille par la poste. Il reçoit un coup de fil du voleur, François Ricain, lui demandant un rendez-vous près de chez lui. Celui-ci, terriblement agité, emmène Maigret dans son appartement de la rue Saint-Charles, et lui montre le corps de sa femme, Sophie Ricain, morte d'une balle dans la tête. François Ricain prétend que c'est arrivé alors qu'il essayait de réunir de l'argent pour le loyer, qu'il est depuis paniqué et qu'il a pensé que Maigret pourrait le croire. Maigret, après avoir interrogé François Ricain, se rend au Vieux Pressoir, un restaurant où Ricain et ses amis liés au cinéma se réunissent. Il y interroge Walter Carus, le producteur, le plus riche du groupe et Nora sa maîtresse. De retour à l'appartement de François Ricain, Maigret aperçoit Jacques Huguet, le photographe du groupe, à sa fenêtre donnant sur la cour, en l'interrogeant, apprend qu'il a vu Ricain sortir de son appartement cette nuit-là. Le meurtre a été commis par François Ricain qui a imaginé le stratagème du pickpocket pour faire échouer Maigret. Maigret et Huguet se hâtent vers l'appartement de Ricain, où ils le trouvent les poignets coupés, dans un bain. François Ricain est sauvé et arrêté.

On trouve aussi dans le spicilège de Maigret une galerie importante de médecins que Maigret fait intervenir pour de multiples raisons :

Par exemple, **le médecin de Sancerre** une commune française située dans le département du Cher en région Centre-Val de Loire, « *un personnage jovial* » à qui Maigret dans *Monsieur Gallet, décédé* demande de soigner l'oreille de Joseph Moers.

Joseph Moers, un grand jeune homme, maigre et roux, d'origine flamande travaille dans les laboratoires du Casier judiciaire et reconstitue les documents calcinés d'Émile Gallet à partir des cendres de la cheminée. Il est blessé par balle à l'oreille alors qu'il travaillait à la reconstitution des documents dans la chambre d'hôtel d'Émile Gallet.

Monsieur Gallet, décédé est un roman publié en février 1931. Simenon écrit cette œuvre à bord de sa péniche, l'Ostrogoth, à Nandy près de Morsang-sur-Seine en Seine-et-Marne durant l'été 1930.

Le médecin de campagne « *qui ne cache pas son manque de sympathie pour la police* » qui soigne Heurtin dans *La Tête d'un homme.*

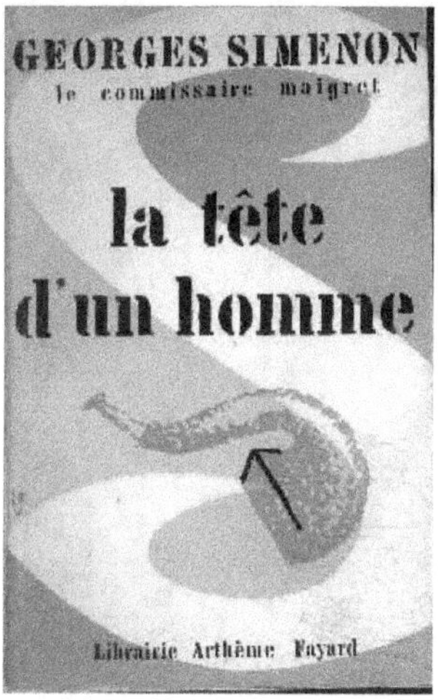

Photographie collection Jacques Jaume ©

C'est le cinquième roman faisant partie de la série des Maigret. Le roman se déroule à Paris essentiellement dans le bar de la Coupole, au carrefour Montparnasse à Saint-Cloud et à Nandy, un village proche de Morsang-sur-Seine, dans les années 1930. Ce roman est écrit en février 1931 et publié en septembre 1931.

Le médecin qui soigne Carl Andersen dans *La Nuit du carrefour « soigneusement habillé, l'air affairé, un sac de cuir sous le bras »,* est aidé par un second médecin, *« un petit homme excité ».*

Le récit se déroule en France dans les années 1930. Sur la route de Paris à Étampes, à trois kilomètres d'Arpajon, se trouve un lieu-dit appelé le Carrefour des Trois Veuves. Il n'y a que trois maisons à ce carrefour : l'une est une villa habitée par un aristocrate danois, Carl Andersen et sa sœur Else. La deuxième est le pavillon d'un agent d'assurances et de sa femme, les Michonnet. La troisième est celle du garagiste Oscar et de sa femme. Un dimanche, Michonnet découvre que sa voiture, dans son garage, a été remplacée par celle d'Andersen. Et dans le garage de la villa d'Andersen, on trouve la voiture de Michonnet, occupée par le cadavre de Goldberg, un diamantaire anversois.

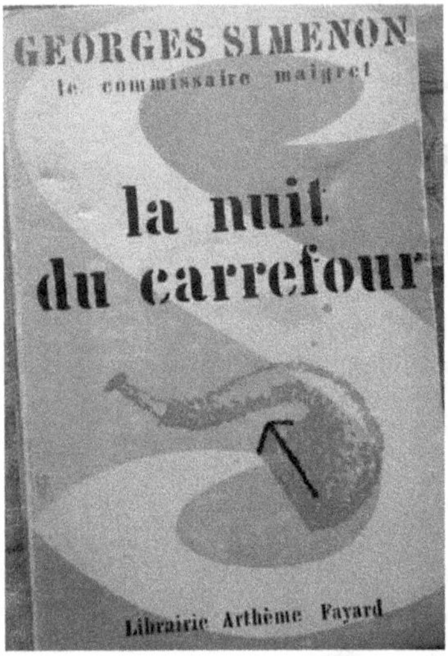

Photographie
collection Jacques Jaume ©

L'assistant du docteur Rivaud qui soigne le commissaire, « *un jeune homme roux, timide, osseux, qui se cognait contre tous les meubles en s'excusant par un "pardon" récurrent* » dans *Le Fou de Bergerac* paru en avril 1932 chez A. Fayard.

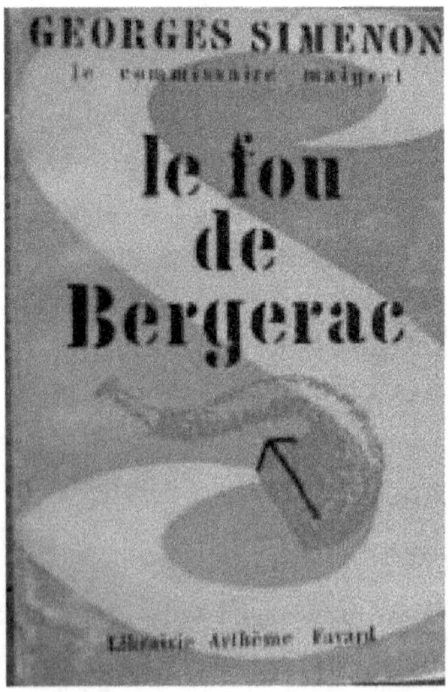

Photographie
collection Jacques Jaume ©

L'intrigue se déroule en mars à Bergerac au début des années 1930. Maigret, blessé dès le début de l'affaire, suit le déroulement des opérations depuis son lit de convalescent, à l'hôpital puis à l'hôtel où il interroge des témoins, y consulte les documents, bâtissant des hypothèses sur ses intuitions. Simenon écrit ce roman en mars 1932 à l'Hôtel de France et d'Angleterre de La Rochelle en Charente-Maritime.

Le médecin qui soigne Jaja, la propriétaire du Liberty-Bar *dans Liberty Bar.*

Un roman policier de Georges Simenon, écrit en mai 1932 à Marsilly en Charente-Maritime et publié en juillet de la même année. Notons que *Liberty Bar* est la première apparition du commissaire Maigret à la télévision française, interprété par Louis Arbessier. *Liberty Bar* est un téléfilm français de Jean-Marie Coldefy, adapté du roman policier éponyme de Georges Simenon.

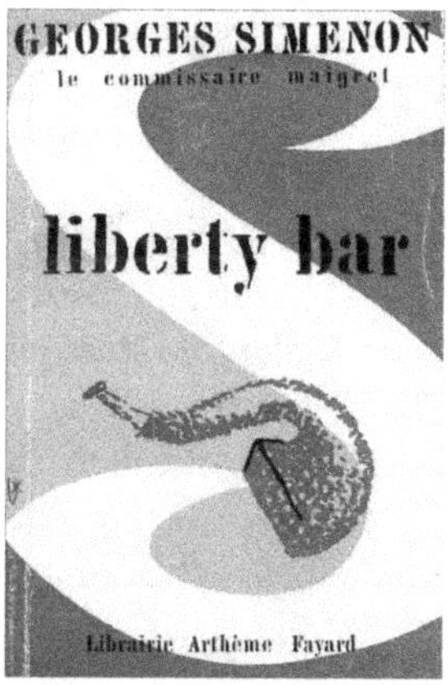

Photographie Jacques Jaume ©

« Cela commença par une sensation de vacances ». Dès la première ligne de Liberty Bar, le ton est donné et l'ambiance des vacances est posée. Le médecin qui soigne Jaja, la propriétaire du Liberty-Bar, entre 45-50 ans, grosse, souriante, sûre d'elle… Jaja, la grosse est propriétaire du Liberty Bar depuis 15 ans est un *« un gentil petit vieux, méticuleux »*

Le médecin de Saint-Aubin-les-Marais, « *un type vermeil* » dans *L'Inspecteur Cadavre* publié en 1944. Sa rédaction s'est achevée le 3 mars 1943. La première édition est parue dans le recueil Signé Picpus, édité en janvier 1944.

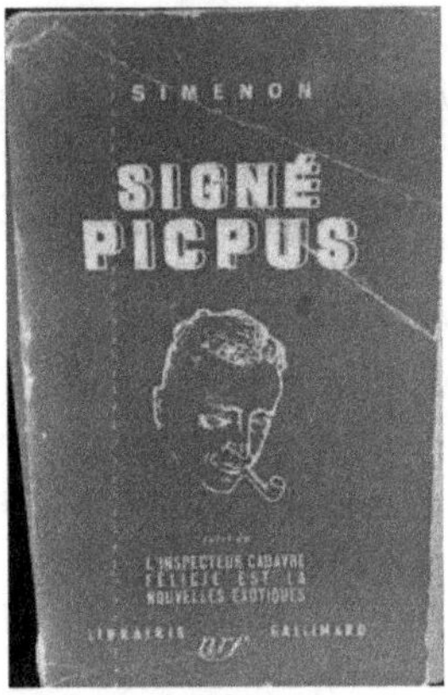

Photographie collection Jacques Jaume ©

Maigret a essayé de faire parler le médecin de l'affaire Retailleau, mais en vain.

Le docteur Jolly, que Maigret a interrogé sur Rose Trochu dans *Maigret et la vieille Dame*. Valentine Besson déclare à Maigret que sa femme de chambre Rose Trochu (la Rose) est morte à sa place... Rose Trochu avait 22 ou 23 ans, elle était au service de Valentine Besson depuis 7 ans. C'était une fille corpulente, visage rose, forte poitrine.... Le père de Rose Trochu avait été dans la flotte de harengs à Fécamp.

Simenon a publié ce roman en 1950 par les éditions Presses de la Cité. L'écriture se déroule entre du 29 novembre au 8 décembre 1949 à Carmel-by-the-Sea en Californie, au bord de l'océan pacifique, soit à quelque 8 900 km d'Étretat où se déroule l'action.

Le docteur Dubuc, que Maigret a interrogé sur Maria Serre, « *un homme d'une cinquantaine d'années, avec une barbiche rousse et des lorgnons* » dans *Maigret et la Grande Perche*.

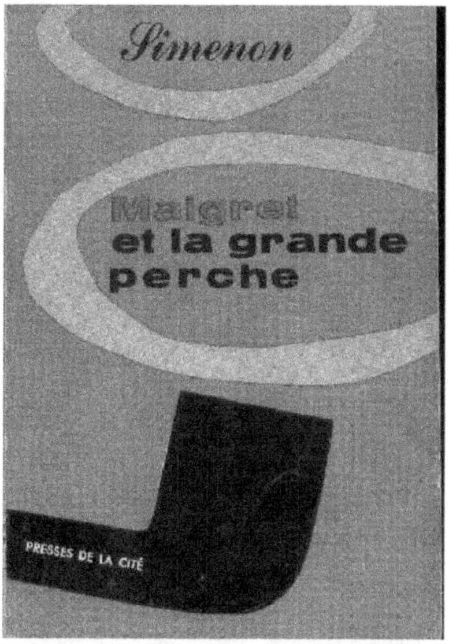

Photographie collection Jacques Jaume ©

Maria Serre est l'épouse néerlandaise de Guillaume Serre un dentiste qui vit avec sa mère. La Néerlandaise gaie et fortunée n'a supporté que deux ans le climat pesant et austère entretenu par le dentiste et sa mère. Le soir du cambriolage chez son mari, elle devait le quitter et rejoindre une amie à Amsterdam. L'ex-épouse Maria Van Aerts, devenue Madame Serre, serait donc partie le jour où Alfred Jussiaume dit Alfred le triste qui cambriolait le dentiste a vu le corps d'une femme morte dans le bureau. Le dentiste explique que la vitre nouvellement remplacée a été brisée lors de la récente tempête. Simenon avec *Maigret et la Grande Perche* s'intéresse à un docteur en chirurgie dentaire qui vit avec sa vieille mère. En enquêtant chez le quincaillier, Maigret apprend que le docteur Guillaume Serre avait acheté une autre vitre, deux jours plus tard, le lendemain du cambriolage. À la fin, après avoir fait fouiller la maison et interrogé Guillaume Serre pendant des heures, Maigret se rend compte que c'est la mère qui a déjà empoisonné son mari et l'ex-femme de Serre, en utilisant de l'atropine, mortelle pour les cardiaques. Maria, s'étant rendu compte qu'on lui avait administré ce médicament, avait été abattue lorsqu'elle avait commencé à appeler la police, par la mère, qui est envoyée en prison, avec le docteur Guillaume Serre, comme complice, après s'être débarrassée du corps.

Maigret et la Grande Perche est publié en 1951 aux Presses de la Cité Simenon l'écrit du 1er au 8 mai 1951 dans sa grande propriété isolée, dénommée Shadow Rock Farm, à Lakeville dans le Connecticut, soit à quelque 5 800 km de Paris où se déroule l'action.

Le docteur Frère, dans *Maigret voyage* publié en 1957. Il avait soigné la comtesse Louise Paverini et le colonel Ward. La petite comtesse Louise Paverini était étendue sur son lit, les yeux mi-clos.... Peu avant 2 heures du matin, la comtesse Louise Paverini et le colonel David Ward étaient descendus d'un taxi devant l'hôtel George-V, et étaient montés ensemble, « *un homme bon, très calme* ».

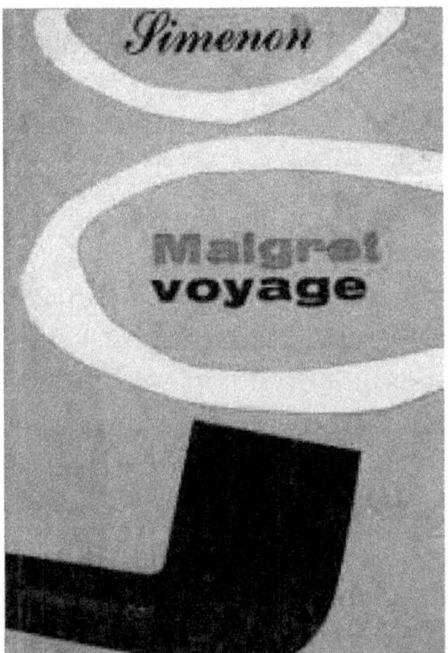

Photographie collection Jacques Jaume ©

L'écriture de ce roman s'est déroulée du 10 au 17 août 1957. Il est daté de Noland, pays imaginaire. En réalité écrit dans le château d'Échandens1 dans le canton de Vaud en Suisse.

Le docteur Nobel (comme le prix du même nom), qui a raconté l'histoire de Jef Claes, dans *La Patience de Maigret* publié en 1965.

Jef Claes un vieil homme sourd-muet habitait dans le grenier chez Aline. Il a fui la Belgique en 1940 avec ses deux filles mariées et ses petits-enfants. Bombardée dans la gare de Douai, blessé à la tête et au visage, toute la famille est tuée. Un de ses gendres est mort en Allemagne, l'autre s'est remarié en Amérique… Maigret est entré dans la chambre de Jef Claes, le Flamand n'était pas là. Le roman se déroule à Paris, presque entièrement dans un seul immeuble de la rue des Acacias et rue Fontaine, dans les années 1960 ; l'enquête se déroule les lundi 7 et mardi 8 juillet, ce qui correspondrait à l'année 1958. Maigret est à deux ans et quelques mois de sa retraite. Il est fait référence au bombardement de Douai en 1940.

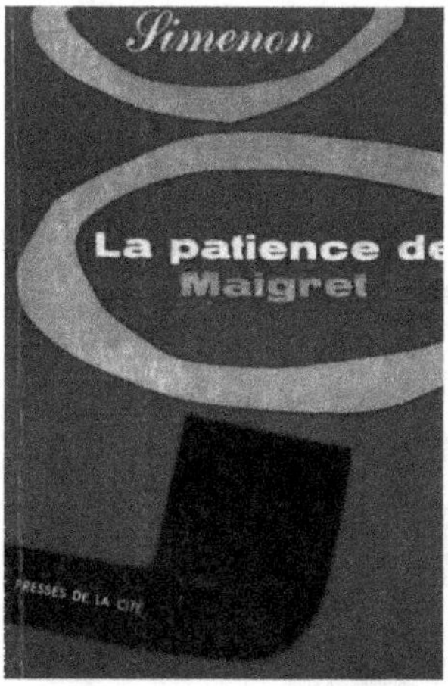

Son écriture s'est déroulée entre le 25 février et le 9 mars 1965 à Epalinges dans de canton de Vaud, en Suisse.

Photographie
collection Jacques Jaume ©

Le docteur Rian, qui a soigné Maigret à Vichy, « *blond et sympathique, qui n'avait pas encore 40 ans* » dans *Maigret à Vichy,* écrit entre les 5 et 11 septembre 1967.

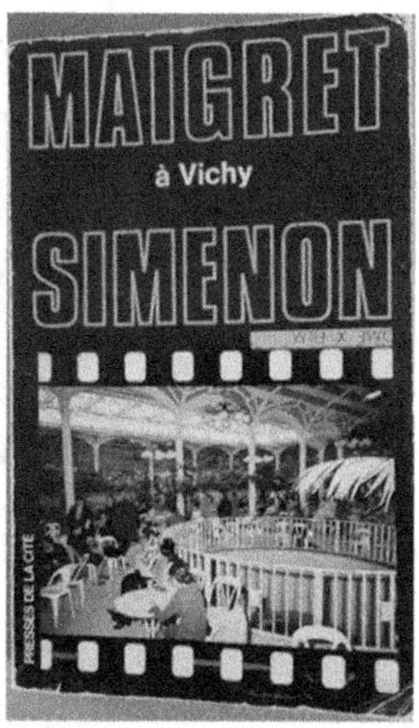

Photographie
collection Jacques Jaume ©

Le docteur Parendon, frère de l'avocat, dont nous avons déjà parlé et que Maigret a interrogé au sujet de son frère dans *Maigret hésite,* publié en 1968, écrit entre les 24 et 30 janvier 1968 à Epalinges dans le canton de Vaud.

Le docteur Florian, que Maigret interroge au sujet de Sabin-Levesque, «*plus grand, plus corpulent que Maigret, aux cheveux grisonnants... habillé sévèrement... pantalon rayé et veste noire*» dans *Maigret et Monsieur Charles,* écrit du 5 au 11 février 1972. Il est daté d'Epalinges, canton de Vaud et publié la même année. Le roman se déroule à Paris au boulevard Saint-Germain, Champs-Élysées, au début des années 1970, du 21 au 25 mars.

Le docteur Bloy, qui soigna Nathalie Sabin-Levesque. Maigret a appelé le docteur Bloy, qui habitait au coin de chez Nathalie Sabin-Levesque, rue de Lille pour la soigner : *« un homme très grand, de constitution athlétique*» dans *Maigret et Monsieur Charles* dont l'écriture s'est déroulée du 5 au 11 février 1972. Il est daté d'Epalinges du canton de Vaud et il est publié la même année.

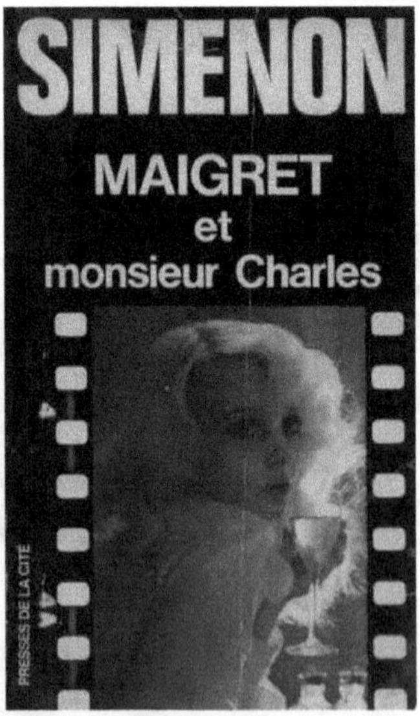

Photographie collection Jacques Jaume ©

On retrouve chez Maigret souvent **des chirurgiens ou assistants,** que Maigret rencontre dans les hôpitaux… par exemple, **le médecin de l'hôpital de Vitry** dans *Le Charretier de la Providence*, « *un homme grassouillet, avec des lunettes à monture d'écaille* » écrit pendant l'été 1930 à bord de L'Ostrogoth, à Nandy près de Morsang-sur-Seine et publié en mars 1931. Il fait partie de la série des premiers Maigret, éditée par Fayard. Le roman se déroule au canal latéral à la Marne, principalement à Dizy, près d'Épernay, et Vitry-le-François, au début des années 1930 ; l'enquête se déroule du 4 au 8 avril.

L'assistant de l'hôpital de Fécamp dans *Au Rendez-vous des Terre-Neuvas*, qui portait sous sa blouse d'hôpital « *un costume à la dernière mode, une cravate de soirée* » écrit à bord de l'Ostrogoth, Morsang-sur-Seine en Seine-et-Marne, en juillet 1931 et publié en août 1931. Le roman se déroule à Fécamp, avec des évocations à une pêche à la morue au large de Terre-Neuve. L'enquête dure quatre jours et se déroule en juin, à partir du café qui donne son nom au titre du roman.

L'assistant du Professeur Gouin dans *Maigret se trompe* « *un grand rouquin osseux, avec d'épaisses lunettes* ».

Le docteur Magnin dans *Maigret et le clochard* : « *petit, trapu, les cheveux en brosse* ». Maigret et Lapointe se rendirent à l'Hôtel-Dieu, où le Docteur Magnin s'occupait du Docteur François Keller. Le nom figurant sur la carte d'identité du docteur était François Marie Florentin Keller, né à Mulhouse, Bas-Rhin, 63. Sa dernière adresse était un taudis de la place Maubert, que Maigret connaissait bien. Sa fille, Jacqueline Rousselet, a déclaré que sa mère était morte d'un cancer quand il avait environ 15 ans. Son père, un charpentier, s'était pendu, car il était au bord de la faillite alors que Keller était à l'université. Il a terminé ses études en travaillant dans une pharmacie.... Madame Keller dit qu'elle connaissait bien le Docteur Magnin, il lui rendait souvent visite.

Nous devons aussi évoquer **le coroner** dans *Maigret chez le coroner* publié en 1949.

L'écriture originale de ce roman s'est déroulée en 10 jours, du 21 au 30 juillet 1949 à Tucson4325 East Whitmann Street, en plein cœur de l'Arizona, à l'endroit même où se déroule l'action. Rédaction. Le roman est un tapuscrit écrit directement à la machine et la dactylographie n'a pas été précédée d'un manuscrit autographe. Il contient 170 feuillets ; 4 croquis en tête du tapuscrit et repris dans l'édition. Il y existe des corrections de l'auteur à l'encre bleu turquoise (les mots supprimés étant barrés au crayon rouge ou bleu et, parfois, à l'encre bleu turquoise), et des corrections d'une autre main à l'encre bleu turquoise foncé (certaines au stylo à bille rouge, d'autres à l'encre noire). Le tapuscrit est signé et daté de : Tucson, le 30 juillet 1949. Il est conservé dans une collection privée et il existe une photocopie au Fonds Simenon à Liège. Il n'y a pas eu de publication d'une préoriginale. L'édition originale a été achevé d'imprimer le 31 octobre 1949 à Paris, aux Presses de la Cité ; 19 x 12 cm, 219 pages ; couverture blanche papier fort, jaquette illustrée en couleurs.

Il existe des traductions : en allemand : *Maigret beim Coroner*, et aussi : *Maigret in Arizona*. Des traductions en anglais en 1980 : *Maigret at the Coroner's* (première édition américaine) et *Maigret and the Coroner* (première édition anglaise), en italien en 1956 : *Maigret dal giudice*, et aussi : *Maigret và dal coroner*.

Il y a eu une adaptation pour la télévision, sous le titre *Maigret en Arizona*, téléfilm français de Stéphane Bertin. Adaptation et dialogues : Jacques Rémy et Claude Barma. Avec : Jean Richard (Maigret), François Cadet, Jess Hahn, William Lang, Babette Propps, Russ Fega, Craig Reay… Première diffusion : Antenne 2, le 25 avril 1981. (Série des téléfilms Maigret/Jean Richard ; 49).

Le commissaire Jules Maigret se trouve à Tucson, une ville de l'État de l'Arizona, la plus peuplée après sa capitale, Phoenix. La ville se situe à 188 km au sud de Phoenix et à 98 km de la ville de Nogales à la frontière américano-mexicaine. Maigret est en voyage d'études « *pour se mettre au courant des méthodes américaines* » avant de gagner la Californie. Le 28 juillet, le corps de la jeune Bessy Mitchell, dix-sept ans, a été déchiqueté, mutilé par un train sur la voie de chemin de fer parallèle à la route entre Tucson et Nogales, son corps a été retrouvé après avoir été abandonné sur la voie. La veille au soir, Bessy est sortie avec cinq jeunes gens de la base d'aviation militaire de Davis-Mountain, près de Tucson : Ward, O'Neil, Van Fleet, Mullins et Wo Lee. Le sergent Ward est l'amant attitré de Bessy ; il est marié, a deux enfants et souhaitait divorcer pour épouser sa maîtresse. Pourtant, peu avant le drame, presque sous les yeux de Ward, Bessy s'était donnée à Mullins. Le corps mutilé de Bessy a été retrouvé le 28 juillet. La vérité sur les faits de la soirée du 27 juillet peine à s'établir. Les jeunes aviateurs se contredisent et leurs témoignages s'opposent sur des points essentiels. L'agent du F.B.I. Harry Cole permet à Maigret de suivre l'enquête que conduit le coroner de la ville. Le roman relate, au jour le jour, l'enquête à laquelle Maigret, invité par le F.B.I., assiste en tant que spectateur. Confiné dans ce rôle exceptionnel, Maigret réagit à nombre de reprises aux méthodes de la justice américaine. Simenon précisera dans ses Mémoires intimes : « *Ce livre était pratiquement un rapport. Nous avons assisté au palais de justice* (...) *pendant deux ou trois jours, à une procédure qui nous a particulièrement intéressés, car elle a impliqué la mort dramatique d'une jeune femme à un endroit que nous connaissions bien, entre Tucson et Tumacácori, sur la route de Nogales. Comment et pourquoi la fille avait-elle été décapitée par le train à une centaine de mètres de la route ? Ce n'était vraiment pas mes affaires. Je voulais juste que mon bon Maigret se familiarise avec la justice américaine, et c'est pourquoi j'ai écrit ce roman, pratiquement un dossier judiciaire* ».

Au cours de séances publiques, le coroner, assisté d'un jury, doit déterminer — préalablement à toute mise en accusation — s'il s'agit d'un suicide, d'un accident ou d'un acte criminel. Le coroner est un officier de justice qui enquête sur les circonstances d'un décès violent ou obscur, dans les juridictions d'origine anglo-saxonne ainsi qu'au Japon. C'est un fonctionnaire indépendant chargé, au nom de la Couronne, d'où son nom, d'enquêter sur les causes et circonstances d'une mort violente, non naturelle ou résultant d'un crime, ou de cause inconnue. L'enquête du coroner est publique et indépendante des enquêtes policières, judiciaires, ou de toute investigation civile. Son but est le développement de mesures de protection de la vie humaine et de faciliter l'exercice des droits et le recours à la suite d'un décès. Il est un officier public, il peut être médecin, avocat, notaire, infirmier, ingénieur ou pharmacien. Il est nommé par le gouvernement, il est placé sous l'autorité du coroner en chef.

Un coroner peut-être un médecin légiste. C'est cette possibilité qui nous intéresse. C'est la vision de Simenon sur un éventuel médecin enquêteur, un médecin légiste particulier, ayant des pouvoirs que les médecins légistes français n'ont pas, qu'il est intéressant d'évoquer ici.

On apprend qu'après une beuverie chez le musicien Tony Lacour, Bessy Mitchell et les cinq soldats décident d'aller passer la nuit à Nogales sur la frontière mexicaine à une centaine de kilomètres de Tucson, en voiture. En route, Ward et Bessy se disputent au sujet de la relation sexuelle qu'elle a eue avec Mullins au début de la soirée. Sous le prétexte d'une dispute avec Ward, son amant plus ou moins attitré et amoureux, la jeune fille exige de faire demi-tour et sort du véhicule. Elle descend de voiture avec Ward pour discuter, mais Ward revient seul abandonnant Bessy saoule dans le désert. Les jeunes gens l'abandonnent sur la route. O'Neil, Van Fleet et Wo Lee prennent un taxi et se font conduire à l'endroit où Bessy est descendue. La jeune fille y est encore. O'Neil et Van Fleet sont de connivence pour séduire Bessy accompagnés de Wo Lee. O'Neil la saoule de whisky emporté sciemment, puis tente de la violer. Lorsque Bessy se rend compte de la présence des deux autres aviateurs, elle s'enfuit et trébuche alors qu'elle tente de franchir la voie ferrée. Ward et Mullins la laissent sur place et retournent, sans rien dire, à leur base dans une voiture que Wo Lee, resté sur la route, avait arrêtée. Arrivés en ville, Mullins et Ward pris de remords veulent retourner en arrière, mais en fait s'endorment dans la voiture ivre d'alcool.

C'est le témoignage d'Angelino Potzi, O'Neil serait le dernier à voir vu Bessy, inanimée sur les rails où il l'abandonne. On n'en saura pas davantage. Maigret quitte Tucson et s'envole pour Los Angeles et ne connaîtra pas l'épilogue de cette affaire.

Avec le roman *Maigret chez le coroner*, Georges Simenon atteint son plus gros tirage en langue française avec 610 000 exemplaires vendus.

Auparavant, *Trois chambres à Manhattan,* paru en 1946, que Simenon achève d'écrire à Sainte-Marguerite-du-Lac-Masson au Québec, le 26 janvier 1946, atteint la vente de 525 000 exemplaires. *Lettre à mon juge,* un roman publié en 1947 aux Presses de la Cité, atteint 470 000 exemplaires vendus et *La neige était sale* de 1948, 470 000 exemplaires. Les trois romans dits « de la destinée » ont atteint le statut de best-sellers.

La région de Moulin : Une ville à la Maigret ! Simenon/Maigret, L'affaire saint Fiacre

Les Mémoires de Maigret abordent des souvenirs de la carrière du policier. La rédaction est réalisée à Shadow Rock Farm, entre les 19 et 27 septembre 1950 dans une grande propriété isolée, où se trouvait une maison blanche du style qu'on appelle en Amérique « rambling » (errante). Son nom trouve son origine dans une vieille légende indienne. Dans le grand salon, il y a encore une immense cheminée en pierres grises à peine dégrossies, comme on n'en trouve que dans les très vieilles habitations. Le corps principal de cette demeure a été construit en 1760. C'est la vingt-sixième maison que Simenon habite. La maison se trouve à Lakeville dans le Connecticut, à deux heures trente de voiture de New York. *Les Mémoires de Maigret* sont écrites directement à la machine, la dactylographie n'a pas été précédée d'un manuscrit autographe. Il s'agit d'un tapuscrit sur papier pelure ; 144 feuillets ; corrections de l'auteur à l'encre noire, quelques corrections d'une autre main au stylo à bille bleu ; daté fictivement de : Meung-sur-Loire, le 27 septembre 1950. Il est conservé dans le Fonds Simenon à Liège en Belgique. Il existe une publication d'une préoriginale en feuilleton dans le mensuel *Constellation*, n°s 34-37 de février à mai 1951 (soit 4 livraisons). L'édition originale est achevée d'imprimer en janvier 1951, mais par erreur, l'achevé d'imprimer mentionne 1er trimestre 1950, au lieu de 1er trimestre 1951.

À la retraite, Maigret se retire à Meung-sur-Loire, et décide de rédiger ses mémoires afin de « rectifier » le portrait « plus vrai que nature » qu'a tracé de lui le romancier Simenon.

Dans cet opus, Simenon nous précise que Maigret est né en 1881, à Saint-Fiacre, un petit village campagnard de l'Allier, dans les environs de Moulins, dont il invente le nom. Au début des années 1920, Simenon travailla comme secrétaire du marquis de Tracy, au château de Paray-le-Frésil, aux environs de Moulins, dans l'Allier.

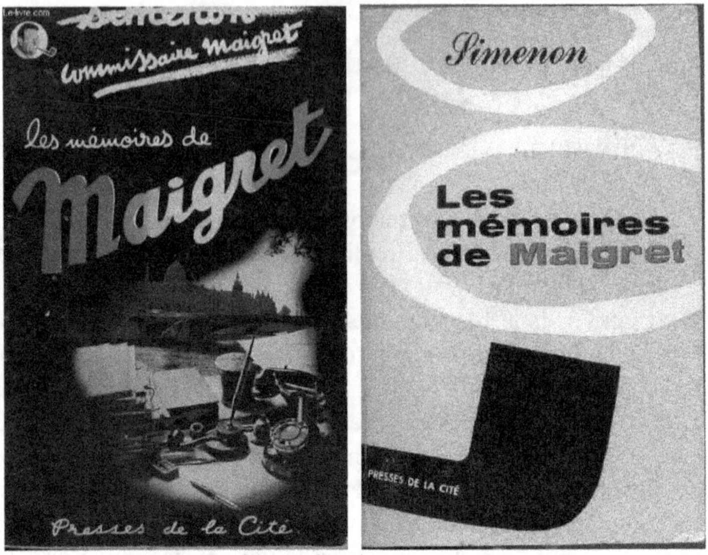

Photographies collection Jacques Jaume ©

Moulins, parfois dénommée Moulins-sur-Allier, est une commune du centre de la France située dans le nord du département de l'Allier, en région Auvergne-Rhône-Alpes. C'est la préfecture du département de l'Allier. Son agglomération s'étend le long de l'Allier. Moulins est historiquement la capitale de la province du Bourbonnais. Il faut lorsque l'on aime Simenon et Maigret s'y rendre pour ressentir l'ambiance de ce que j'appelle les « villes à la Maigret » ou « les villes à la Simenon ». Il y règne une atmosphère provinciale toute particulière qui transpire dans les romans de Simenon. Il faut se rendre à Moulins en descendant du train comme l'aurait fait Maigret dans cette petite gare, pour s'imbiber de l'« ambiance Maigret ». Ville moyenne ou petite ville (au dernier recensement de 2022, la commune comptait 19 344 Moulinois.)

La ville est dominée par la majestueuse cathédrale Notre-Dame de l'Annonciation, face au château. Elle s'élève avec grâce et sérénité vers le ciel moulinois et Maigret/Simenon l'ont admiré, y sont entrés et ont contemplé dans le trésor de la cathédrale : le célèbre triptyque de la Vierge en gloire (vers 1501) du « Maître de Moulins », dont l'identité demeura longtemps inconnue, maintenant identifié avec une certitude presque complète à Jean Hey, visible actuellement dans la chapelle des évêques.

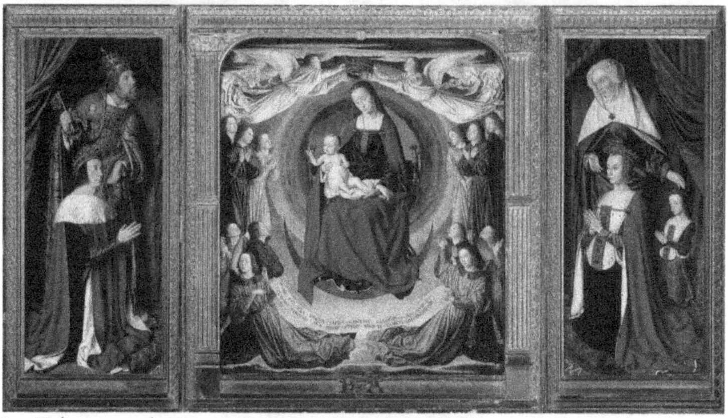

Le Triptyque de Jean Hey est une commande du duc Pierre II et de son épouse Anne de France pour la Collégiale, ou selon d'autres historiens de l'art, pour la Chapelle privée des ducs. Le Panneau central montre « la Vierge Marie en gloire », assise sur un trône et tenant sur ses genoux l'Enfant Jésus. Elle est entourée de 14 Anges répartis de part et d'autre - Photographie collection Jacques Jaume ©

On peut aussi y admirer le Triptyque des Aubery (1603), anonyme, d'influence flamande, huile sur bois :

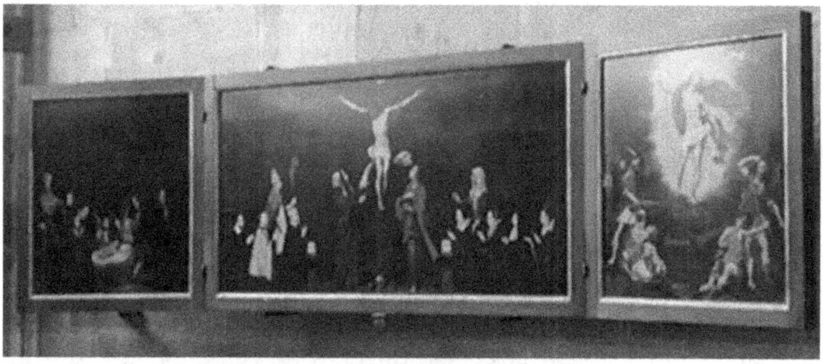

Photographie Jacques Jaume ©

Tout près le Jacquemart, tour horloge emblématique de la ville, marque le temps qui passe sur Moulins depuis sa construction par Jean II de Bourbon au milieu du XVe siècle.

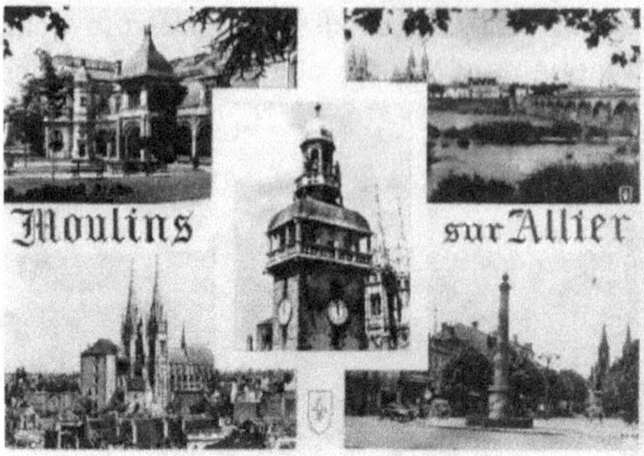

Collection Jacques Jaume ©

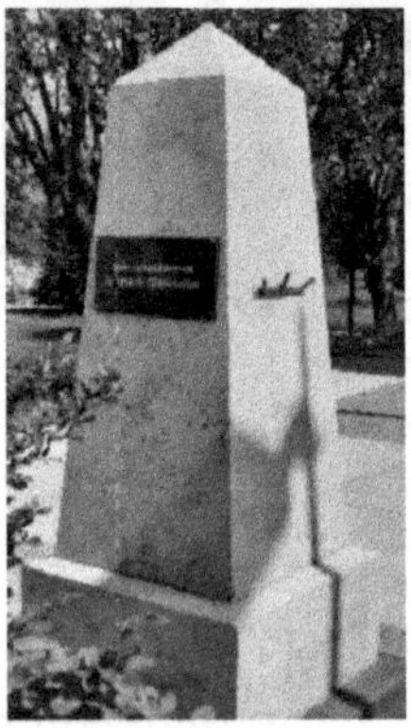

Moulin : Stèle commémorant la ligne de démarcation
Photographie Jacques Jaume ©

Saint-Fiacre, lieu de naissance du commissaire, se situe, comme un clin d'œil de Simenon, exactement au même endroit que Paray-le-Frésil.

En fait, dans le corpus des Maigret, il existe de nombreuses distorsions de temporelles et de lieux.

On le voit naître aussi en 1887 et les années 1884 et 1885 sont également évoquées. 1884, cette dernière date, la plus belle, correspondant à celle de la naissance du père de Simenon. Ce qui ne l'empêchera pas de n'avoir que 58 ans en 1967. Beaucoup conviennent que Maigret est né en 1887.

En fait Maigret a pris sa retraite en 1934, à l'occasion du roman intitulé *Maigret* écrit en janvier et publié en mars 1934.

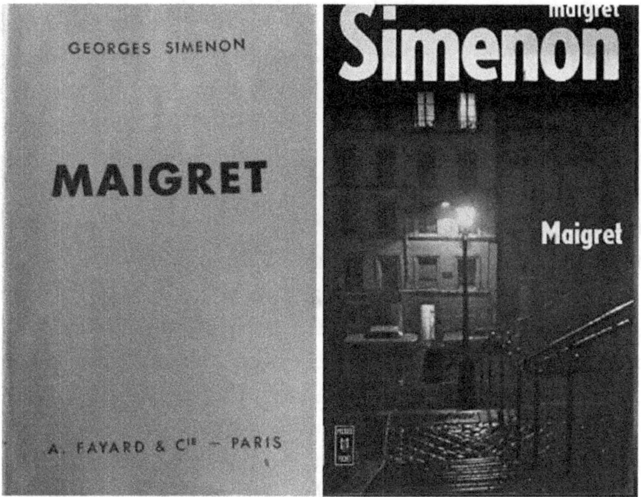

Maigret, 1934 - Édition originale, tirage de tête. Sur papier ordinaire. Mêmes caractéristiques que pour le tirage de tête, sauf : couverture beige papier fort, jaquette illustrée par Bécan. Nouvelle collection Georges Simenon - Collection Jacques Jaume ©

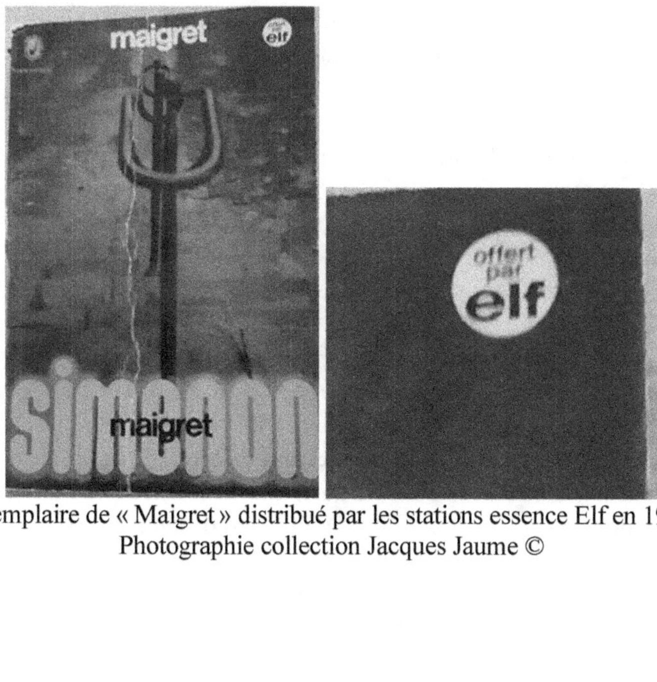

Exemplaire de « Maigret » distribué par les stations essence Elf en 1971- Photographie collection Jacques Jaume ©

Ce roman, le dix-neuvième de la série publiée par Fayard, devait être le dernier, ce qui explique que Maigret soit mis à la retraite. La question à laquelle de nombreux « biographes du commissaire Maigret » ont tenté de répondre est difficile. Simenon, dans ses romans, ne s'encombrait pas de ponctualité chronologique. Simenon pose que Maigret a, dans la plupart de ses romans, un âge moyen de 45 à 55 ans, son auteur se permet de vagabonder dans le temps sans souci de suivre une ligne définie.

Son père, Évariste, était régisseur dans un vaste domaine appartenant à la plus ancienne et plus riche famille du village. Sa mère sans profession meurt lors de l'accouchement de son deuxième enfant en 1895. Jules a alors huit ans, si on le fait naître en 1887 et reste donc enfant unique. La mort en couche de la maman de Jules résulte des suites de la maladresse du docteur Gadelle, un médecin alcoolique. Ce qui n'a rien d'anodin.

Bien évidemment c'est le drame absolu, Jules perd à la fois sa mère et un membre d'une fratrie, c'est un double deuil. Il reste enfant unique et cette solitude le poursuivra tout au long de sa vie. Seule son épouse Louise viendra combler cette plaie permanente. Nous retrouvons bien ici la « manière » de Simenon qui empile les situations de drames et de souffrances. Ce double deuil va immanquablement et imparablement marquer le jeune Jules Maigret ; ses relations avec la médecine et les médecins vont être tatouées au plus profond de la structuration de son personnage comme elles l'étaient pour Simenon.

Simenon est possédé et hanté par la maladie, l'affection, l'accident, la mésaventure pathologique et la mort ; pour lui tout semble tourner autour de cette obsession à laquelle la médecine et les médecins devraient répondre et qui ne le font pas vraiment.

Après la disparition de son épouse et de son bébé, Évariste Maigret confie son fils à sa sœur, qui a épousé un boulanger de Nantes. Le couple est sans enfant. Il y a donc une coupure brutale et bouleversante pour le jeune Jules qui vit alors un deuil absolu. Il perd sa mère et son bébé, son père, qu'il ne verra plus qu'épisodiquement et qui décédera un peu plus tard d'une pleurésie, à l'âge de quarante-quatre ans.

C'est à Nantes que Jules passera sa jeunesse et fera ses études, ne voyant son père que durant les vacances scolaires. Le rôle joué dans la vie de Maigret par le docteur Gadelle et sa pathologie, l'alcoolisme le rapproche de Simenon alcoolique aussi, y a-t-il identification ou exorcisme ?

Jules reste chez sa tante et entreprend à Nantes des études de médecine durant deux ans d'après la *Biographie de Maigret,* selon Jacques Baudou[52] ou trois années d'après *Maigret, le médecin de l'âme* par Muriel Wenger.

Maigret, nous le savons, n'a pas pu pratiquer la médecine du corps, il n'en est pas moins devenu, un enquêteur utilisant la méthode médicale pour tutoyer sa première vocation. Les deux hommes, Simenon et Maigret, ont interrompu leurs études de médecine à la suite du décès de leur père[53].

Dans *Maigret l'Affaire saint Fiacre* un médecin est dépeint comme incompétent : le docteur Bouchardon.

Le roman, écrit et édité en 1932, sera adapté au cinéma en 1959 par Rodolphe-Marie Arlaud et Jean Delannoy, avec des dialogues de Michel Audiard. Avec : Jean Gabin (Maigret), Valentine Tessier, Michel Auclair, Michel Vitold, Robert Hirsch, Paul Franckeur.

---

[52] 1885 Naissance de Jules Amédée François Maigret à Saint-Fiacre (note de Baudou : « Dans *Monsieur Gallet, décédé*, premier volume publié par Fayard en 1931, le biographe crédite Maigret, à la date du 27 juin 1930, d'un âge de 45 ans. Ce qui situe sa naissance soit au deuxième semestre 1884, soit au premier semestre 1885. Gilles Henry, dans son *Commissaire Maigret, qui êtes-vous ?* penche pour 1884, parce que c'est l'année de naissance du père de Simenon et que cela vient renforcer sa thèse "biographique". La mise à la retraite de Maigret en avril 1940 accrédite bien plutôt une naissance en avril 1985. »
1893 Mort de la mère de Maigret
1897 Son père met Maigret en pension comme interne au lycée Banville de Moulins
1902 Maigret entame des études à l'école de médecine de Nantes
1905 Mort du père de Maigret, qui interrompt ses études et part à Paris, où le hasard d'une rencontre le fait entrer dans la police (voir *Les mémoires de Maigret*)
1911 Maigret devient secrétaire du commissariat de quartier Saint-Georges

[53] Rappelons qu'à part les médecins légistes qui ont un rôle particulier, Maigret rencontre des médecins dans quelque 52 romans du corpus Maigret qui compte 75 romans et les 28 nouvelles (réunies en trois articles) relatant les enquêtes du commissaire Maigret, écrits par Georges Simenon entre 1930 et 1972, en y incluant les romans où un médecin apparaît au moins une fois et dans 8 nouvelles. Des médecins jouent un rôle prépondérant, leur rôle n'est pas quelquefois positif.

Jean Delannoy, comme d'ailleurs Jean Gabin, ne voulait pas tourner un deuxième Maigret, alors que le premier, *Maigret tend un piège*[54], sorti en 1958, avait eu un énorme succès. Ce sont les producteurs et nous les comprenons qui ont eu raison de leurs réticences. Jean Gabin jouera une nouvelle fois Maigret dans *Maigret voit rouge* en 1963, film réalisé par Gilles Grangier.

Le commissaire Maigret est de retour à Saint-Fiacre, rappelons-le, village imaginaire situé dans les *Mémoires de Maigret* près de Moulins, inspiré de celui de Paray-le-Frésil.

Georges Simenon a vécu une année dans l'Allier à 20 ans, du printemps 1923 à l'été 1924. Durant cette période, il était secrétaire d'un aristocrate, le marquis Raymond d'Estutt de Tracy, qu'il appelait son « second père », et vivait dans son château de Paray-le-Frésil. C'est d'ailleurs dans ces lieux qu'il forgea sa volonté de devenir un écrivain célèbre.

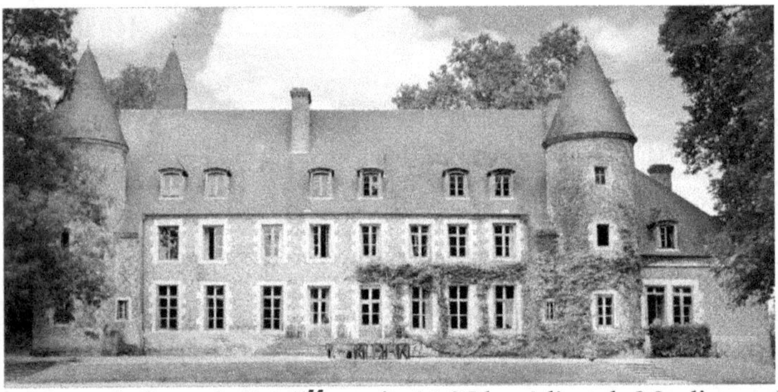

Le château de Paray le Frésil[55] est situé à 25 km à l'est de Moulins - *« Le château du célèbre... Commissaire Maigret ! »*
Collection Jacques Jaume ©

---

[54] À noter que dans *Maigret tend un piège,* le meurtrier est un malade mental qui réalise des meurtres sur des femmes isolées avec un caractère sexuel pathologique. Simenon fait ce que l'on appelle en médecine une « observation » sur un tueur en série soutenu par une psychopathologie existante et terrifiante. Simenon avant d'écrire son roman s'est obligatoirement instruit auprès de médecins, de médecins psychiatres connaissant ces pathologies.

[55] Édifice de la fin du XVIe siècle, flanqué de tours, remanié au XVIIIe. Une aile est ajoutée au XIXe siècle, détruite ensuite par un incendie. Le château actuel se présente comme un corps de bâtiment unique auquel a été ajouté un petit corps de bâtiment plus bas. Une tour carrée et une tour ronde marquent les extrémités sud-est et sud-ouest. Une autre tour ronde marque la limite entre le

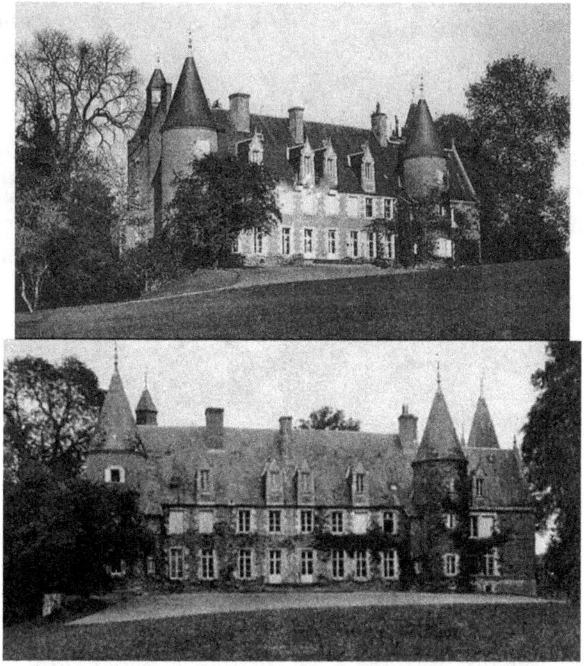

Le château de Paray le Frésil - Collection Jacques Jaume ©

« Ce beau château en briques de l'époque Louis XIII, est dans la même famille depuis 1640, les d'Estutt de Tracy.

Entre 1923 et 1924, un jeune homme, Georges Simenon, s'installe au château comme secrétaire du Marquis de Tracy. Une année déterminante pour lui, car c'est ici que lui vient sa vocation de devenir écrivain.

Ces précieux souvenirs, il les transcrit en 1931 dans une des enquêtes du Commissaire Maigret, « L'Affaire Saint-Fiacre ».

On découvre dans ce roman que le père du petit Jules Maigret était le régisseur du château (fictif) de Saint-Fiacre, curieusement similaire à celui de Paray... et que c'est en ces lieux que le futur commissaire vit le jour !

---

corps de bâtiment principal et le corps de bâtiment plus petit sur la façade est. Les maçonneries sont en briques polychromes rouges et bleues. À droite se dresse une tour carrée, vestige de l'ancien donjon médiéval. À l'intérieur du château, une bibliothèque ornée de boiseries a échappé à l'incendie. Ce château est un bon exemple de l'architecture civile bourbonnaise.

Aujourd'hui encore, les passionné(e)s de Maigret viennent au village et séjournent au château qui propose des chambres d'hôtes[56].

Il existe un film documentaire, *Simenon, Maigret et le marquis*, écrit et réalisé par Jacques Santamaria et Jacques Tréfouël, sorti en France en 2003 :

« *Le film retrace l'année passée par Georges Simenon, alors âgé de 20 ans, auprès du Marquis de Tracy en qualité de secrétaire particulier. Découvrant un monde dont il soupçonnait à peine l'existence (l'aristocratie d'affaires du XIXe siècle), Simenon fait, sans le savoir, en cette année 1923-1924, son marché de romancier.*

S'imprégnant de tous les lieux, croisant des êtres qui le marqueront à jamais (comme le régisseur du Marquis qui servira de modèle au père de Maigret), Simenon se souviendra de ce séjour en transposant décors et personnages réels dans des romans comme "L'affaire de Saint-Fiacre", "M. Gallet décédé", "Les Suicidés", "Le Cheval blanc", "Le Passage de la ligne", etc. [57]»

« *Simenon tire le diable par la queue, alors qu'il vient de débarquer à Paris. Il est embauché dans une ligue patriotique d'anciens combattants à la ligne conservatrice. Parmi les soutiens de cette ligue, la famille de Tracy. Le marquis de Tracy vient de perdre son père et cherche un secrétaire particulier pour l'aider à gérer les affaires* ». Nous révèle Joël Talon, président de l'association Simenon en Bourbonnais.[58]

Simenon atermoie avant d'accepter le poste de secrétaire que lui offre Tracy (qu'il appelle son « second père »). Il vient de se marier avec Tigy, sa première épouse, et craint de s'ennuyer loin de Paris. Tracy ne se contente pas d'un simple secrétaire. Le marquis de Tracy est très riche et fait partie de la très haute aristocratie française. Il a la trentaine lorsqu'il il embauche Simenon et a eu une vie oisive à l'image un peu de Maurice dans *L'affaire Saint-Fiacre*,

---

[56] La Gazette des Châteaux - Facebook

[57]https://www.film-documentaire.fr/4DACTION/w_fiche_film/11355_0

[58] *L'année de Georges Simenon dans l'Allier, retracée* La Montagne - Par Mathilde Duchatelle - Publié le 02 avril 2023 :
https://www.lamontagne.fr/paray-le-fresil-03230/actualites/quand-georges-simenon-buchait-dans-lallier_14288057/

il fait partie du jockey club. Il possède entre 2 000 et 3 000 hectares de terres dont 1 000 dans l'Allier. La famille vit de ses rentes.

« *À Paris, en 1923, la Première Guerre mondiale est déjà loin. Pas dans l'Allier. Les monuments aux morts ont été érigés peu de temps avant. La population a payé un lourd tribut. Ce sont des gens âpres qui gagnent difficilement leur croûte. Ils ne sont pas dans la frivolité. Toutes ces personnes qu'il croise, il s'en souvient. Et quand la sauce prend avec Maigret, il faut lui donner une filiation. Il sera le fils du régisseur du château de Paray, renommé Saint-Fiacre. Il écrit qu'il s'inspire de Pierre Tardivon, qui gère l'empire rural des Tracy. Cet homme le fascine, lui qui fait fructifier ces milliers d'hectares. Dans ses mémoires, Simenon parle d'une quinzaine de domaines agricoles dans l'Allier : à Paray-le-Frésil, Chevagnes, la Chapelle-aux-Chasses...* » Nous dit Mathilde Duchatelle

Il repère très vite les talents encore inexploités de Simenon et, chaque jour, l'emmène à Nevers où le futur romancier disposera d'une place privilégiée au sein de *Paris-centre,* le journal de Tracy.

C'est à Paray-le-Frésil, un village d'un peu moins de 400 habitants, dans la communauté de communes du Pays de Chevagnes Sologne bourbonnaise, que Simenon crée précisément le personnage de Maigret. Le régisseur du château de Paray, Tardivon, va inspirer des personnages identiques dans *Les Larmes avant le bonheur*, *Les Mémoires de Maigret* et, bien sûr, dans *L'Affaire Saint-Fiacre*. Il entretient avec ce Tardivon des relations sympathiques, qui lui serviront plus tard de modèle pour le père de Maigret.

La période de la vie de Simenon à Paray-le-Frésil l'a assez marqué pour qu'il en fasse renaître des personnages dans différentes de ses œuvres. Par exemple le marquis de Tracy devient de Tercy dans *La Fiancée aux mains de glace* (1932) et de Peralta dans *Deuxième Bureau* (1933), ou aussi le prince de Bourbon dans *Monsieur Gallet décédé* (1931). Il garde de cette période un magnétisme pour la vie aristocratique, qu'il va quitter en allant à Paris en 1924, pour vivre de sa plume.

La femme de Simenon, Tigy, non admise au château, loge dans une chambre dans le village. Le marquis a besoin d'un secrétaire à sa disposition d'une façon permanente. Il impose donc à Simenon notamment de coucher dans les annexes du château de Paray-le-

Frésil… mais sans sa femme, qu'il vient d'épouser. Elle ne vit pas directement à côté de lui. Elle descend au « Fourneau » à Bourbon-Lancy, commune française du département de Saône-et-Loire en région Bourgogne–Franche-Comté, qui est connue, pour sa station thermale, la dernière encore en activité en Bourgogne avec celle de Saint-Honoré-les-Bains.

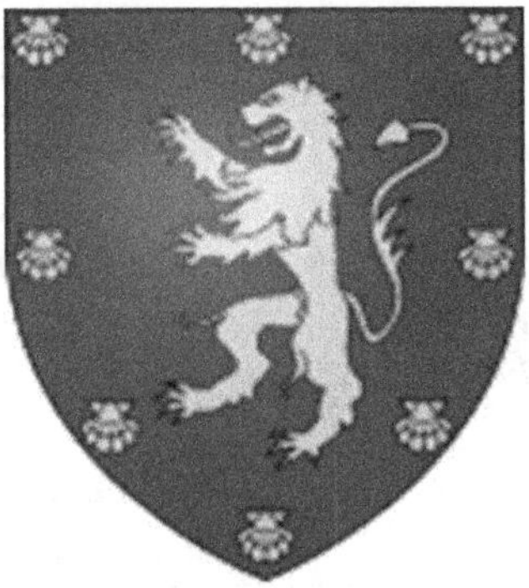

Blason de la ville Bourbon-Lancy (Saône-et-Loire)

À la fin de son travail, Simenon la rejoint et il rentre le matin au château de bonne heure. Simenon fréquente Nevers, où le marquis de Tracy possède le journal *Paris-Centre* basé 3 rue du Chemin de fer. Le tout jeune Simenon, fraîchement arrivé de sa Belgique natale, infiltre un nouvel univers.

Simenon avait fait ses premières armes à *La Gazette de Liège* (ligne conservatrice peut-être proche d'un réseau qui s'activait à Paris), il va avoir une expérience en tant que pigiste, dédié au traitement des faits divers à Nevers.

Simenon se souviendra de son séjour dans l'Allier, des noms et des lieux sont à rechercher dans la globalité de son œuvre :

Dans *Les inconnus dans la maison*, paru en 1940, le roman se déroule à Moulins dans l'Allier, au début des années 1940.

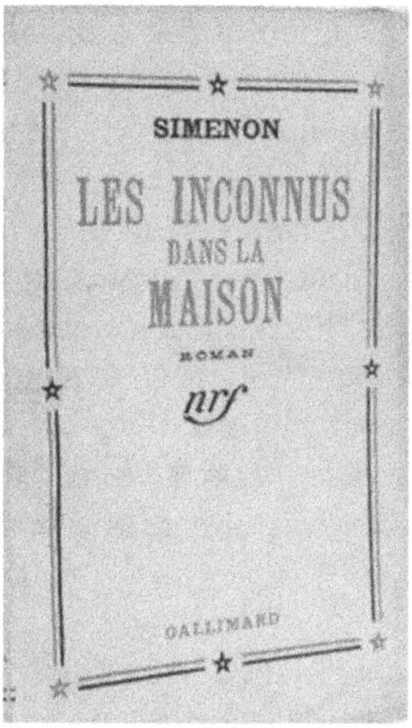

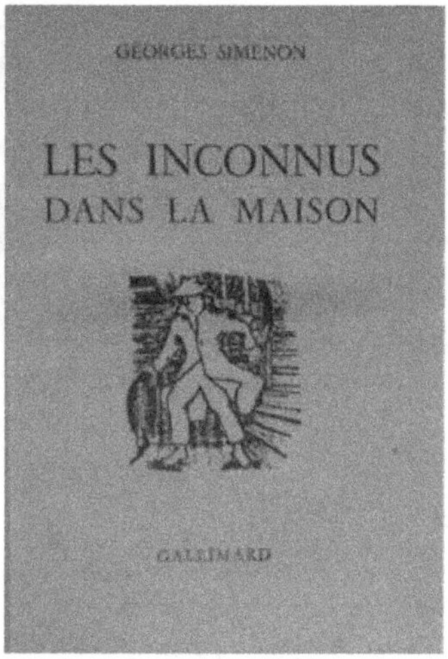

Les inconnus dans la maison, parue en 1940 -
Photographies collection Jacques Jaume ©

Dans ***Le Train***, roman publié en 1961, Simenon fait encore une référence à Moulins. Il écrit ce roman à Noland, en Suisse, entre le 18 et le 25 mars 1961.

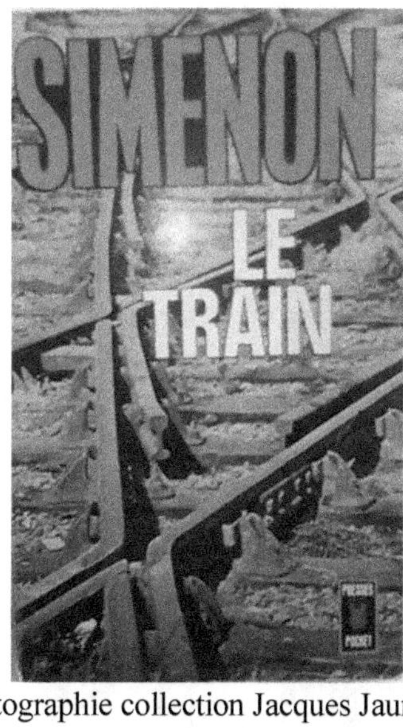

Photographie collection Jacques Jaume ©

Le Deuxième bureau, roman d'aventure et d'espionnage que Simenon écrit sous le pseudonyme Georges Sim, se déroule au château de Chevagnes dans l'Allier. Simenon le rédige à Paris avec une préoriginale en feuilletons dans l'hebdomadaire *Ric et Rac*, du 31 octobre 1929 au 6 janvier 1930, achevé d'imprimer en septembre 1933 à Paris, J. Tallandier. L'intrigue fait que tandis que son mari, Henrico, se livre à une partie de chasse avec des invités, la marquise de Peralta disparaît de son château de Chevagnes. Peu après son départ, une bombe explose au château, mais le marquis et son ami Kouchine préfèrent ne pas mêler la police à cette affaire. Un des chasseurs, Gaston Louette, tente pourtant d'élucider le mystère.

Dans *La veuve Couderc*, on note un passage à Montluçon et sur le canal de Berry, un roman policier de Georges Simenon, paru en 1942 aux éditions Gallimard. On y retrouve deux protagonistes fortement distants l'un de l'autre par leur origine et leur caractère, qui trouvent dans la frustration qu'ils ont supportée un rapprochement que la passion fera éclater. Il se déroule à Le Gué-de-Saulnois, village entre Saint-Amand-Montrond et Montluçon dans l'Allier en 1942.

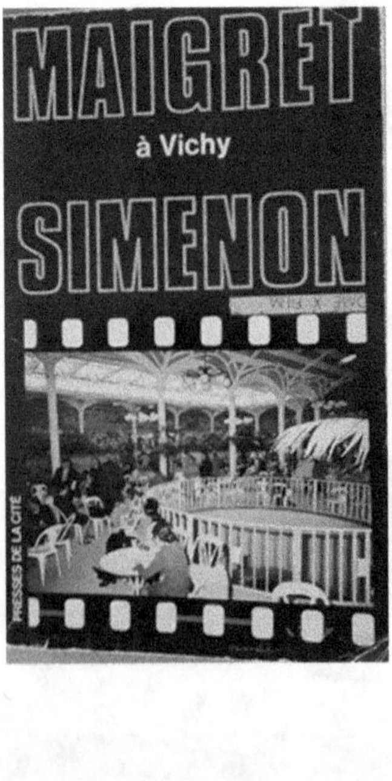

Et ainsi dans *Maigret à Vichy*, publié en 1968, écrit entre les 5 et 11 septembre 1967, Maigret opère une cure à Vichy quand a lieu l'assassinat d'Hélène Lange. Un ancien inspecteur de Maigret devenu commissaire à Clermont-Ferrand, Lecœur, conduit l'enquête que Maigret comme à son habitude va intégrer tout en poursuivant sa cure.

Photographie
collection Jacques Jaume ©

Son roman ***Les Suicidés*** aura pour cadre Nevers, que l'on retrouve également dans d'autres romans. Il y logeait dans un hôtel, 7 rue Creuse (plaque).

Cette période bourbonnaise aura eu un impact certain sur le destin personnel et littéraire, sur la psychologie de Simenon et bien évidemment sur sa production d'écriture.

L'affaire Saint Fiacre est située à une vingtaine de kilomètres au nord-est de Moulins dans le département de l'Allier où Jules Maigret a passé son enfance, à l'invitation de la comtesse de Saint-Fiacre. Elle connaît bien le « petit Jules » devenu commissaire, car le père de Maigret fut régisseur du domaine du château des Saint-Fiacre.

Le film avec Valentine Tessier, une actrice française, née le 5 août 1892 à Paris et morte le 11 août 1981 à Vallauris, qui interprète la comtesse de Saint-Fiacre, induit parfaitement la relation mère-fils avec Jules Maigret. Déçue par le comportement de son fils, elle semble se rapprocher de Jules comme si elle l'adoptait et se confie à lui en lui demandant en fait de la protéger comme une mère demande à son fils de la protéger. On va rencontrer dans ce roman : Jean Métayer, amant et secrétaire de la comtesse (comme Simenon lui-même a été secrétaire du comte de Tracy) et collaborateur au Journal de Moulins à Nevers (comme Simenon l'a été à Paris-Centre) ; Gautier, le régisseur du château (successeur du père du commissaire, Évariste Maigret) ; le comte Maurice de Saint-Fiacre, fils de la comtesse qui la déçoit et vit une existence non conforme aux Saint-Fiacre alors que le petit Jules, lui, possède une notoriété qui leur aurait plu.

La rédaction du manuscrit de *L'Affaire Saint-Fiacre* se fera à la villa *Les Roches grises*, boulevard de Bacon (anciennement James-Wyllie), Cap-d'Antibes dans les Alpes-Maritimes, en janvier 1932. Mais, selon les archives secrétariales et le livre de comptes de Simenon, en janvier 1931. Ce manuscrit a été détruit par l'auteur. Il y a eu une publication d'une préoriginale, en feuilleton dans le quotidien L'Union *républicaine de l'Aisne* à Vervins, commune française située dans le département de l'Aisne, en région Hauts-de-France. L'édition originale est achevée d'imprimer en février 1932. À Paris, A. Fayard ; 19 x 12 cm, 251 pages ; couverture illustrée avec une photographie de Hug Block, dans la Collection des romans policiers.

Il exista des traductions, en allemand : *Maigret und die Affäre Saint-Fiacre*. En anglais : *Maigret and the Countess* (première édition américaine 1940), toujours en 1940 : *The Saint-Fiacre Affair* (première édition anglaise). On trouve aussi : *Death of a Countess*, Maigret Goes Home, *Maigret and Home Ground*. En italien, *Il caso Saint-Fiacre* et *Maigret e il caso Saint-Fiacre.*

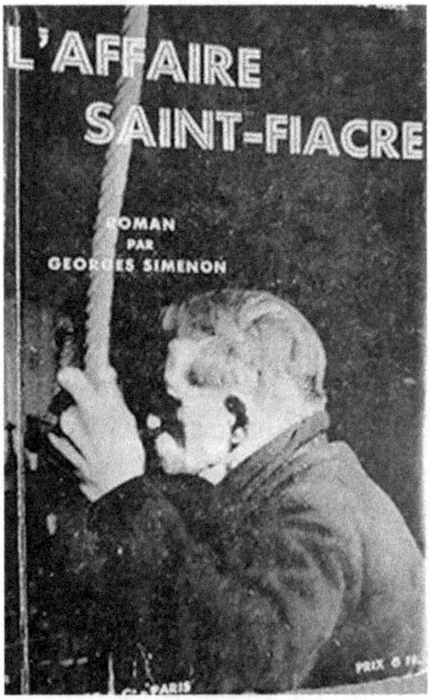

L'Affaire Saint-Fiacre, achevée d'imprimer en février 1932. À Paris, A. Fayard ; 19 x 12 cm, 251 pages ; couverture illustrée avec une photographie de Hug Block, dans la Collection des romans policiers - Collection Jacques Jaume ©

Adaptations pour la télévision : Sous le titre *The Countess*, téléfilm anglais, scénario : Roger East, avec : Rupert Davies (Maigret), Ewen Solan, Helen Shingler, Neville Jason, Victor Lucas, William Franklyn, Clive Morton, William Mervyn, Philip Stone, Colin Jeavons… Première diffusion : BBC TV (Grande-Bretagne), le 28 novembre 1960.

L'affaire Saint-Fiacre, téléfilm français de Jean-Paul Sassy : adaptation et dialogues : Jacques Rémy et Claude Barma, avec : Jean Richard (Maigret), Jean-Paul Zehnacker, Didier Sauvegrain, André Lacombe, Pierre Viard, François Dalou, Dominique Zardi, Vincent Gauthier, Eric Desmaretz, France Delahalle... Première diffusion : Antenne 2 (France), le 22 mars 1980.

Maigret on Home Ground, téléfilm anglais de James Cellan Jones dont le scénario : Robin Chapman, avec : Michael Gambon (Maigret), Geoffrey Hutchings, Daniel Moynihan, Jonathan Adams, James Clyde, John Warnaby, Gareth Thomas, Paul Brightwell, Eva Orkeny… Première diffusion, le 9 mars 1992 (?).

Maigret et l'affaire Saint-Fiacre, téléfilm français de Denys de la Patellière, scénario : Denys et Alexandre de la Patellière, avec : Bruno Crémer (Maigret), Anne Bellec, Jacques Spiesser, Pierre Gerard, Jacques Giraud, Nicolas Moreau, Claude Winter, Marie Verdi, Arno Chevrier, Jacques Sereys… Première diffusion 1995.

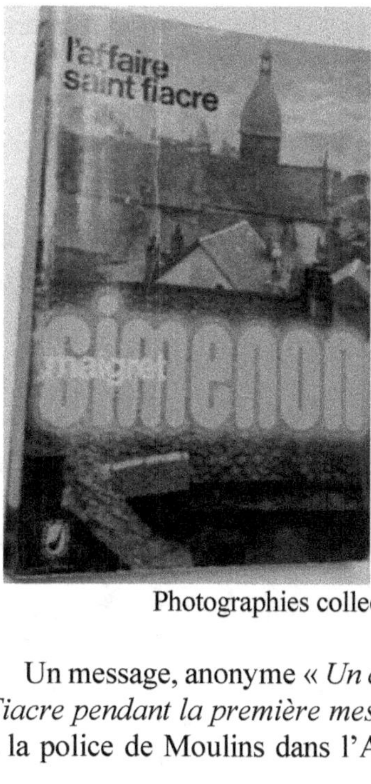

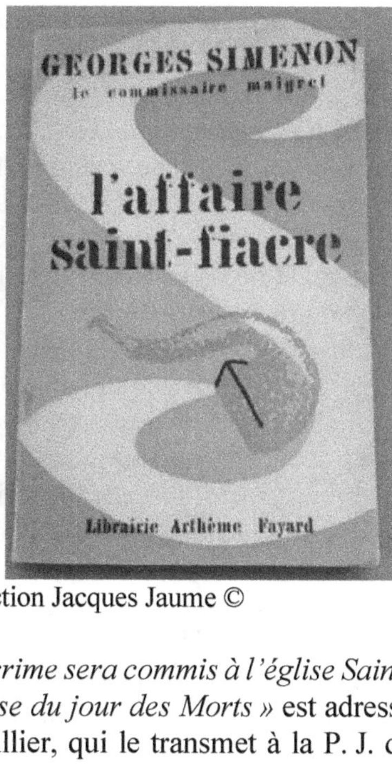

Photographies collection Jacques Jaume ©

Un message, anonyme « *Un crime sera commis à l'église Saint-Fiacre pendant la première messe du jour des Morts* » est adressé à la police de Moulins dans l'Allier, qui le transmet à la P. J. de

Paris. Le commissaire Maigret, qui a passé son enfance à Saint-Fiacre où son père était régisseur au château, se rend aussitôt sur place.

Le 1er novembre, à Saint Fiacre, Maigret assiste à la messe de six heures, au cours de laquelle la comtesse de Saint-Fiacre, une veuve de soixante ans, meurt… d'une soi-disant crise cardiaque.

Maigret conçoit que la mort pourrait être provoquée par une violente émotion et nous verrons que cela est très discutable. Il découvre, dans le missel de la comtesse, une coupure du *Journal de Moulins* qui annonce le décès de son fils unique, Maurice qui a trente ans. La coupure indique qu'il se serait suicidé, ne pouvant accepter davantage le déshonneur que sa mère provoque en entretenant, dans la maison familiale, un jeune homme de trente ans, Jean Métayer qui lui tient à la fois de secrétaire et d'amant.

Maurice, Comte de Saint-Fiacre, arrive de Paris pour demander comme il en a l'habitude à sa mère de l'argent.

La coupure de presse est fausse et le coupable a tout fait pour la placer en évidence dans le missel de la comtesse au jour dit, afin qu'elle le découvre pendant la messe voulant provoquer un arrêt cardiaque. Nous pouvons noter ici que médicalement parlant une forte émotion, négative ou même positive, peut entraîner un arrêt cardiaque, mais que cela est toutefois rare. Il faut un « terrain favorable » avec une pathologie suffisamment grave pour le produire. En tout état de cause, il est médicalement impossible de prévoir une telle réaction et d'en être certain. Ici Simenon se méprend et décrit un déroulé événementiel très aléatoire. C'est un biais certain de cette histoire.

Maigret enquête sur les lieux mêmes où il a grandi et passé une partie de son enfance. Durant ce laps de temps, le domaine de la famille Saint-Fiacre ne ressemble absolument plus à celui dont son père s'occupait. Après la mort du Comte de Saint-Fiacre, les ventes de terrains se sont succédé et précipitées afin de subvenir aux folles dépenses de Maurice Saint-Fiacre, et les nombreux amants-secrétaires particuliers de la comtesse se sont chargés de finir de dilapider la fortune. En fait les Saint-Fiacre sont ruinés et Maigret affecté par cette déchéance le constate.

Qui donc pouvait vouloir la mort de la vieille dame ? Est-ce le curé du village, qui aurait trouvé le comportement de sa paroissienne déplacé ? Métayer, son dernier amant-secrétaire en date ? Gautier, le régisseur du château, pour venger son fils Émile Gautier, un ancien amant de la comtesse rejeté ? Le docteur Bouchardon ?

C'est Paul Louis Frankeur, né en 1905 à Paris et mort à Nevers en 1972, qui interprète merveilleusement le docteur Bouchardon avec sa sacoche dans le film de Jean Delannoy. Son interprétation est très intéressante. Paul Louis Frankeur est vraiment le médecin de campagne tel qu'on le concevait.

Les investigations de Maigret ne l'amènent nulle part, tracassé qu'il est par ses souvenirs et le fait qu'il ne veut pas salir ses « images souvenir » et la présence tutélaire de son père au cœur de l'ambiance du château. Maigret l'orphelin, l'isolé, se retrouve plongé dans cette enquête où on l'a amené volontairement au cœur de son enfance et en présence aussi bien de son père qu'il évoque que de sa mère et de son bébé mort dont il ne parle pas à l'image de Simenon dont la mère l'ignore. L'image de la mort en couche de la mère de Maigret en dit long sur les relations mère-fils de Simenon avec sa mère. Simenon n'est-il pas cet enfant « mort-né », mort à l'amour de sa mère ?

Maigret, dans l'affaire Saint-Fiacre, se plonge au plus profond de lui-même. Il explore son enfance, le monde aristocratique inaccessible pour l'enfant qu'il était et qu'il dissèque maintenant par sa position de commissaire qui dans cette ambiance le fait dominer ce monde qui devait lui rester étranger. Que pense-t-il de la conduite et du comportement de la comtesse et de ses amants qui prennent la place, dans le lit conjugal, de Monsieur le Comte que son père vénérait et que lui-même vénérait et admirait comme un héros inaccessible ? Simenon ne provoque-t-il pas sa propre mère ? Simenon, comme à son habitude, en posant simplement les situations, nous interroge et nous provoque aussi bien dans le monde intime de notre morale que dans celui de nos sentiments profonds et enfouis sans rien nous imposer, simplement en décrivant et suggérant des situations qui demeurent seulement esquissées.

Maigret a le désir de ne pas délabrer ce qui a modelé l'éclat, la hauteur et un certain sens des valeurs qui le relient à son enfance.

Le comte Maurice de Saint-Fiacre organise un souper le lendemain de l'enterrement de sa mère et il y il convie tous les potentiels suspects du meurtre de sa mère, car cela ne fait aucun doute, madame la comtesse de Saint-Fiacre a été assassinée. Maigret est bien évidemment présent à ce dramatique dîner. Ici Simenon semble s'inspirer d'Agatha Christie qui d'une manière rituelle fait confronter son héros Hercule Poirot aux différents protagonistes, tous potentiels suspects, de l'affaire qu'elle vient d'écrire. Poirot est au centre et à la manœuvre d'un jeu de rôle qui finira par la désignation du coupable qui a généré l'affaire qu'Agatha Christie a, elle qui ne façonne pas d'esquisses comme Simenon, minutieusement, méticuleusement et obsessionnellement écrite et décrite.

Le maître de maison qui est maintenant le comte Maurice de Saint-Fiacre, que l'on croyait blasé et détaché, arrive à mener un jeu subtil pour mettre mal à l'aise le coupable et qu'il se révèle lui-même. Il met en place une mise en scène macabre, mais qui subtilement conduit l'assassin à se dévoiler malgré lui. Émile Gautier par l'action du vin dont il exagère la consommation perd son discernement et son flegme ; avec une arme chargée à blanc il tire sur le nouveau comte de Saint-Fiacre, qui par ce drame semble avoir pris la place que personne ne pensait qu'il puisse faire, celle de son père.

Émile est employé de banque à Moulins, il a réalisé avec la complicité de son père une opération financière afin de racheter le domaine des Saint-Fiacre, que la comtesse a vendu morceau par morceau. Ils possèdent même les hypothèques qui grèvent ce qui en reste. À la mort de la comtesse, ils devaient faire main basse sur les restes du domaine et solder leur rachat. Cette combine leur aurait permis de devenir propriétaires du domaine de Saint-Fiacre et de prendre la place de Maurice.

La justice ne pourra rien contre Émile Gautier, qui n'est que coupable d'une farce d'un très mauvais goût en annonçant le suicide de Maurice à sa mère. Mais elle pourra empêcher les fourbes d'aboutir dans leur projet d'acquérir les terres de Saint-Fiacre.

Dans cette mésaventure que vit pleinement Maigret en dehors de l'escroquerie, Simenon y met subtilement une autre dimension. En effet sans le vouloir, à la manière de Simenon, Maigret par sa présence et sa prestance réhabilite le nom et le titre des Saint-Fiacre et en étant le catalyseur de cette mésaventure permet à Maurice de reprendre la place de son père et réhabilite la mémoire de la comtesse.

Par cette affaire, la simple présence de Maigret « ressuscite » le nom des Saint-Fiacre ainsi que leur domaine. À la manière d'une présence protectrice, le père de Maigret dans l'écriture de Simenon ne semble pas étranger à cette « résurrection » induite par son fils. En fait, Maigret par et dans cette aventure replace son père au centre du domaine dans lequel il avait vécu et pour lequel il avait donné sa vie. Maigret, lui, ne pouvant pas donner sa vie à la médecine, il la met au service de la vérité et des malheurs des gens, des personnes et des personnages qu'il croise tout au long de ses enquêtes à la manière d'un médecin pour essayer de soulager leurs peines et leurs souffrances.

Simenon dans l'affaire Saint-Fiacre fait intervenir un médecin, car Simenon ne peut pas se passer de médecins et de médecine.

Ce médecin c'est le Docteur Bouchardon. Avec son nom, Simenon s'amuse comme le font les auteurs et comme avec Nathalie Rivière nous l'avons fait avec certains noms de nos personnages. Hippolyte qui s'occupe de chevaux en est un exemple dans nos romans policiers où intervient le Docteur Langevin dont le nom lui aussi n'est pas anodin.

Bouchardon, n'est qu'un morceau, un bout de chardon avec ses piquants hérissés qui font que l'on ne sait pas comment le prendre et surtout comment il pratique sa médecine qui semble pour le moins curieuse. Le Docteur Bouchardon, on ne connaîtra jamais son prénom, ce qui fait qu'il n'est bien qu'un bout de chardon tout simplement.

Le meurtre se déroule dans l'église de Saint-Fiacre où Maigret, le petit Jules à l'époque, était enfant de chœur. Madame de Saint-Fiacre se tenait immobile et le sacristain s'avance vers elle en même temps que Maigret :

« Ils furent deux tout près d'elle, à s'étonner de son immobilité, à chercher à voir le visage que cachaient les mains jointes[59]*.*

Maigret, impressionné, toucha l'épaule.

---

[59] Page 17 de mon ouvrage sur lequel je travaille de la librairie Arthème Fayard du quatrième trimestre 1964, voir photographie.

Le corps vacilla, comme si son équilibre n'eût tenu qu'à un rien, roula par terre, resta inerte

La comtesse de Saint-Fiacre était morte. »

On avait transporté le corps dans la sacristie où on l'avait étendu sur trois chaises mises côte à côte. Le sacristain était sorti en courant pour aller chercher le médecin du Hameau... »

Par la suite Simenon introduit un élément dramatique stupéfiant qui crée l'épouvante, comme si ce crime impossible, puisque lui-même le relève une ligne plus tard, comme pour souligner ce qu'il avance comme un mystère maléfique : *« Comment pouvait-il y avoir eu crime ? »*

Qui suit immédiatement : « *...une église où un crime a été commis doit être à nouveau sanctifiée par l'évêque... »*

Phrase que personne ne relève, mais qui dit à elle seule qui est Simenon et son génie. Pourtant quelques lignes plus en avant Simenon précise : « *Il n'y eut que Maigret à ne pas communier.* »

Bien que Maigret/Simenon ne communie pas, ils restent chrétiens peut-être des plus fervents. Maigret analysant et se rappelant de moindres détails du rituel de la messe. Simenon, qui peut être éloigné de sa religion, reste toutefois croyant et attaché aux rites catholiques.

En fait, Simenon au lieu d'employer le terme *« sanctifiée »* aurait dû retenir le terme « *réconciliée* », mais avouons-le l'impact littéraire et dramatique aurait été moins puissant.

Au fait de la chose religieuse, Simenon veut marquer le lecteur et l'émouvoir pour élargir un simple meurtre à une profanation, une ignominie qui frappe directement Maigret et l'ensemble de son histoire. La globalité de sa Personne. Nous apprenons par la suite que le père de Maigret est enterré dans le cimetière de l'église, donc en terre consacrée qui vient d'être souillée par la profanation due au meurtre de la comtesse. Notons que la mère de Maigret morte en couche n'est nullement évoquée par Simenon, ni d'ailleurs l'enfant qui devait naître.

Afin de nous rendre compte de l'état d'esprit dans lequel Simenon nous présente Maigret, gorgé de la peine ressentie par le manque de son père, de sa mère et de son bébé, nous pouvons lire au début du chapitre III, *L'enfant de chœur :*

« *Maigret quittait le comte de Saint-Fiacre devant la grille du cimetière. Une vieille, assise sur un petit banc qu'elle avait apporté, essayait de vendre des oranges et du chocolat.*

Les oranges ! Grosses ! Pas mûres ! Et glacées... Cela allongeait les dents, raclait la gorge, mais, quand il avait dix ans, Maigret les dévorait quand même, parce que c'étaient des oranges.

Il avait relevé le col de velours de son pardessus. Il ne regardait personne. Il savait qu'il devait tourner à gauche et que la tombe qu'il cherchait était la troisième après le cyprès.

Partout, alentour, le cimetière était fleuri. La veille, des femmes avaient lavé certaines pierres à la brosse et au savon. Les grillages étaient repeints.

"Ci-gît Évariste Maigret..."

— *Pardon ! On ne fume pas...*

Le commissaire se rendit à peine compte qu'on lui parlait. Il fixa enfin le sonneur, qui était en même temps gardien du cimetière, poussa sa pipe tout allumée dans sa poche.

Il ne parvenait pas à penser à une seule chose à la fois. Des souvenirs affluaient, souvenirs de son père, d'un camarade qui s'était noyé dans l'étang Notre-Dame, de l'enfant du château dans sa voiture si bien carrossée...

Des gens le regardaient. Il les regardait. Il avait déjà vu ces têtes-là. Mais alors, cet homme qui avait un gosse sur les bras, par exemple, et que suivait une femme enceinte, était un bambin de quatre ou cinq ans...

Maigret n'avait pas de fleurs. La tombe était ternie. Il sortit, maussade, grommela à mi-voix, ce qui fit se retourner tout un groupe :

— *Il faudrait avant tout retrouver le missel !* »

« *... une église où un crime a été commis doit être à nouveau sanctifiée par l'évêque...* »[60] *:* cette phrase dans ce roman est

[60] Page 19

fondamentale et structurante, car l'église où Maigret pratiquait est profanée donc lui-même est profané.

Selon le code de droit canonique de 1983, mais rappelons que Simenon écrit le roman en janvier 1932 :

« *Les lieux sacrés sont profanés par des actions gravement injurieuses qui y sont commises au scandale des fidèles et qui, au jugement de l'Ordinaire du lieu, sont si graves et contraires à la sainteté du lieu qu'il ne soit pas permis d'y célébrer le culte tant que l'injure n'a pas été réparée par le rite pénitentiel prévu par les livres liturgiques* (cf. canon 1211 du code de droit canonique de 1983).

Il revient alors à l'ordinaire du lieu, l'évêque ou son représentant le vicaire général ou le vicaire épiscopal d'évaluer si l'acte commis est gravement injurieux.

Le code actuel donne donc plus de latitude d'interprétation à l'Ordinaire du lieu. Ce qui autorise des messes de réparation pour des motifs plus larges, dont le vandalisme[61].

---

[61] Une messe de réparation est généralement présidée par l'évêque du diocèse, sauf si la profanation est mineure, car la présence de l'évêque symbolise que la profanation touche bien toute l'Église diocésaine et non la seule communauté locale. Ces messes de réparation ne sont jamais célébrées le dimanche, réservé à la célébration de l'Eucharistie. Le cérémonial des évêques, permettant aux fidèles de panser leurs blessures intérieures, la cérémonie de l'acte de réparation d'une église profanée est détaillée dans le cérémonial des évêques. L'autel doit être dépouillé et les signes exprimant la joie comme les fleurs, les bougies et même la lumière… sont retirés. La célébration débute par une procession des fidèles et des célébrants, ou par une entrée des célébrants de la sacristie jusqu'au chœur. Le célébrant bénit ensuite de l'eau et asperge l'autel, mis à nu, pour le purifier. Il peut aussi, dans un but semblable, asperger les murs de l'église, ainsi que le peuple, cette fois-ci en mémoire du baptême et en signe de pénitence. Puis le célébrant choisit des lectures appropriées aux circonstances. La célébration de l'eucharistie, utilisée notamment pour dédier une nouvelle église, est ensuite vivement recommandée, car elle permet de remettre l'église « en son état premier ». L'autel est alors à nouveau couvert et peut être décoré de fleurs avant que le pain, le vin et l'eau ne soient apportés. (*C'est quoi une messe de réparation ?* Aleteia Dimanche 22 décembre 2024).

Le précédent code de droit canonique de 1917, celui auquel fait référence Simenon, n'est plus en vigueur aujourd'hui. Il se montrait beaucoup plus précis sur les conditions d'une profanation et les listait :

« *Le délit d'homicide ; l'effusion de sang grave et injurieuse ; les usages impies ou sordides auxquels l'église a été affectée ; l'ensevelissement d'un infidèle ou d'un excommunié frappé par sentence déclaratoire ou condamnatoire* » (cf. canon 1172,1 du code de droit canonique de 1917)[62].

Par exemple, une messe de réparation a été célébrée en mai 2013 suite au suicide de Dominique Venner le 21 mai. Il s'était donné la mort par arme à feu devant le maître-autel de la cathédrale Notre-Dame de Paris. Dominique Venner était un essayiste et militant politique français d'extrême droite. Le recteur de Notre-Dame, Mgr Patrick Jacquin expliquait alors : « *Ce n'est pas parce qu'il s'est suicidé que cela a constitué une profanation, mais parce que le sang a coulé dans le chœur. Cela aurait été un geste criminel, il y aurait aussi eu profanation, même si le suicide la renforce, car il porte atteinte à Dieu directement*[63]. »

Simenon place avec cette simple phrase le meurtre de la comtesse de Saint Fiacre comme un blasphème, une profanation qui outrage la divinité, la religion et le sacré même si le blasphème

---

[62]Le Code de droit canonique de 1917, en vigueur de 1918 à 1983, se montrait plus spécifique (livre III, partie II, section I, titre IX, canons 1172 et suivants 3) : « *Une église est profanée par les actes énumérés ci-dessous, pourvu qu'ils soient certains, notoires et aient été posés dans l'église : 1° Le délit d'homicide ; 2° L'effusion de sang grave et injurieuse ; 3° Les usages impies ou sordides auxquels l'église a été affectée ; 4° L'ensevelissement d'un infidèle ou d'un excommunié frappé par sentence déclaratoire ou condamnatoire. Dans l'église profanée, avant qu'elle soit réconciliée, il est défendu de célébrer les offices, d'administrer les sacrements et d'ensevelir les morts. Si la profanation se produit pendant les offices divins, ceux-ci doivent cesser aussitôt ; si c'est avant le canon de la messe ou après la communion, la messe doit être interrompue ; autrement le prêtre doit poursuivre la messe jusqu'à la communion. L'église violée doit être réconciliée le plus tôt possible, selon les rites décrits dans les livres liturgiques approuvés. S'il y a doute que l'église soit violée, elle peut être réconciliée "par prudence".* »

[63]Clémence Houdaille, *Une « messe de réparation » a été célébrée à Notre-Dame après un suicide*, la-croix.com, 22 mai 2013

consiste à proférer contre Dieu, intérieurement ou extérieurement, des paroles de haine, de reproche, de défi, à dire du mal de Dieu, à manquer de respect envers Lui dans ses propos, à abuser du nom de Dieu pour couvrir des pratiques criminelles. Il y a en plus ici une profanation, un acte sacrilège c'est-à-dire une action manquant de respect ou qui injurie le sacré. La profanation consiste en un acte ici réel, mais qui peut être symbolique d'éléments du sacré qui n'est pas prévue par les règles et rituels du sacré, ou qui va à leur encontre.

De facto le meurtre de la comtesse est une profanation, celle-ci perpétrée au cœur de l'église de Saint-Fiacre, l'église de Jules Maigret et de sa famille souille en son sein le célèbre commissaire. En cela Simenon dans sa dramaturgie est un génie en quelques mots.

À quelques lignes de là, arrive le médecin qui semble apparaître comme le purificateur de ce malheur et c'est ainsi que Simenon veut d'abord nous le montrer. Le Docteur Bouchardon est présenté par Simenon comme l'officiant de l'acte réparateur de cette profanation et en cela Simenon se moque des médecins, et d'autant plus de Bouchardon, qui pensent pouvoir résoudre tous les problèmes par leurs interventions et leurs interprétations.

« Ce fut un soulagement d'entendre le pas lourd du médecin, un bonhomme sanguin que l'atmosphère impressionna et qui regarda tour à tour le commissaire et le curé[64]

— Morte ? questionna-t-il.

Il n'hésita pourtant pas, lui, à dégrafer le corsage, pendant que le prêtre détournait la tête. Des pas lourds dans l'église. Puis la cloche que le sonneur mettait en branle. Le premier coup de la messe de 7 heures.

— Je ne vois qu'une embolie pour… Je n'étais pas le médecin attitré de la comtesse, qui préférait se faire soigner par un confrère de Moulins… Mais j'ai été appelé deux ou trois fois au château… Elle avait le cœur très malade (…)

---

[64] Page 20.

— Vous avez l'air étonné par ce que je vous ai dit... murmura le praticien qui n'avait pas encore repris tout son aplomb... si vous connaissiez la situation, vous comprendriez peut-être... La comtesse... »

Nous ne pouvons pas ne pas nous arrêter ici et constater que Bouchardon, oublions son titre, est dans son diagnostic pour le moins stupéfiant pour ne pas dire autre chose. Une embolie du mot grec *εμβολη, embolê*, signifie « irruption ». C'est un « lancement de matière » que l'on a appelé « embole ». Un embole est un corps étranger, comme un caillot, mais pas exclusivement, qui obstrue un vaisseau sanguin généralement dans la circulation sanguine et lymphatique. Il existe par exemple des emboles tumoraux, une complication rare des pathologies malignes (habituellement des adénocarcinomes) dans lesquelles des cellules néoplasiques d'un organe pénètrent dans le réseau veineux systémique et artériel pulmonaire, où elles s'implantent, prolifèrent et obstruent le flux sanguin.

En général les embolies sont pulmonaires, causées par le blocage d'un caillot de sang dans une artère pulmonaire qui transporte le sang désoxygéné du cœur aux deux poumons. Ce caillot de sang peut trouver son origine dans une phlébite, aussi appelée thrombose veineuse profonde qui est la formation d'un caillot de sang appelé thrombus, mais le thrombus peut être aussi un corps de nature diverse comme graisseux dans une veine, ou encore calcique, de moelle osseuse dans les embolies graisseuses qu'il faut craindre et qui surviennent après une fracture d'un os long, une masse de bactéries ou de fibrine infectée que l'on appelle embolie septique, un gaz pour les embolies gazeuses redoutées chez les plongeurs remontant sans réaliser les « paliers » nécessaires, de liquide amniotique lors d'embolie amniotique, durant un accouchement. L'embolie pulmonaire peut être la conséquence de facteurs de coagulation dans le sang trop élevés ou, au contraire, trop bas. Une élévation des facteurs de coagulation peut être la conséquence de certains cancers, ou de la prise d'un traitement hormonal de substitution.

Le plus souvent, la phlébite survient au niveau des membres inférieurs. En général, le caillot de sang, le thrombus se forme dans une veine du mollet. Il se développe dans une veine, on parle de thrombose veineuse. Une partie peut se détacher et migrer dans les poumons, transportée par le système circulatoire, et y créer une ischémie. Le caillot obstrue alors un vaisseau et provoque une embolie pulmonaire. Le siège de cette ischémie varie en fonction du réseau vasculaire atteint. Par excès de langage, l'embolie pulmonaire est nommée le plus souvent « embolie », car la majorité des caillots se forment dans les veines et se déplacent, après être passés par le cœur, jusqu'aux artères pulmonaires. Le vaisseau obstrué peut être : l'artère pulmonaire, provoquant la classique embolie pulmonaire responsable d'hypoxémie ; une artère cérébrale, ce qui donne un accident vasculaire cérébral ; une artère périphérique par exemple d'un membre, donnant à un infarctus du membre. L'embole s'immobilise en majorité dans une artère, car chez celles-ci, à l'inverse des veines, le sens de la circulation va du vaisseau le plus large au plus petit. (Sauf pour des réseaux vasculaires de type admirable)

La symptomatologie de l'embolie pulmonaire est rarement aussi brutale que celle décrite chez Madame la Comtesse de Saint-Fiacre.

Dans la majeure partie des cas, les symptômes de l'embolie pulmonaire changent en fonction de la section du caillot. Certaines embolies pulmonaires ne se manifestent pas par des signes cliniques. D'autres, comme les embolies pulmonaires foudroyantes, provoquent des symptômes graves, en particulier : un essoufflement inopiné, sans qu'il ne soit expliqué par un effort ; une douleur aiguë dans la poitrine, le bras, l'épaule, le cou ou la mâchoire, sans explication. Il peut exister une toux avec ou sans expectorations plus ou moins teintées de sang, une pâleur brutale des téguments, qui peut aller vers une couleur bleuâtre ; une accélération marquée du rythme cardiaque, avec une tachycardie ; une transpiration profuse et aisée.

Souvent se développe une sensation d'angoisse paroxystique qui inquiète avec la douleur le patient et son entourage, des étourdissements, une respiration sifflante, une polypnée, un malaise peuvent survenir ou une perte de conscience, de connaissance qui est en général secondaire à cette sémiologie, mais rarement le tableau clinique est aussi simple que celui que présente la comtesse de Saint Fiacre.

Il existe actuellement des examens complémentaires qui confirment ou infirment le diagnostic, ou qui permettent un diagnostic différentiel. Mais reconnaissons-le, ils n'existaient pas en janvier 1932 à l'époque où écrit Simenon.

Nous voyons bien que Bouchardon en regardant simplement Madame la Comtesse et en lui dégrafant sans façon son corsage ne peut pas faire le diagnostic d'embolie, d'embolie pulmonaire. D'autant plus qu'il s'empresse de nous dire qu'il ne la connaît pas, qu'il ne connaît donc pas ses antécédents, son état clinique actuel et son traitement, puis il se précipite d'une manière antidéontologique et anticonfraternelle, teintée de jalousie et de dédain, s'appuyant sur un ton arrogant et insolent.

« *... Je n'étais pas le médecin attitré de la comtesse, qui préférait se faire soigner par un confrère de Moulins... Mais j'ai été appelé deux ou trois fois au château... Elle avait le cœur très malade...* »

« *Elle avait le cœur très malade...* » Avoir le cœur très malade n'a rien à voir avec une embolie pulmonaire dont le départ est une pathologie veineuse.

Ou bien Simenon se « plante » complètement, ce qui serait étonnant, mais possible, de par ses connaissances, son intérêt et son expérience de la médecine, ou bien il nous suggère d'une manière magistrale que Bouchardon est un sot et un mauvais médecin.

L'image que veut se donner Simenon d'un écrivain qui se renferme une semaine et écrit à la machine un roman de Maigret est à mettre en doute sérieusement au même titre que l'homme aux infinies conquêtes féminines. Simenon ne l'oublions pas se crée un personnage d'écrivain et même d'écriture. En tant que médecin et écrivain, il est certain pour moi que Simenon préparait très minutieusement ses romans. Même si nous ne possédons pas de textes de sa part ni de documents le prouvant. La sémiologie précise de son écriture, de ses intrigues, de ses personnages et de leurs relations le démontre sans aucune difficulté. Il est certain pour moi, en étudiant notamment ses relations avec les médecins et la médecine, qu'il portait à la structuration de ses écrits des soins méticuleux et réalisait par lui-même des études précises avec des recoupements et des stratégies utilisant des méthodes très élaborées. Il est certain par exemple qu'il interrogeait des médecins ou bien leur demandait des histoires personnelles ou simplement y était attentif et les écoutait. Nous le verrons en étudiant *Maigret chez le docteur.* Peut-être détruisait-il à mesure sa documentation et ses écrits pour ne laisser aucune trace et rendre son écriture plus énigmatique ? C'est à l'évidence une possibilité, il détruisait bien ses manuscrits et ses tapuscrits !

Ses romans sont très courts et très concis. Le livre sur lequel je travaille pour *L'affaire Saint Fiacre* de la Librairie Arthème fayard 4e trimestre 1964 ne possède que 219 pages pour un format de 18 sur 11,5 centimètres et n'a que 1,8 centimètre d'épaisseur. Un tout petit format.

Il est par contre certain que l'écriture elle-même manuscrite ou tapuscrite pouvait se réaliser en une semaine. Ce genre de format est propice à une écriture rapide et concise, surtout si une préparation très méticuleuse l'a précédé.

« — Vous savez que cela va faire des drames... c'est pour cela que le curé tire une sale tête[65].

Le Dr Bouchardon était un paysan, fils de paysans. Il portait un costume de chasse brun, des hautes bottes de caoutchouc.

— Je partais au canard dans les étangs...

— Vous n'allez pas à la messe ?

Le docteur fit un clin d'œil.

— Remarquez que cela ne m'empêchait pas d'être copain avec l'ancien curé... Mais celui-ci... »

En quelques traits Simenon esquisse le portrait du Docteur Bouchardon et le trace en deux lignes, c'est un paysan rougeaud agnostique, vulgaire et grossier. Il demande à la petite assemblée si la patiente est décédée, avant même de constater le décès. On retrouve avec Bouchardon la répugnance que met en lumière Simenon de certains médecins devant l'intimité de l'examen clinique qui reste indispensable.

« Quand la voiture stoppa près du perron, Maigret plongea le regard par les fenêtres grillagées, à ras du sol, et il entrevit les cuisines remplies de buée, une grosse femme occupée à plumer des perdreaux[66].

---

[65] Page 22.

[66] Page 23.

Le chauffeur ne savait que faire, n'osait pas ouvrir les portières du coupé.

— M. Jean ne doit pas être levé...

— Appelez n'importe qui. Il y a d'autres domestiques dans la maison ? ...

Maigret avait les narines humides. Il faisait vraiment froid. Il resta debout dans la cour avec le médecin qui se mit à bourrer une pipe.

— Qui est-ce, M. Jean ?

Bouchardon haussa les épaules en esquissant un drôle de sourire.

— Vous allez le voir.

— Mais enfin, qui est-ce ?

— Un jeune homme... Un charmant jeune homme...

— Un parent ?

— Si vous voulez ! ... À sa manière ! ... Bah ! autant vous le dire tout de suite. C'est l'amant de la comtesse... Officiellement, c'est son secrétaire.

Et Maigret regardait le docteur dans les yeux, se souvenant d'avoir été à l'école avec lui ! Seulement, personne ne le reconnaissait ! Il avait quarante-deux ans ! Il avait pris de l'embonpoint. »

Simenon se permet de placer Maigret en face d'un médecin qu'il a connu enfant. Lui, Maigret, qui aurait voulu faire des études de médecine et qui n'a pas pu les faire, serait peut-être à la place de Bouchardon.

Bouchardon représente ce qu'aurait pu devenir Maigret. Mais Jules Maigret tel qu'on le connaît aurait-il était le même médecin que son « ami » d'enfance Bouchardon ? Certainement pas l'ambiance dans laquelle nous plonge Simenon ne nous permet de juger que Maigret n'a que du mépris pour Bouchardon et sa médecine, sa déontologie et l'attitude qu'il a envers madame la comtesse. Bouchardon est le médecin que Maigret n'aurait pas voulu devenir, il est l'opposé que l'image que ce fait Maigret du médecin et par là même que ce fait Simenon.

« Le château, il le connaissait mieux que quiconque ! Surtout les communs ! Il lui suffisait de faire quelques pas pour apercevoir la maison du régisseur, où il était né[67].

[67] Page 24.

Et c'étaient peut-être ces souvenirs qui le troublaient à ce point ! Surtout le souvenir de la comtesse de Saint-Fiacre telle qu'il l'avait connue : une jeune femme qui avait personnifié, pour le gamin du peuple qu'il était, toute la féminité, toute la grâce, toute la noblesse.

Elle était morte ! On l'avait poussée, comme une chose inerte, dans le coupé, et l'on avait dû replier ses jambes ! On n'avait même pas rattaché son corsage, et du linge blanc jaillissait du noir de la robe de deuil !

"... Un crime sera commis."

Mais le médecin affirmait qu'elle était morte d'une embolie ! Quel démiurge avait pu prévoir cela ? Et pourquoi convoquer la police ?

On courait dans le château. Des portes s'ouvraient et se refermaient. Un maître d'hôtel, qui n'était qu'à moitié en livrée, entrouvrait l'huis principal, hésitait à s'avancer. Un homme se montrait derrière lui, en pyjama, les cheveux en désordre, les yeux fatigués.

— Qu'est-ce que c'est ? criait-il.

— Le maquereau ! grogna le médecin cynique à l'oreille de Maigret.

La cuisinière avait été alertée aussi. Par la fenêtre de son sous-sol, elle regardait en silence. Des lucarnes s'ouvraient sous les combles, dans les chambres de domestiques.

— Eh bien ! Qu'est-ce qu'on attend pour transporter la comtesse dans son lit ? tonna Maigret avec indignation.

Tout cela lui semblait sacrilège, parce que cela ne concordait pas avec ses souvenirs d'enfance. Il en ressentait un malaise non seulement moral, mais physique ! »

Après avoir interrogé Jean et avoir détourné le regard du lit de la comtesse où elle se trouvait nue, déshabillée par le médecin et une domestique, Maigret reprit.

« — Vous avez trouvé quelque chose ? demanda le commissaire à Bouchardon... Un instant vous voulez nous laisser, mademoiselle[68] *?*

---

[68] Page 32.

Et il referma la porte derrière la femme de chambre, alla coller son front à la fenêtre, laissa errer son regard sur le parc tout feutré de feuilles mortes et de grisaille.

— Je ne puis que vous confirmiez ce que je vous ai dit tout à l'heure. La mort est due à un arrêt brusque du cœur.

— Provoqué par ?...

Geste vague du médecin, qui jeta une couverture sur le cadavre et rejoignit Maigret à la fenêtre, alluma sa pipe.

— Peut-être par une émotion... Peut-être par le froid... Est-ce qu'il faisait froid dans l'église ?

— Au contraire ! Bien entendu, vous n'avez trouvé aucune trace de blessure ?

— Aucune !

— Pas même la trace à peine perceptible d'une piqûre ?

— J'y ai pensé... Rien !... Et la comtesse n'a absorbé aucun poison... Vous voyez qu'il serait difficile de prétendre...

Maigret avait le front dur. Il apercevait à gauche, sous les arbres, le toit rouge de la maison du régisseur, où il était né.

— En deux mots... La vie du château ?... questionna-t-il à mi-voix.

— Vous en savez autant que moi... Une de ces femmes qui sont des modèles de bonne conduite jusqu'à quarante ou quarante-cinq ans. C'est alors que le comte est mort, que le fils est allé à Paris poursuivre ses études.

— Et ici ?

— Il est venu des secrétaires, qui restaient plus ou moins longtemps... Vous avez vu le dernier.

— La fortune ?

— Le château est hypothéqué... Trois fermes sur quatre sont vendues... De temps en temps un antiquaire vient chercher ce qui a encore de la valeur.

— Et le fils ?

— Je le connais mal ! On dit que c'est un numéro...

— Je vous remercie !

Maigret allait sortir. Bouchardon le poursuivit.

— Entre nous, je serais curieux de savoir par quel hasard vous étiez précisément à l'église ce matin.

— Oui ! c'est étrange...

— J'ai l'impression de vous avoir déjà vu quelque part...

— C'est possible... »

Entre-temps Maurice, le fils de la comtesse, le nouveau comte de Saint-Fiacre, était arrivé au château :

« Il devenait nerveux. Il marchait de long en large. Il se heurta au docteur.[69]

— De quoi est-elle morte, Bouchardon ?

— Arrêt du cœur, monsieur Maurice. Mais le commissaire en sait peut-être plus que moi à ce sujet ...

Le jeune homme se tourna vivement vers Maigret.

— Vous êtes de la police ? Qu'est-ce que ?...

— Voulez-vous que nous ayons une conversation de quelques minutes ? J'aimerais faire les cent pas sur la route... Vous restez ici, docteur ?...

— C'est que j'allais chasser et...

— Eh bien ! vous irez chasser un autre jour !

Maurice de Saint-Fiacre suivit Maigret en regardant le sol devant lui d'un air rêveur. Quand ils atteignirent l'allée principale du château, la messe de sept heures finissait et les fidèles, plus nombreux qu'à la première messe, sortaient, formaient des groupes sur le parvis. Quelques personnes pénétraient déjà dans le cimetière et les têtes seules dépassaient du mur.

À mesure que le jour se levait, le froid devenait plus vif, sans doute à cause de la bise qui balayait les feuilles mortes d'un bout de la place à l'autre, les faisait tournoyer comme des oiseaux au-dessus de l'étang Notre-Dame.

Maigret bourra sa pipe. N'était-ce pas la principale raison pour laquelle il avait entraîné son compagnon dehors ? Pourtant, dans la chambre même de la morte, le docteur fumait. Maigret avait l'habitude de fumer n'importe où.

Mais pas au château ! C'était un endroit à part, qui, pendant toute sa jeunesse, avait représenté ce qu'il y a de plus inaccessible !

— Aujourd'hui, le comte m'a appelé dans sa bibliothèque pour travailler avec lui ! » disait son père avec une pointe d'orgueil.

Et le gamin qu'était Maigret en ce temps-là regardait de loin, avec respect, la voiture d'enfant poussée par une nurse, dans le parc. Le bébé, c'était Maurice de Saint-Fiacre !

— Quelqu'un a-t-il intérêt à la mort de votre mère ?

---

[69] Page 36.

— Je ne comprends pas... Le docteur vient de dire...

Il était anxieux. Il avait des gestes saccadés. Il prit vivement le papier que Maigret lui tendait et qui annonçait le crime.

— Qu'est-ce que cela veut dire ? Bouchardon parle d'un arrêt du cœur et...

— Un arrêt du cœur que quelqu'un a prévu quinze jours auparavant ! (...)

— Puisque vous êtes de la police, vous avez déjà dû comprendre la situation... D'ailleurs cet animal de Bouchardon n'a pas manqué de parler... Ma mère était une pauvre vieille... Mon père est mort... Je suis parti... Restée toute seule, je crois bien qu'elle a eu la cervelle un peu dérangée... Elle a d'abord passé son temps à l'église... Puis...

— Les jeunes secrétaires !

— Je ne pense pas que ce soit ce que vous croyez et ce que Bouchardon voudrait insinuer... Pas de vice !... Mais un besoin de tendresse... Le besoin de soigner quelqu'un... Que ces jeunes gens en aient profité pour aller plus loin... Tenez ! cela ne l'empêchait pas de rester dévote... Elle devait avoir des crises de conscience atroces, tiraillée qu'elle était entre sa foi et ce... cette... »

Nous pouvons noter en fait la bienveillance de Maurice, qui ne juge pas sa mère, bien au contraire qui la comprend et lui trouve des excuses. Simenon devant le tableau de cette veuve malheureuse qu'il vient de nous peindre est à l'évidence culpabilisé et les paroles qu'il met dans la bouche de Maurice sont bien évidemment les siennes : il se calme, il nous calme et nous présente Maurice, le principal suspect, comme un homme généreux et affectueux ce qui nous trouble et perturbe notre propre réflexion que l'on a au sujet de l'enquête.

Il semble à l'évidence que Bouchardon ignore le secret médical et qu'il parle à qui veut l'entendre des problèmes de ses patients. À l'évidence le diagnostic de Bouchardon n'est pas très affiné. C'est à cette attention que les certificats de décès comportent les précisions suivantes : la mort doit être réelle et constante, et il ne faut pas marquer « arrêt du cœur » dans les causes.

« Maigret était nerveux. Il aperçut Maurice de Saint-Fiacre qui se tenait dans le fond de la ne[70]f.

— Qui s'est approché de ce banc ?

— La femme du docteur occupait cette place à la messe de 7 heures...

— Je croyais que le docteur n'était pas croyant.

— Lui, peut-être ! Mais sa femme... »

Quel antagonisme pour ce médecin agnostique, mécréant militant. Les relations conjugales devaient être tendues chez les Bouchardon à la maison.

« Ils faillirent s'arrêter, parce que deux hommes marchaient le long de la grande allée du château et qu'ils allaient les rencontrer. On reconnaissait le docteur, avec sa barbiche brune, et, près de lui, le maigre et long Jean Métayer qui discourait toujours avec fièvre. L'auto jaune était dans la cour. On devinait que Métayer n'osait pas rentrer au château tant que le comte de Saint-Fiacre y était[71].

Une lumière équivoque sur le village. Une situation équivoque ? Des allées et venues imprécises !

— Venez ! dit Maigret.

Et le docteur dut dire la même chose au secrétaire qu'il entraîna jusqu'au moment où il put lancer :

— Bonjour, monsieur le curé ! Vous savez ! Je suis en mesure de vous rassurer... Tout mécréant que je sois, je devine votre angoisse à l'idée qu'un crime a pu être commis dans votre église... Eh bien ! non... La science est formelle... Notre comtesse est morte d'un arrêt du cœur... (...)

Le prêtre et le docteur marchaient devant et Maigret entendit la voix du médecin qui disait[72] :

— Mais non, monsieur le curé ! C'est humain !

Archihumain ! Si seulement vous aviez fait un peu de physiologie au lieu d'éplucher les textes de saint Augustin...

---

[70] Page 42.

[71] Page 66.

[72] Page 68.

Et le gravier crissait sous les pas des quatre hommes qui gravirent lentement les marches du perron rendues plus blanches et plus dures par le froid. »

Bouchardon est un véritable mécréant.

Au chapitre IV, *Marie Vassilief*[73] : *« Le commissaire hésita à sortir. Au dernier moment il se décida à gagner le premier étage et là une surprise l'attendait. Tandis qu'en bas les gens s'agitaient comme sans but, on avait mis de l'ordre, là-haut, dans la chambre de la comtesse de Saint-Fiacre*[74].

Le docteur, aidé de la femme de chambre, avait fait la toilette du cadavre.

Ce n'était plus l'atmosphère équivoque et sordide du matin ! Ce n'était plus le même corps. La morte, vêtue d'une chemise de nuit blanche, était étendue sur son lit à baldaquin dans une attitude paisible et digne, les mains jointes sur un crucifix.

Déjà il y avait des cierges allumés, de l'eau bénite et un brin de buis dans une coupe.

Bouchardon regarda Maigret qui entrait et il eut l'air de dire :

— Eh bien ! Qu'est-ce que vous en pensez ? Est-ce du beau travail ?

Le prêtre priait en remuant les lèvres sans bruit. Il resta seul avec la morte tandis que les deux autres s'en allaient.

Les groupes s'étaient raréfiés, sur la place, devant l'église. À travers les rideaux des maisons, on voyait les familles attablées pour le déjeuner.

L'espace de quelques secondes, le soleil essaya de percer la couche de nuages, mais l'instant d'après déjà le ciel redevenait glauque et les arbres frissonnaient de plus belle. »

« Le docteur, aidé de la femme de chambre, avait fait la toilette du cadavre. » : Il est tout à fait étonnant et curieux que le médecin aide à la toilette. D'habitude les médecins ne font pas de toilette mortuaire pour la bonne et simple raison qu'ils ne savent pas la faire ! Et que réaliser une toilette mortuaire est un acte infirmier et d'aide-soignant à part entière.

---

[73] Page 71.

[74] Page 76.

« Il pressa un bouton électrique. Le maître d'hôtel se fit attendre longtemps, arriva la bouche pleine, sa serviette à la main.

Saint-Fiacre lui arracha celle-ci d'un geste sec :

— Vous ferez venir le régisseur... Ensuite vous me demanderez au téléphone le presbytère, puis la maison du docteur. »

Le médecin, le comte et le curé semblent être les seuls ou du moins les rares à avoir le téléphone privé du village, ce sont des notables. Simenon fait aussi allusion à un notaire, malheureusement décédé.

« Alors soudain le commissaire traversa la nef, pénétra dans la sacristie où le prêtre s'étonna de le voir surgir[75].

— Excusez-moi, monsieur le curé ! Avant toute chose, je voudrais vous poser une question.

Devant lui, le visage régulier du prêtre était grave, mais il semblait à Maigret que les yeux étaient brillants de fièvre.

— Ce matin, il s'est passé un événement troublant. Le missel de la comtesse, qui se trouvait sur son prie-Dieu, a soudain disparu et a été retrouvé caché sous le surplis de l'enfant de chœur, dans cette pièce même...

Silence. Le bruit des pas du sacristain sur le tapis de l'église. Les pas plus lourds du sonneur qui s'en allait par une porte latérale.

— Quatre personnes seulement ont pu... Je vous demande de m'excuser. L'enfant de chœur, le sacristain, le sonneur et...

— Moi !

La voix était calme. Le visage du prêtre n'était éclairé que d'un côté par la flamme mobile d'une bougie. D'un encensoir, un mince filet de fumée bleue montait en spirales vers le plafond.

— C'est ?...

— C'est moi qui ai pris le missel et qui l'ai posé ici, en attendant...

La boîte à hosties, les burettes, la sonnette à deux sons étaient à leur place comme au temps où le petit Maigret était enfant de chœur.

— Vous saviez ce que contenait le missel ?

---

[75] Page 85

— Non.

— Dans ce cas.

— Je suis obligé de vous demander de ne plus me poser de questions, monsieur Maigret. C'est le secret de la confession...

Association involontaire d'idées. Le commissaire se souvint du catéchisme. Et de l'image d'Épinal qui s'était composée dans son esprit quand le vieux curé avait raconté l'histoire d'un prêtre du Moyen Âge qui s'était laissé arracher la langue plutôt que de trahir le secret du confessionnal. Il la retrouvait telle quelle sur sa rétine, après trente-cinq ans.

— Vous connaissez l'assassin... murmura-t-il cependant.

— Dieu le connaît... Excusez-moi... je dois aller voir un malade...

On sortit par le jardin du presbytère. Une petite grille séparait celui-ci de la route. Des gens, là-bas, quittaient le château, restaient groupés à quelque distance pour discuter de l'événement.

— Vous croyez, monsieur le curé, que votre place n'est pas...

Mais on se heurtait au docteur qui grommelait dans sa barbiche :

— Dites donc, curé ! Vous ne trouvez pas que cela finira par ressembler à une foire ?... Il faut qu'on aille mettre de l'ordre, là-bas, ne fût-ce que pour sauvegarder le moral des paysans ! Ah ! vous êtes ici, commissaire ! Eh bien ! vous faites du joli. À cette heure, la moitié du village accuse le jeune comte de... Surtout depuis l'arrivée de cette femme !... Le régisseur va voir les fermiers pour réunir les quarante mille francs qui, paraît-il, sont nécessaires à...

— Zut !

Maigret s'éloignait. Il en avait trop gros sur le cœur. Et ne l'accusait-on pas d'être la cause de ce désordre ? Quelle maladresse avait-il commise ? Qu'est-ce qu'il avait fait, lui ? Il aurait tout donné pour voir les événements se dérouler dans une atmosphère de dignité ! »

Nous aurions tendance à penser en nous disant intérieurement : de quoi je me mêle.

Il existe des romans de Georges Simenon où l'intrigue se déroule entièrement dans le milieu médical ou bien autour d'un médecin

J'en ai donné trois exemples marquants, dans mon ouvrage, *Georges Simenon, Maigret et la médecine*, que je reprends ici succinctement en les résumant et en y apportant des compléments et des précisions.

Maigret fait de véritables diagnostics concernant des pathologies rares et difficiles comme l'érotomanie dans *Monsieur Lundi.* Il décrit une ambiance que l'on retrouve souvent en médecine, le médecin tout puissant, avec *Maigret se trompe.* Dans *Les vacances de Maigret,* il aborde la jalousie.

MONSIEUR LUNDI

Pour le roman *Monsieur Lundi*, il existe une adaptation télévisuelle remarquable dans la série des téléfilms où Bruno Cremer joue Jules Maigret, intitulée *Maigret chez le docteur*[76]. L'érotomanie y est abordée.

Pratiquement, une personne érotomane « construit » une histoire d'amour par un processus délirant, par des rêves erronés, autour de celle ou celui qu'elle aime et dont elle est persuadée de l'amour réciproque. À ses yeux, cette personne lui envoie en permanence des « signes » pour révéler ses sentiments. Les médecins, femmes ou hommes, sont très exposés à cette pathologie et aux délires érotomanes de certains de leurs patients ou patientes.

Maigret dans son roman, *Monsieur Lundi,* traite ce sujet admirablement bien et rédige une véritable observation psychiatrique. Il est bien évident qu'il a beaucoup travaillé ses personnages, qu'il a consulté des documents médicaux et des praticiens qui

---

[76] La première diffusion a lieu le 25 juin 2004, réalisation : Claudio Tonetti, scénario : Steve Hawes et Claire Level, décors : Frédéric Astich-Barré, costumes : Françoise Disle, musique : Laurent Petitgirard. La jeune et jolie bonne d'enfants du docteur Baron a été assassinée. Pour élucider le mystère de cette mort, Maigret se lie avec les domestiques, avec des succès divers.

connaissaient bien cette pathologie psychiatrique. Les conditions par lesquelles l'écrivain prend connaissance de cette pathologie si particulière, qui est au cœur du roman, ne nous seront à jamais connues. Georges Simenon ne pouvait pas connaître même en l'étudiant d'une manière livresque la pathologie qu'il révèle dans son roman *Monsieur lundi*, surtout d'une manière aussi précise, détaillée, avec une sémiologie non seulement très riche, mais exacte. Cette pathologie étant très singulière, ce sont très probablement des médecins qui lui en ont parlé ou bien il a entendu des médecins en parler. Il s'agit d'une pathologie psychiatrique redoutable, surtout pour les soignants, médecins ou non, mais pas seulement. Elle peut être dangereuse pour toute personne qui en est la victime, quand je parle de victime je ne parle pas des personnes qui en sont atteintes, mais de leur « proie ».

Monsieur Lundi fait partie de la série *Les nouvelles enquêtes du commissaire Maigret* (1936). Sa rédaction se déroule boulevard Richard-Wallace 7, Neuilly, en octobre 1936. Sa publication préoriginale a eu lieu dans le quotidien *Paris-Soir-Dimanche* (supplément), no 52 du 20 décembre 1936, avec illustrations dans la série « Les nouvelles enquêtes du commissaire Maigret [77] ».

La quatrième de couverture du roman nous instruit : « *Devant la grille noire d'un petit hôtel particulier de Neuilly, Maigret marque un temps avant de sonner. Lorsqu'on vient lui répondre, il remet sa carte de visite à son interlocuteur et demande à voir le docteur Barion.* »

« *Les parents d'une domestique bretonne, Olga Boulanger, ont porté plainte à la police, et Maigret s'est rendu à Neuilly pour enquêter. Leur fille était morte mystérieusement, alors qu'elle travaillait chez le docteur Armand Baroin, et on a découvert qu'elle était enceinte de quatre mois. Le docteur Barion dit que le père de l'enfant était son chauffeur/valet, Martin Vignole. L'autopsie a révélé que son intestin avait été perforé à la suite de l'ingestion de pointes de seigle, selon le docteur Barion, une méthode de meurtre connue en Malaisie et aux Nouvelles-Hébrides.*

[77] *Enquêtes de Maigret* en 1944 chez Gallimard. Il existe des rééditions en français : dans *Les Œuvres complètes*, Lausanne, Éditions rencontre (1967-1973) - tome IX ; dans *Tout Simenon*, Paris, Presses de la Cité (1988-1993) - tome 24 ; dans *Tout Simenon*, Paris, omnibus (2002-2004) - tome 24. Folio Policier, n° 679, 2013 ; dans *Tout Maigret*, tome 10, Omnibus, 2019.

Le docteur a découvert qu'un clochard qui venait régulièrement à la maison le lundi, et qui était donc appelé Monsieur Lundi, apportait régulièrement aux enfants des gâteaux appelés religieuses, et que des pointes de seigle avaient été trouvées dans les gâteaux. Olga les avait mangées à la place des enfants, et que c'étaient donc les enfants qui avaient été pris pour cible. M. Monday était innocent, mais à la pâtisserie, Maigret apprit que l'une des voisines de Barion, une Anglaise, Laurence Wilbu, commandait souvent des gâteaux par erreur et renvoyait ceux qu'elle avait reçus. Maigret apprit qu'elle était follement amoureuse de Barion et qu'elle avait empoisonné les gâteaux de la même manière que les indigènes avaient tué son père lorsqu'il était officier colonial. Elle passa le reste de ses jours dans un asile. »[78] [79]

Laurence Wilbu souffrait d'une pathologie psychiatrique : l'érotomanie ou syndrome de Clérambault.[80]

Gaëtan Gatian de Clérambault issu d'une famille noble de Touraine est né le 2 juillet 1872 à Bourges, il est mort par suicide le 17 novembre 1934 à Malakoff. Il a fait carrière à l'infirmerie spéciale du dépôt. L'infirmerie psychiatrique de la préfecture de police (IPPP ou I3P) était anciennement « infirmerie spéciale du dépôt ». Clérambault y a pratiqué, succédant à son maître Dupré, en 1920. C'est un service psychiatrique dépendant de la préfecture de police de Paris, ouvert en 1872 pour accueillir les individus qui représentaient un danger imminent pour la sûreté des personnes. Gaëtan Gatian de Clérambault, psychiatre, après des études sur les psychoses toxiques et les troubles mentaux consécutifs à des intoxications chroniques comme l'alcoolisme, devint célèbre par sa description des psychoses passionnelles par opposition aux délires interprétatifs et aux délires sensitifs. Sigmund Freud, en 1911, a théorisé cette déviance, à partir du cas du Président Schreber. En 1932, le psychanalyste Jacques Lacan a consacré la deuxième partie de sa thèse de médecine à l'étude d'une érotomane. Il en fait une déclinaison, aux côtés des autres formes de paranoïas, de la fixation du développement psychique au stade narcissique et du rejet à ce stade d'une homosexualité. Clérambault, lui, indivi-

[78] Ibid

[79] https://www.trussel.com/maig/plots/lunplot.htm

[80] Qu'il ne faut pas confondre avec le syndrome de Kandinsky-Clérambault.

dualise nosologiquement et sémiologiquement, l'érotomanie, cette illusion délirante d'être aimé. Il découvre en 1913 que le délire se développe à partir d'une idée initiale de même nature que celle qu'on observe dans les autres paranoïas. Ce n'est qu'en 1921, que Clérambault décrit en détail l'érotomanie comme un délire systématisé se développant toujours en trois phases. Il en précise les différents stades évolutifs et les formes primaires et secondaires. À l'infirmerie spéciale du dépôt, il accumule un matériau clinique dans sa recherche de l'étiologie des passions criminelles, spécialement l'érotomanie, aussi appelée depuis syndrome de Clérambault.

Cette psychopathologie était classée dans les formes de psychoses, un trouble psychique, de la pensée avec une « perte de contact avec la réalité », paranoïaques, c'est-à-dire qui dépend de la paranoïa. À partir du début du XIXe siècle en neuropsychiatrie, la paranoïa désigne un trouble mental exprimé par des obstacles relationnels, des troubles du comportement mêlés à un sentiment de persécution, qui sont vécus comme une ou des mesures violentes et arbitraires prises à l'égard du ou de la délirante. L'érotomanie rentre dans la catégorie des délires passionnels, où la « haine » de l'autre [81] est, par un renversement des positions subjectives, déguisée en « *conviction illusoire d'être aimé* [82]». L'érotomane est assuré, convaincu d'être subrepticement et secrètement l'objet du désir de quelqu'un, qui peut être n'importe qui. Il ou elle en est convaincu(e) par le biais d'une « construction intellectuelle délirante » qui vient étayer sa conviction initiale. On retrouve spécifiquement de la transmission de pensée, des gestes à la signification secrète connue seule du patient, des messages codés et diffusés par exemple par ou dans les médias qu'il est seul à pouvoir déchiffrer ou simplement par des regards que lui seul comprend. Dans un premier temps, il n'aime pas toujours cette personne qui peut être de son entourage ou une personnalité en vue qui a, à ses yeux, une position sociale supérieure, qui n'a pas la connaissance de l'existence de l'érotomane, mais par contre il est certain d'en être aimé.

---

[81] Voir Henri Marie Jean Louis Ey, Paul Bernard et Charles Brisset, *Manuel de psychiatrie*, p. 512, Masson, Paris, 1978

[82] G. Gatian de Clérambault, *Érotomanie pure. Érotomanie associée*, Bulletin de la Société clinique de médecine mentale, p. 230, Doin, Paris, juillet 1921.

Une personne érotomane, une femme ou un homme « bâtit et structure » une histoire d'amour, dans un contexte de délire qui est un vécu bien évidemment erroné, autour de celle ou celui qu'elle croit d'une manière délirante aimer et dont elle est persuadée de l'amour réciproque. Un délire est une perte du sens de la réalité se traduisant par un ensemble de convictions fausses, irrationnelles, auxquelles le sujet adhère de façon inébranlable.

Aux yeux du délirant ou de la délirante, la « personne choisie » lui envoie en permanence des « signes » pour révéler ses sentiments. Bien évidemment cela est complètement faux et n'est qu'une interprétation délirante, « imaginée ». Un simple regard, le moindre sourire est instantanément perçu comme un signal, un signe d'intérêt et d'amour, qui bien évidemment n'existe pas. Heureusement que cette pathologie reste assez marginale, mais elle existe bel et bien et beaucoup de faits divers dans nos tribunaux en sont la cause que les experts ne semblent plus reconnaître.

Le patient retourne, dans la progression de son délire, à son « admirateur » l'affection qu'il lui soupçonne en lui écrivant, en lui téléphonant et en lui faisant des présents. Alors même que ses avances sont rejetées par leur destinataire, l'érotomane ne peut pas admettre les refus qui lui sont opposés. Il structure d'une manière délirante ces refus comme un stratagème, un artifice, une ruse pour cacher au reste du monde leur « liaison secrète ». C'est ainsi que le délire peut pivoter, mais pas à tout coup, vers un harcèlement, puis dégénérer jusqu'à une forme de jalousie revendicatrice, voire au crime passionnel.

L'érotomanie touche aussi bien les hommes que les femmes, bien qu'une prédominance de cas féminins fût auparavant retenue. La gent féminine aurait en effet toujours été plus réceptive aux histoires d'amour ou de passion folle selon les médecins, mais cela est à réévaluer, car il existe beaucoup d'hommes érotomaniaques. J'en ai rencontré dans les deux sexes. Il est vrai que l'image de virilité jusqu'à ces dernières années faisait qu'il était moins aisé de le diagnostiquer.

Un délire érotomane peut commencer par exemple lorsque le ou la malade regarde la télévision et qu'il ou elle croit faussement d'une manière délirante que la speakerine ou le speaker qui est à l'image s'adresse à lui ou elle, et le fait d'une manière amoureuse.

L'érotomaniaque traverse alternativement trois phases qui vont constituer le délire qui va s'appuyer d'abord sur un postulat bien évidemment faux où le ou la patiente est persuadé que c'est l'« autre qui l'aime en secret », que c'est en fait l'« autre » qui, le premier, fait des avances, sans oser et sans pouvoir se déclarer et qu'il fait tout pour dissimuler son amour. Nous pouvons dénommer l'autre par le vocable « sa proie ».

La première phase est celle de « l'espoir » : la plus longue où le ou la patiente reste tant que son espoir n'est pas déçu, ce qui peut durer toute sa vie. C'est une phase de plénitude où l'érotomane tombe amoureux. Ce dernier manifeste sa présence par l'envoi de lettres, de messages, d'appels téléphoniques qui vont devenir de plus en plus fréquents, il espère que l'être aimé va se déclarer ouvertement.

Dans une seconde phase apparaît « la déception ». L'érotomane, rejeté indubitablement et normalement, n'oublions pas qu'il ou elle délire, par l'objet de son amour, par exemple par l'absence de réponse à ses avances, une coupure de toute forme de communication, etc., développe un sentiment délirant et envahissant, désagréable et préjudiciable d'échec ou de désillusion. Il ou elle vit un véritable revers, qui peut contribuer à générer des formes graves de dépression et possiblement des conduites agressives. C'est à ce moment que cela devient très dangereux pour l'objet de l'amour délirant. Dans l'interprétation de l'érotomane, la dénégation de l'objet d'amour peut être perçue comme un affront qu'il doit laver et affronter à la manière d'un surhumain. Les conduites agressives peuvent être très violentes et aller jusqu'à l'agression physique et jusqu'au meurtre. C'est exactement ce que Simenon nous décrit et nous raconte dans son roman *Monsieur lundi*. D'autres formes agressives peuvent se rencontrer comme des persécutions de surveillance, des flux importants de courriers, des démarches administratives, judiciaires ou de fausses accusations, de faux témoignages.

Puis vient la phase « de rancune, d'amertume ou d'hostilité » : c'est bien évidemment la période la plus sévère et la plus péjorative de la maladie. L'érotomane à ce moment-là, se sent en proie à une profonde haine envers la personne, l'amour qu'il avait d'une manière délirante se transforme en une haine violente, car l'objet de son amour (délirant, imaginaire) l'a rejeté(e). Cet objet d'amour délirant devient un « autre » qui devient la cause de ses malheurs. Nous avons alors à faire à des formes de délires paranoïaques, de harcèlement poussé, avec des menaces suicidaires, des chantages, des persécutions et, comme nous l'avons déjà dit de façon exceptionnelle, une atteinte à la vie d'autrui, au meurtre.

Selon les critères DSM-5, l'érotomanie fait partie des troubles délirants ou comme un sous-type de trouble délirant :

« Trouble délirant (critères DSM-5) American Psychiatric Association, Mini DSM-5 : Critères diagnostiques, Elsevier Masson, 2016, 347 p. Type érotomaniaque : le sujet atteint est convaincu qu'une autre personne est amoureuse d'elle. Type mégalomaniaque : le sujet atteint est convaincu d'avoir un talent particulier. Type de jalousie : le sujet atteint est convaincu de l'infidélité de son partenaire amoureux. Type de persécution : le sujet atteint est convaincu qu'il est victime d'une conspiration ou d'actes criminels contre lui. Type somatique : les fonctions et sensations corporelles sont le principal sujet des délires. Type mixte : sans type principal. Type non spécifié : non décrite ci-haut, sans thématique claire. »

L'érotomanie est une maladie très difficile à soigner et à améliorer. Lorsque l'érotomane passe dans la phase rancunière, son affliction est si importante qu'il peut chuter dans des formes de dépressions mélancoliques très sévères, des conduites suicidaires, avec passage à l'acte. On peut employer des antidépresseurs, mais le délire, qui est la conséquence de la psychose, pourra seulement être atténué avec des neuroleptiques. Des hospitalisations en milieu spécialisées sont à envisager. Une des grandes difficultés de ce genre de délire est de le diagnostiquer, car bien évidemment les patients ne se croient pas malades, ce sont les objets de l'amour du délire qui le sont.

Cette pathologie quand ils la connaissent effraie les médecins, car en tant que thérapeutes et confidents ils peuvent être en première ligne. J'ai rencontré des « histoires » de confrères et de consœurs encore plus extraordinaires et terrifiantes que celle que nous raconte Simenon.

Simenon par la très grande spécificité de cette pathologie psychiatrique ne pouvait la connaître par un simple travail personnel ou spontanément. Ce sont des médecins de sa génération qui lui ont fait connaître les méandres ce cette maladie, car il la traite d'une manière extraordinaire dans *Monsieur lundi*. Il y met des détails sémiologiques que seuls des médecins expérimentés et qui ont rencontré de tels malades peuvent connaître. *Monsieur lundi* est, comme on le dit entre médecins, une excellente observation. Simenon traite son sujet parfaitement et le docteur Jules Maigret fait le diagnostic avec une finesse exceptionnelle, car lui fait le diagnostic chez Laurence Wilfur, la malade.

Maigret dans ses recherches autour du domicile du Docteur Barion finit par découvrir la pâtisserie qui remet les religieuses à Monsieur Lundi. La patronne, Madame Bigoreau, apprend à Maigret qu'elle compte parmi ses clientes une certaine Miss Wilfur, dont les commandes font régulièrement l'objet d'un retour de marchandises. Lorsqu'il s'agit de religieuses, elle fait toujours en sorte qu'il en reste deux pour Monsieur Lundi.

L'enquête de Maigret le renseigne sur le passé de Laurence Wilfur. Elle a été élevée dans les colonies et son père, colonel dans l'armée britannique, est décédé aux Nouvelles-Hébrides après avoir absorbé des barbes de seigle[83]. Le lendemain, le commissaire procède à l'arrestation de Laurence Wilfur, qui se défend avec un sang-froid extraordinaire, comme on peut le rencontrer dans certains délires et dans cette psychose. Laurence Wilfur avec un aplomb surprenant et stupéfiant que donnent certaines idées délirantes affirme être la maîtresse du Docteur Barion et être enceinte de lui. Le psychiatre chargé de l'examiner confirme sa demi-folie qui en fait n'est pas qu'à demi, mais qui est bien totale et possède pleinement Laurence Wilfur. Elle ne pourrait avoir eu de relations sexuelles avec Armand Barion, car elle est encore vierge. En revanche, c'est bien elle qui mettait des barbes de seigle, l'expertise en trouve une grande quantité au fond du tiroir d'un secrétaire de son domicile, dans des gâteaux commandés à la pâtisserie Bigorneau. Elle en renvoyait ensuite une partie, affirmant que ce n'était pas ce qu'elle voulait. Pour punir le Docteur Armand Barion de se refuser à elle et de ne pas l'aimer comme elle, elle l'aimait, nous sommes dans la phase la phase de rancune de la maladie, Laurence Wilfur projetait d'empoisonner les enfants de

[83] Il faudrait vérifier si cette étiologie proposée par Simenon du décès du colonel est possible, je n'ai aucun argument. Connaissant Simenon, on peut lui faire confiance ou s'amuser à lui faire confiance.

celui-ci, en utilisant une fourberie habilement mise au point et se servant de Monsieur Lundi. Laurence Wilfur sera hospitalisée le reste de sa vie dans un asile de l'époque, elle annonce à ses compagnes qu'elle va mettre un fils au monde. Le hasard a protégé les enfants du Docteur Armand Barion, mais a tué Olga et deux autres personnes au moins qui, dans les semaines ayant précédé la mort de la jeune bretonne, ont succombé dans des conditions similaires.

MAIGRET SE TROMPE

Le roman ***Maigret se trompe*** révèle une ambiance d'envoûtement et d'emprise basée sur l'influence exceptionnelle qu'une personnalité, un homme, un chirurgien exerce sur les femmes qui l'entourent. L'intrigue se structure sur ce matériel. Cette personnalité, Maigret la découvre tout au long de son enquête et tout en étant attiré, il ressent une admiration teintée d'effroi par le pouvoir que cette personne possède et le « magnétisme » qui s'en dégage sans au fond qu'il le veuille vraiment. Son charisme atteint principalement les femmes de son entourage, à la fois maîtresses, épouses et mères comme l'étaient les déesses antiques, dont Isis, déesse-reine, compagne du dieu-roi Osiris qui lui rend la vie après l'assassinat par son frère et conçoit de lui un fils, Horus, l'enfant qui lui succédera. Les femmes qui entourent cet homme qui subjugue Maigret représentent « la femme » qui subjugue Simenon auquel il n'a pas et n'a pas pu avoir accès et qu'il recherche.

Cette personnalité est celle d'un médecin, un chirurgien magicien, un mage qui redonne vie et espoir à ses patients auxquels il a voué sa vie dans un sacerdoce mystique. Ce chirurgien, à la fois magicien et sorcier, c'est le professeur Gouin. En créant Gouin, Simenon crée le médecin qu'il aurait aimé être et que Maigret décrit et fait apparaître. Nous voyons parfaitement avec le professeur Gouin l'attrait que produisent les médecins et chirurgiens sur le moi profond de l'auteur de génie dont nous parlons.

Simenon ici traite à merveille la situation du médecin tout-puissant que l'on retrouvait trop souvent, il faut le reconnaître.

Le roman ***Les vacances de Maigret*** se déroule aux Sables-d'Olonne à la fin des années 1940. L'enquête se déroule du 4 au 8 août. À peine arrivée en vacances en compagnie de son mari, madame Maigret ressent un mal-être et déclenche ce que l'on appelle une « crise d'appendicite » bien que les appendicites ne fassent jamais de crise. On parle plutôt d'appendicite aiguë qui se manifeste par des symptômes tels que des douleurs abdominales, de la fièvre ou des troubles digestifs. Pour poser le diagnostic, le médecin complète son examen clinique par des examens complémentaires : analyse de sang, échographie et parfois scanner. Il s'agit le plus souvent d'une infection brutale.

Madame Maigret, qui était venue en vacances chez sa sœur et son beau-frère d'après l'épisode de la série des téléfilms Maigret/ Bruno Cremer, doit être opérée d'urgence. Georges Simenon ne peut vraiment pas se passer de la maladie et des médecins. À la clinique tenue par des religieuses, où le commissaire rend régulièrement visite à sa femme, une religieuse infirmière glisse dans la poche de Maigret une lettre où sont écrits ces mots : « *Par pitié, demandez à voir la malade du 15* ». Le commissaire Maigret n'a pas le temps de répondre à l'appel désespéré lancé par la religieuse infirmière. Le lendemain, Hélène Godreau qui n'a que dix-neuf ans et qui occupe la chambre 15 meurt des suites d'une fracture du crâne. Deux jours plus tôt, elle était tombée de la voiture conduite par son beau-frère, le Docteur Philippe Bellamy. Maigret se sent fautif.

Nous y voilà : un médecin qui a produit un accident qui est devenu mortel.

La rédaction du manuscrit ou du tapuscrit qui a été détruit par l'auteur a été réalisée au 325 W. Frnaklin Street, Tucson en Arizona, du 11 au 20 novembre 1947 à ce que l'on sait. Il semble bien qu'il faudrait valider cette information et qu'il y a eu une publication d'une préoriginale en feuilleton dans *Fantasia Ici Paris*, n° 137 autour du 17 février 1948. L'édition originale est achevée d'imprimer le 14 juin 1948 à Paris aux Presses de la Cité ; 18,5 x 12 cm, 188 pages ; couverture blanche papier fort, jaquette illustrée en couleurs. Il y a eu aussi une publication d'une bande dessinée dans l'hebdomadaire *Samedi-Soir*, durant l'année 1952 et 1953 sous la forme d'un dessin de Jacques Blondeau.

Simenon avec ce roman explore parfaitement les méandres du pouvoir médical et de ses dérives. Là encore, Maigret réalise une enquête privée ou pseudoprivée, comme Simenon aime lui faire accomplir. Il faut noter que ce genre de situation est très curieuse. Nous voyons mal dans la vie de tous les jours un commissaire de police en vacances commencer pour lui-même une enquête policière sans aucune délégation, mission ou mandat.

Le Docteur Philippe Bellamy est un homme d'âge mûr, froid, sûr de lui qui donne l'impression de n'avoir peur de rien. Il est marié à Odette âgée, elle, de vingt-cinq ans. Il y a donc une différence d'âge marquée. La sœur d'Odette Bellamy est Hélène Godreau qui vient de décéder dans la clinique où est hospitalisée Madame Maigret. Le Docteur Philippe Bellamy voue à sa femme un amour total, passionné et il est extrêmement jaloux. À chaque fois qu'il s'absente, il enferme son épouse dans la chambre ou la confie à la garde tatillonne de sa propre mère.

Maigret s'intéresse à Philippe Bellamy et veut le rencontrer. Le médecin se prête facilement au jeu du commissaire et l'invite même chez lui, pour qu'ils se rencontrent et peut-être un peu pour le provoquer. Dans l'entrée de la demeure, les deux hommes croisent une jeune fille qui semble complètement effrayée par le médecin. Elle s'enfuit en courant dès qu'elle aperçoit le praticien. Instinctivement, Maigret ressent que cette jeune fille vit ce qui semble être un danger. Il ne sait pas qui elle est et Bellamy feint de ne pas la connaître. Le lendemain, à la stupeur générale, la jeune fille est retrouvée morte dans son lit. Elle a été étranglée au début de la nuit. À l'évidence Maigret comprend que c'est sans doute pour la faire taire. La jeune assassinée se nomme Lucile Duffieux et n'a que quatorze ans. Elle est la sœur d'Émile, un jeune journaliste qui a précipitamment quitté la maison familiale quelques jours auparavant pour partir à Paris. En fait Émile Duffieux n'est jamais arrivé à Paris. Maigret apprend qu'Odette Bellamy a une amie, Olga, une couturière-lingère qu'elle visite régulièrement sous l'allégation d'essayages de vêtements. En fait Odette se rend chez Olga pour y rencontrer son amant, qui n'est autre qu'Émile. Maigret doit protéger Olga.

Philippe Bellamy, en fait, est la proie d'une jalousie morbide qu'il ne peut réprimer. Il avoue naturellement comme pour soulager les tensions qui le rongent. Après avoir découvert que sa femme le trompait avec Émile, il a fait venir son rival dans son cabinet médical et l'a tué d'un coup de couteau. Hélène Godreau et Lucile Duffieux servaient toutes deux de messagères aux deux amants qui se retrouvaient chez Olga. Hélène Godreau, se trouvant en voiture avec le Docteur Philippe Bellamy, a découvert le couteau qui a frappé Émile. Elle devine que son beau-frère a tué l'amant de sa sœur et s'affole. En se débattant, elle tombe de la voiture du Docteur Philippe Bellamy et se brise le crâne, elle en décédera. Philippe Bellamy, emporté dans son délire, tue la sœur d'Émile, la jeune Lucile Duffieux, pour qu'elle se taise. Alors que le médecin a prévu de supprimer Olga pour avoir abrité les ébats amoureux de sa femme et d'Émile, Maigret l'en empêche.

Avec ce roman, Georges Simenon traite d'une pathologie effroyable et c'est un médecin qui en est atteint. La jalousie est l'un des sentiments négatifs le plus dangereux, le plus destructeur qui peut bouleverser la vie d'un couple, mais pas seulement. La jalousie peut toucher l'ensemble des relations humaines. Nous le voyons dès la constitution d'un groupe même de trois personnes, il y a presque toujours de la jalousie. Il s'agit d'un trouble qui affecte et empoisonne non seulement l'existence de celui ou celle qui l'éprouve, mais également de celui ou celle qui en est le destinataire. Paradoxalement, la jalousie peut atteindre l'objectif qu'elle prétend éviter, c'est-à-dire la rupture du couple.

La jalousie ordinaire est celle que nous pouvons tous ressentir dont nous avons souffert à un moment ou un autre dans nos relations quand nous sommes confrontés à la peur de perdre, notamment la personne aimée, et de se retrouver seul.

Il existe une autre jalousie : le délire chronique de jalousie qui survient chez des sujets paranoïaques et il constitue une variété de délire passionnel. Le sujet a la conviction a priori d'être trompé, le plus souvent sans fondements réels. Dans le roman qui nous intéresse, la tromperie est avérée, mais n'élimine pas le délire, d'autant plus que le comportement du délirant jaloux peut entraîner une conduite d'évitement du conjoint qui peut l'amener à justement le tromper. Le jaloux qui est sujet à un délire passionnel garde toutefois dans tous les autres domaines une pensée cohérente et un comportement adapté. Le délire chronique de jalousie survient donc chez des sujets paranoïaques qui présentent une paranoïa, une méfiance délirante qui les envahit à long terme. Les individus souffrant de ce trouble de la personnalité peuvent être hypersensibles. Ils croient être menacés et tentent de chercher tout signe de menaces.

La jalousie pathologique constitue une variété de délire passionnel. Freud et Jacques Lacan ont montré ce que la jalousie exacerbée, comme dans le délire de jalousie, recèle des désirs d'infidélité projetés sur le partenaire et d'intérêt homosexuel pour le rival.

Les délires passionnels regroupent : l'érotomanie que nous avons décrite avec *Monsieur lundi*, les délires de jalousie que nous étudions dans *Les vacances de Maigret* et les délires de revendication. Ils ont été regroupés et qualifiés de passionnels à cause de la nature des sentiments vécus et des thèmes qui les inspirent. Ces états ont en commun d'être des états délirants chroniques débutant généralement brusquement par une interprétation ou par une intuition délirante. Ils peuvent dans un deuxième temps s'enrichir de nombreuses interprétations délirantes et comportent en général une forte participation affective pouvant être à l'origine de passage à l'acte, que nous voyons à trois reprises avec *Les vacances de Maigret*. Les délires passionnels ont une construction dite « en secteur », car ils ne s'étendent pas à l'ensemble de la vie psychique, affective ou relationnelle de l'individu qui en souffre et les idées délirantes restent centrées sur l'objet et la thématique quasi unique du délire.

Le délire de jalousie touche principalement des hommes. Il s'installe le plus souvent de façon insidieuse, il va se nourrir et se développer aux dépens d'événements anodins qui feront l'objet d'interprétations délirantes. Nous pouvons noter qu'il peut s'associer fréquemment à un alcoolisme chronique qui peut dans certains cas favoriser la survenue d'un passage à l'acte, c'est-à-dire à la lyse du sujet qui rend jaloux comme chez Simenon.

Encore une fois, Simenon avec le Docteur Jules Maigret, explore la sémiologie, la clinique et les comportements d'un assassin pathologique, ici un médecin. Il le fait admirablement avec toutefois, je le pense, l'enseignement de médecins qui l'instruisent dans ce domaine des pathologies psychiatriques si particulières et si difficiles à cerner. C'est d'ailleurs l'attrait du lecteur pour ce genre de pathologies qui fait le succès des œuvres de Simenon et de la personnalité du Docteur Jules Maigret, car les lecteurs se ressentent tangents à ces malades et à leurs maladies. La peur de franchir l'irréparable et de les rejoindre excite leurs sensations à la lecture des observations médicales du Docteur Georges Simenon.

Simenon dans ces romans est à la fois générateur de psychopathologie et en même temps thérapeute ce qui lui donne une faculté de séduction incomparable, qui explique en partie son immense succès.

À ces trois premiers exemples, nous pouvons en rajouter trois autres : *Le cercle des Mahé*, *Les anneaux de Bicêtre*, et *Pedigree.*

LE CERCLE DES MAHÉ

De 1942 à 1945, Georges Simenon s'était réfugié dans une ferme de Saint-Mesmin, en Vendée juste derrière la frontière deux-sévrienne. La maison qu'occupaient les Simenon était située à la sortie du bourg en direction de Pouzauges, elle ressemblait à une petite ferme. Les Simenon avaient des cochons, poulets, oies, chiens et chats, en plus d'un cheval. Ils faisaient pousser leurs propres fruits et légumes. Les relations de Simenon étaient restreintes et essentiellement limitées à deux médecins.

Le 25 août, le jour où Paris fut libéré, le docteur Ériau, un ami de Simenon entra en courant dans la maison et s'écria : « *Nous devons tous fuir, nous devons partir !* ». Les Allemands venaient de débarquer et d'envahir la côte. Le docteur Ériau allait lui inspirer le Docteur François Mahé dans *Le cercle des Mahé,* il lui dédia aussi *La fuite de monsieur Monde* en 1945.

Le cercle des Mahé est un roman paru en 1946, rédigé en 1945 à Saint-Mesmin. Le manuscrit a été vendu aux enchères au profit des prisonniers de guerre, à l'initiative de l'auteur[84].

Georges Simenon connaissait bien Porquerolles, l'île où se passe le roman pour y avoir séjourné. Le père de Jules Maigret met

---

[84] Enveloppe de teinte terre de Sienne sur laquelle figurent les noms de vingt-neuf personnages (dont dix caractérisés, plus huit barrés), un nom de lieu et des renseignements divers (une référence au passé et deux essais orthographiques. Une feuille blanche sur laquelle figurent les brouillons de quatre passages. Une seconde feuille blanche sur laquelle figurent les brouillons de quatre autres passages. Conservation : Fonds Simenon (Liège, Belgique).

le pied, pour la première fois, sur l'île à 23 ans, au début de l'été 1926, avec son épouse Régine dite Tigy, Henriette, surnommée Boule, leur domestique, et leur chien Olaf. *« L'un des hauts lieux de ma vie »*, dira Simenon qui y reviendra de 1933 à 1939, tant pour se ressourcer que pour y puiser l'inspiration. Son fils, Marc, s'y installera plus tard avec son épouse, l'actrice Mylène Demingeot.

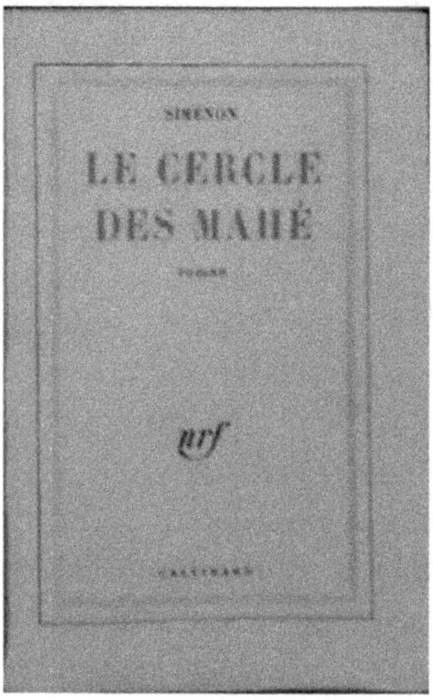

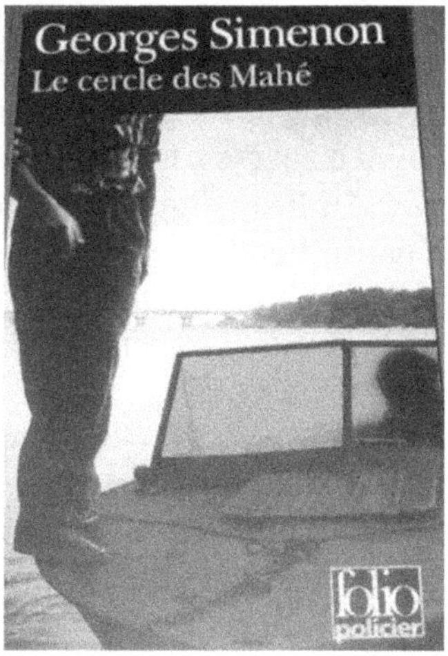

Collection Jacques Jaume ©

« *Après un long séjour en 1926, le père de Maigret reviendra régulièrement sur l'île jusqu'en 1939 pour s'y ressourcer, pêcher à bord de son pointu et écrire. (...) Il y écrira quantité de feuillets, ces articles et ces romans populaires qu'il enchaînait à un rythme infernal, à ses débuts. Mais aussi plusieurs enquêtes de Maigret, qui verront le jour souvent au petit matin, dans la tour carrée de la villa qu'il louera durant plusieurs années, en périphérie du village. Parenthèse exotique.* (Simenon) *débarque, pour la première fois, sur l'île à 23 ans, au début de l'été 1926, avec son épouse Régine dite Tigy – rencontrée quand il était journaliste à la Gazette de Liège –, la plantureuse Henriette, surnommée Boule, leur domestique, et leur chien Olaf. À l'époque, l'écrivain en herbe ne signe pas encore chez Gallimard, et le couple ne roule pas sur l'or. Tigy, qui est peintre, a pu vendre deux de ses toiles pour 1 800 francs, ce qui va permettre de prolonger de quelques mois leur séjour sur ce confetti exotique et sauvage, baigné dans des eaux transparentes. "L'un des hauts lieux de ma vie", dira Simenon qui y reviendra de 1933 à 1939, tant pour se ressourcer que pour y puiser l'inspiration. Son fils, Marc, s'y installera plus tard avec son épouse, l'actrice Mylène Demongeot*[85]. »

Dans cette île qu'il aime, Simenon met en scène un médecin qui s'est laissé convaincre par un ami d'y passer ses vacances et qui s'y trouve mal à l'aise. Ses parties de pêche sont presque stériles, les coups de soleil sont douloureux, sa femme à l'estomac dérangé par la cuisine du Midi. Bref, il regrette leur séjour habituel, toujours dans le même hôtel de Saint-Laurent-sur-Sèvre et se demande pourquoi il ne quitte pas l'île. Il sait que sa femme à elle aussi envie de partir. Au lieu de quoi il ne cesse de vanter la beauté du lieu, animé par la honte de l'échec. Le docteur Mahé, en vacances à Porquerolles avec sa femme et ses enfants, doit interrompre une partie de pêche infructueuse pour se rendre au chevet d'une mourante, Mme Klamm, tandis que son mari, Frans, un ex-légionnaire de cinquante-deux ans, se trouve en virée à Toulon. Lorsqu'il arrive sur place, le médecin ne peut que constater le décès. Il est frappé par la misère dans laquelle vivent les Klamm : les trois enfants, maigres et sales, sont livrés à eux-mêmes. La famille est à peine tolérée et acceptée dans la localité par les habitants du village.

Lorsque les vacances prennent fin, les Mahé sont tout heureux de retrouver le continent. À dire vrai, ils n'ont pas aimé Porquerolles. Pourtant, l'été suivant, ils reviennent sur l'île. C'est surtout François qui a eu envie de retrouver cet endroit qu'il sent pourtant hostile. Il est poussé aussi par sa curiosité à l'égard de la famille Klamm et son attirance pour Elisabeth, l'aînée des Klamm. Elle est devenue une adolescente qui, dans sa petite robe de coton rouge, le hante depuis son premier séjour à Porquerolles bien qu'il ne lui ait jamais adressé la parole. François cherche à voir Elisabeth, mais en vain. La jeune fille a quitté l'île : elle est partie vivre et travailler à Hyères.

---

[85] *Quand Porquerolles inspirait Georges Simenon* : https://www.loustal.nl/2023/museum3015.html

À trente-cinq ans, le docteur Mahé veut changer de vie. Sa mère a choisi, pour lui, sa femme, son métier, sa maison, sans qu'il ait eu un mot à dire.

Curieusement, l'année suivante, alors qu'il a déjà réservé une chambre à l'endroit familier où ils allaient chaque été, il change soudain d'avis et décide de retourner à Porquerolles. Il serait bien incapable de dire pourquoi. Tous les souvenirs qu'il en garde sont décevants, négatifs : à Porquerolles, les choses lui étaient inamicales.

La troisième année, les Mahé emmènent leur neveu Fred, dix-neuf ans, étudiant en droit. Chez les Klamm, tout a changé depuis qu'Elisabeth, la fille aînée est devenue la maîtresse de maison. Bien qu'il ne lui ait jamais adressé la parole, François Mahé éprouve pour elle une attirance qu'il ne s'explique pas, il semble amoureux d'Elisabeth. Il s'arrange pour que son neveu ait une entrevue avec Elisabeth.

Quand il apprend que Fred a obtenu les faveurs de la jeune fille et qu'il a été le premier pour elle, il semble en apparence comblé, mais en fait il en veut à son neveu. Le médecin éprouve de la satisfaction et un certain trouble, un sentiment de jalousie inexplicable, envahissant et encombrant. Il vit d'une manière désagréable un sentiment d'ambivalence pathologique et morbide. C'est à mon avis ici et dans ce ressenti que le cœur du roman se trouve et que Georges Simenon qui l'a certainement éprouvé le traite comme s'il se soignait.

Il n'aura toutefois pas le temps de donner libre cours à ce sentiment de jalousie pathologique, car les vacances sont brusquement interrompues. Une lettre d'un ami médecin apprend à François que sa mère est gravement malade. Il doit retourner à Saint-Hilaire où habite sa famille.

Elisabeth, avec sa petite robe de coton rouge, le hante depuis son premier séjour à Porquerolles. Elle devient une obsession morbide et délicieuse à la fois.

Il s'agit malgré tout de comprendre ce choix absurde, imposé par une double nécessité qui n'apparaît pas encore clairement au docteur Mahé. Progressivement, Mahé prend conscience de l'emprise que sa mère et son entourage ont exercée sur sa destinée, lui faisant même épouser une femme dominée et blafarde. La mort de sa mère entraîne chez Mahé le refus de rester prisonnier du cercle de gens et de choses qu'elle a construit autour de lui.

Tous les commentateurs, historiens, exégètes et analystes de Simenon interprètent le roman comme un événement qui conduit le médecin à prendre conscience de l'emprise que sa mère et son entourage ont exercée jusque-là sur son existence. Ils argumentent : n'est-ce pas à cause de sa mère qu'il a épousé Hélène, une femme soumise et incolore ? N'est-ce pas pour répondre aux injonctions de sa famille qu'il est devenu médecin ? La mort de Mme Mahé, la mère, agit comme un catalyseur et précipite en François le refus de rester prisonnier du cercle de gens et de choses qu'elle a construit pendant sa vie autour de lui.

Mais cette image constante et subliminale, qui le travaille malgré lui, l'a frappé lors des premières vacances, au moment où il a été appelé pour constater le décès d'une femme en l'absence du médecin de l'endroit : une fillette en robe rouge qui l'intrigue et le fascine. Cette fillette qui va grandir semble le posséder, l'envoûter, elle représente l'antonymie de son cercle de vie.

L'été suivant, Mahé et sa famille reviennent à Porquerolles. François cherche à voir Elisabeth, mais en vain. La jeune fille a quitté l'île : elle est partie vivre et travailler à Hyères.

Par la suite pour s'affranchir encore un peu plus de sa famille, il décide de se fixer à Porquerolles et rachète le cabinet du médecin de l'île.

Les années suivantes, il ne parvient pas à se délivrer de l'obsession, même en poussant dans les bras de la gamine un neveu qui les a accompagnés. C'était une hantise, voilà le mot. Et cela avait commencé dès le premier jour, mais faiblement, insidieusement, comme les maladies incurables dont on ne s'aperçoit que quand il n'est plus temps de les soigner. Mahé est malade d'Elisabeth. Mahé est possédé, sous l'emprise et de plus il vit une jalousie pathologique.

Il ne sait plus très bien que faire. Peu à peu, il se laisse glisser vers une existence molle. Il se met à boire. Il pense à l'été qui le ramènera à Porquerolles, où les jours se suivent sans effort, où il veut retrouver une adolescente maigre dont l'image hante ses nuits. Cet homme frustré d'autorité a cette idée fixe : se faire aimer d'une petite pauvresse qui lui doit tout.

Et puis, il y a le poids des conventions auxquelles il s'est toujours plié, continuant d'accepter la présence envahissante de sa mère, subissant ce qu'il appelle maintenant un obscur complot organisé contre lui, comme pour l'enfermer dans un cercle sacré, infranchissable. Il n'a pas le droit d'y échapper ? Il y échappera malgré les pressions, il rompra ce cercle des Mahé, quel que soit le prix à payer : un cabinet à reprendre, à Porquerolles bien entendu, pour une somme excessive. Et un prix plus élevé, peut-être encore…

Le lendemain de son installation, François se libère totalement du cercle sacré et infranchissable des Mahé. Au cours d'une partie de pêche en barque, il se laisse couler et rejoint symboliquement Elisabeth. On croira à un accident ; c'était un suicide pour une histoire d'amour… François ne pouvant plus supporter « la maladie d'Elisabeth » et se sentant perdu préfère se supprimer, se suicider comme le font les patients qui prennent conscience que leur mal de toute façon les tuera.

Simenon nous livre l'« observation » d'un malade psychiatrique, François, qui est aussi médecin. Simenon insiste là sur le fait que même les médecins peuvent être la proie de maladies psychiatriques, qu'ils sont en fait des femmes et des hommes comme les autres. Simenon reconnaissons-le se venge un peu de « l'aura » que possèdent malgré eux ou en la cultivant les médecins.

Comment un homme en vient-il à ne plus supporter la prison confortable où il s'est laissé enfermer, c'est tout l'enjeu de ce roman pour une interprétation courante et commune[86] ?

Dans ce roman d'atmosphère glauque et lugubre, Simenon montre son sens aigu de l'observation des situations, des gens et une forme de diagnostic de l'emprise de certaines personnes sur d'autres qui devient une véritable maladie, ici l'emprise involontaire qu'a Elisabeth sur François.

Les personnages ne sont pas inspirés par les habitants de l'île auxquels d'ailleurs à l'époque le roman ne fit pas plaisir. Simenon s'est plutôt souvenu de ceux de Saint Mesmin et surtout du Docteur Ériau qui lui a inspiré le docteur François Mahé. On y trouve un thème qui lui était cher, celui du clan régenté par des femmes étouffantes, en première lecture et d'une manière plus occulte

[86] https://www.trussel.com/f_maig.htm

l'étude minutieuse, documentée et argumentée d'un trouble psychiatrique peu individualisé à l'époque de Simenon et largement reconnu actuellement en psychopathologie. Simenon décrit et invente une symptomatologie psychiatrique qu'aucun chercheur n'a relevée. Simenon est pleinement médecin et ici psychiatre en « inventant » et en décrivant littérairement une pathologie mentale qui devrait porter son nom comme on le fait en médecine.

Je propose d'ajouter à la nosologie psychiatrique une nouvelle entité décrite et étudiée par Georges Simenon : La maladie de François Mahé !

Ce que traite avant tout Simenon en bon clinicien c'est ce que l'on nomme actuellement l'émophilie.

Pour certaines personnes, il suffit d'un regard, d'une parole ou d'un geste pour tomber complètement amoureux de l'autre. Ce trait de personnalité a un nom actuellement : émophilie. Un sentiment amoureux peut frapper soudainement, enveloppant une personne dans un tourbillon d'émotions intenses et éphémères. C'est ce que vit François Mahé. Pour certains, cette expérience n'est pas qu'occasionnelle : elle fait partie intégrante de leur manière de vivre les relations.

L'émophilie a été décomposée et étudiée dans une étude publiée dans la revue *Personnality and Individual Differences*. Loin d'être un simple excès d'enthousiasme, elle révèle une facette méconnue des dynamiques amoureuses[87].

L'émophilie a été dénommée ainsi pour la première fois en 2011 par le professeur Daniel Jones[88]. Pour lui elle désigne une inclination marquée à tomber amoureux rapidement et fréquemment. Ce n'est pas une quête désespérée de connexion ou une peur de la solitude, mais plutôt une attirance pour l'excitation et la nouveauté que procure chaque début de relation. Les individus souffrant d'émophilie recherchent l'euphorie, ressentent un coup de foudre, au point d'en faire une caractéristique récurrente de leur vie sentimentale. L'amour ressenti n'est pas délirant, mais bien authentique en idéalisant généralement leur partenaire dès les premiers instants. Pour moi, Daniel Jones se limite : l'émophilie est

[87] *C'est quoi l'émophilie, la tendance à tomber amoureux rapidement et souvent ?* - Isabelle Thibaud.

[88] Professeur agrégé de psychologie à l'université du Nevada (États-Unis).

plus marquée par le fait de tomber amoureux rapidement, sans donner de fréquence. La fréquence peut être le résultat d'être bien évidemment éconduit dans la démarche de séduction.

Bien qu'actuellement l'émophilie ne soit pas reconnue comme une pathologie, elle peut entraîner des comportements à risque et constituer une menace, ce qui peut en faire une pathologie. Emportés par l'exaltation amoureuse, les émophiles foncent directement dans leur romance et prennent souvent des décisions impulsives qui privilégient la gratification immédiate plutôt que les bases d'une relation solide ce qui perturbe leur vie et en fait une maladie invalidante[89].

L'émophilie est plus complexe que ce que l'on peut lire parfois. Ce n'est pas uniquement le fait de tomber facilement amoureux et souvent, vous l'avez compris. L'émophilie est plus subtile, plus compliquée à vivre et à subir, François Mahé en est la preuve et finit par se supprimer.

Le personnage de Simenon, François Mahé, ne vit pas uniquement l'émophilie. Les caractères et les personnalités des personnages de Simenon sont plus complexes et présentent très souvent une symptomatologie plurielle que j'aimerais appelée une symptomatologie « hydroïde », rappelant l'hydre, cet animal fabuleux, serpent ou dragon à plusieurs têtes. Simenon est délectable, subtil et moqueur en nous faisant « vivre » un médecin, François Mahé, présentant une symptomatologie « hydroïde », pour mieux être irrévérencieux, se moquer ou peut-être se venger des médecins ou du médecin qu'il n'a pas pu être.

François Mahé bien que souffrant d'émophilie souffre aussi de limérence : l'obsession amoureuse.

La limérence est considérée comme étant un état cognitif et émotionnel d'attachement ou même d'obsession pour une autre personne, typiquement ressenti de façon involontaire et caractérisée par un désir puissant pour la réciprocité de ses sentiments, une forme presque obsessive de l'amour exalté et idéaliste, c'est ce que ressent le docteur Mahé. C'est un état psychologique caractérisé par une préoccupation excessive et persistante envers une personne, souvent idéalisée. Cette fixation peut survenir dans diverses

[89] Pour les détails sur le fond, voir : *Êtes-vous « émophile » ? Si vous tombez souvent amoureux, c'est peut-être le cas* - Par Jennifer Durand.

situations : au début d'une relation, après une rupture ou même sans relation réelle établie, ce que l'on retrouve avec François Mahé.

Il est crucial de distinguer l'amour sain de l'obsession amoureuse. Dans une relation équilibrée d'amour normal, les sentiments sont réciproques, la communication est ouverte et chaque partenaire respecte l'individualité de l'autre.

À l'inverse, l'obsession amoureuse se manifeste par une idéalisation excessive de l'autre personne, des pensées intrusives et constantes à son sujet, une dépendance émotionnelle intense, un besoin compulsif de contact ou de validation[90].

L'amour obsessionnel est un état hypothétique dans lequel une personne ressent le désir obsessionnel de posséder une autre personne, envers qui elle a une forte attirance, avec une incapacité à accepter l'échec ou le rejet. L'obsession amoureuse peut se manifester de manière insidieuse, et au départ, elle peut sembler normale, voire passionnée. Mais rapidement, elle s'invite dans chaque aspect de la vie quotidien, vous envahissant de pensées incessantes, vous poussant à des comportements compulsifs, et remettant en question votre bien-être émotionnel et mental. La limérence est donc un sentiment d'amour que l'on peut qualifier de faux, qui dépasse l'individu le vivant et devient un phénomène obsessionnel qui cause de la souffrance à ceux qui le ressentent également appelée « maladie de l'amour », qui affecte inconsciemment certaines personnes. La limérence peut apparaître en couple, mais aussi dans le cas de personnes qui ne se sont jamais vues physiquement.

François Mahé combine et fusionne l'émophilie, ce sentiment amoureux frappant soudainement et brutalement et la limérence un émotionnel d'attachement obsessionnel avec une autre personne, Elisabeth. Il présente bien une symptomatologie « hydroïde » décrite comme le ferait un chercheur en psychiatrie par Georges Simenon dans son roman *Le cercle des Mahé*, paru en 1946. Simenon décrit une identité nosologique psychiatrique que l'on pourrait nommer la Maladie de François Mahé ou l'émophilimérence de Simenon.

---

[90] https://www.therapiedecouples.com/ressources-1/blog/obsession-amoureuse/

LES ANNEAUX DE BICÊTRE

Ce roman de 1963 est un roman purement médical. Si j'ose dire de l'intérieur et de l'extérieur du monde et milieu médical.

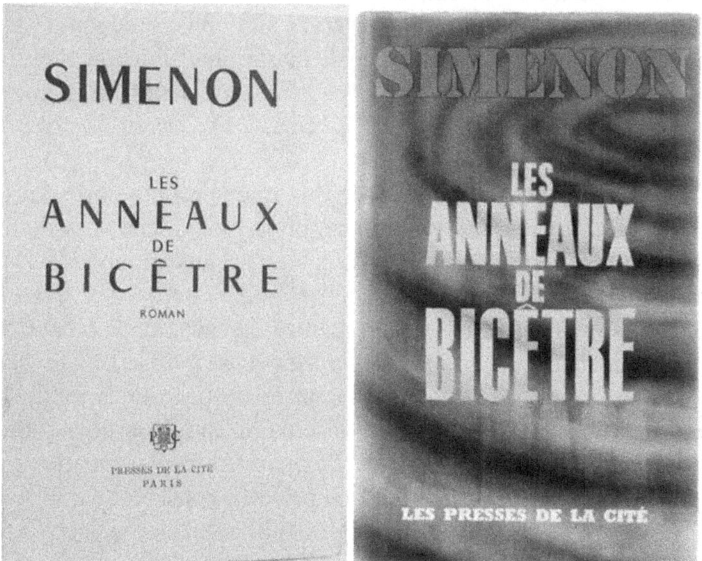

À droite 1963 - Édition originale, tirage courant - Photographies collection Jacques Jaume ©

La rédaction de ce roman a lieu à « Noland », Échandens, une commune suisse du canton de Vaud, dans le district de Morges, du 2 au 25 octobre 1962.

Le manuscrit est autographe, crayon noir, papier ocre ; avec des paginations multiples (fascicule I : 45 feuillets, soit jusqu'au chapitre 9, troisième feuillet ; fascicule II : ff. 46-60, soit dès le chapitre 9, quatrième feuillet). Le manuscrit est précédé d'une citation de Gaston Bachelard (non reprise dans la dactylographie et figurant sur un papier de texture différente), d'une dédicace et d'un avant-propos ; corrections très peu nombreuses, principalement des suppressions, réalisées en cours d'écriture ; signé et daté de : Échandens, le 24 octobre 1962. La dactylographie faisant suite au manuscrit sur papier japon butterfly ; feuilles percées, paginations multiples (fascicule I : 145 feuillets ; fascicule II : ff. nn ;

corrections de l'auteur à l'encre noire, mots barrés au crayon bleu gras ; signée et datée de : Noland, le 25 octobre 1962. Le manuscrit, et le tapuscrit qui lui a fait suite, portent la date du 5 mai 1963. Or il s'agit d'une erreur : le calendrier de rédaction de l'auteur confirme bien que le roman a été achevé le 5 juin 1963. Le manuscrit et le tapuscrit sont conservés au Fonds Simenon à Liège en Belgique. Sur la première page du manuscrit, Simenon a inscrit : *Les cloches de Bicêtre*. L'enveloppe jaune, sur laquelle figurent ses notes préparatoires, est intitulée *Le Grand Véfour* ou *Les cloches de Bicêtre*[91]

Les cloches de Bicêtre, c'est le titre que le roman porte dans la plupart des langues, sauf en France, où le mot cloche a un double sens et fait penser aux clochards, aux idiots et aux vagabonds. Dans les éditions françaises, les cloches sont remplacées par des anneaux, évoquant le son de ces mêmes cloches qui se répand par cercles concentriques. (*Simenon, in Mémoires intimes*).

Les anneaux de Bicêtre racontent le destin d'un homme qui renaît à la vie après un accident vasculaire. Simenon nous plonge dans l'intimité de l'initiation de l'expérience de la maladie. Son séjour à l'hôpital correspond à une prise de conscience qui prend fin en même temps que la maladie… telle une courbe achevée en anneau, si l'on attribue au roman un titre symbolique.

Il n'y a pas eu de publication d'une préoriginale. Édition originale Tirage de tête Achevé d'imprimer : 18 mars 1963. Paris, Presses de la Cité ; 22,5 x 15 cm, 314 pages en feuilles, sous double emboîtage d'édition citron. 100 exemplaires de luxe, numérotés de 1 à 100. L'édition originale du 18 mars est suivie, la même année, de deux rééditions datées, l'une du 5 juin, l'autre du 10 septembre. Ces tirages portent la même jaquette illustrée. L'édition originale est toutefois plus épaisse (3,3 cm) que les rééditions (2,7 cm).

Les anneaux de Bicêtre ont bénéficié d'une adaptation pour la télévision : *Les anneaux de Bicêtre* téléfilm français de Louis Grospierre. Adaptation et dialogues : Louis Grospierre. Avec : Michel Bouquet, Claude Jade, Gérard Buhr, Dani, Bernard Dhéran, Roland Dubillard… Première diffusion : RTF 1re chaîne (France), le 5 janvier 1977.

---

[91] On trouve une variante de ce dernier titre (*La cloche de Bicêtre*) et deux projets de titres, barrés : *Les voix de Bicêtre* et *Les bruits de Bicêtre*.

En septembre 1962, Simenon fait un voyage éclair à Paris, pour recueillir des informations préalables comme il le fait souvent, se renseignant, étudiant la pathologie qu'il va créer pour la rédaction des Anneaux de Bicêtre, qu'il mettra à ses dires vingt-trois jours à écrire. Vingt-trois jours pour concevoir et écrire un tel roman, cela paraît invraisemblable. Simenon encore ici crée son personnage d'écrivain jaculatoire, qui en fait je le crois profondément n'est qu'un des traits qu'il veut accentuer de son personnage d'écrivain. Avec ce roman, Simenon était résolu à écrire son grand roman et pour ce faire il plonge littéralement au plus profond de lui et nous écrit une introspection qu'il a dû vivre suite à un accident de vie ou à une pathologie qu'il a endurée. Va-t-il réussir avec ce récit d'un homme fauché par la maladie ? A-t-il puisé dans son histoire personnelle et les événements qui l'ont incité à écrire *Je me souviens...*, entre décembre 1940 et janvier 1941, publié en décembre 1945 ? La critique a été partagée, mais force est d'admettre que le roman est admirable. Beaucoup sont ceux qui le considèrent comme l'un des meilleurs Simenon, car Simenon se dit et se raconte du plus profond de lui-même.

Simenon avait écrit ce roman alors qu'il traversait un orage conjugal et ceci explique cela. Il apparaît comme l'une de ses œuvres les plus ambitieuses sur le thème de l'incommunicabilité en première analyse. En fait Simenon nous dévoile magistralement l'initiation que procure une grave maladie chez celui qui l'a subi. L'homme ancien, René Maugras, directeur d'un grand quotidien parisien, se transmute par l'épreuve initiatique de la maladie en un homme nouveau, René Maugras pardonnant et aimant de nouveau Lina. Il est divorcé et remarié à Lina, avec laquelle il n'a pas eu d'enfant.

René Maugras, directeur d'un grand quotidien parisien, cinquante-cinq ans, est soudain frappé d'hémiplégie à l'issue d'un déjeuner au *Grand Véfour* où, chaque mois, il retrouve les amis de ses débuts. Tous sont également devenus des célébrités dans leur domaine : Jean Marel, académicien et dramaturge, Besson d'Argoulet, médecin (il faut qu'un médecin soit proche de Simenon), de l'Académie de médecine, Clabaud avocat, un des maîtres du barreau...

René Maugras est frappé par un embole qui engendre un accident vasculaire cérébral avec apparition d'une hémiplégie et d'une aphasie. Il est placé à l'hôpital Bicêtre en banlieue parisienne, sous la surveillance du grand neurologue Audoire. René Maugras est paralysé et présente une aphasie, il est donc privé de l'usage de la parole et de l'expression orale. D'après le roman il garde toute sa lucidité, mais une aphasie peut avoir des répercussions cognitives. La personnalité, le mandarin de la presse est coupé du monde extérieur et brusquement dépouillé du brillant personnage qu'il incarnait.

René Maugras revient toutefois progressivement de la mort à la vie à travers une longue rééducation et un long réapprentissage qui mobilise toutes les forces de son corps, de sa psychologie et de son « âme ». L'âme que lui donne Simenon ou plutôt une « conscience » morale, une valeur morale : « *Il voudrait sourire, maintenant, parce que l'idée qui lui passe par la tête lui paraît drôle. N'est-ce pas le petit garçon de Fécamp qui est en train de se réveiller dans une chambre d'hôpital et son premier regard ne se pose-t-il pas sur une grosse infirmière blonde et rose occupée à tricoter ? Dans ce cas, tout le reste aurait été un rêve. Il aurait rêvé, sous l'anesthésie, près de cinquante ans d'existence.* »

Avec la lucidité nue et pure qu'il retrouve de son humanité, rendue accessible par la connaissance de ces vieillards miséreux qui fréquentent l'hospice attenant où il se trouve, il fait un retour, un feed-back sur ses origines modestes. Il analyse et juge ses choix, ses passions et ses compromissions. Il réalise dans son nouvel état que lui crée la pathologie un examen de conscience, comme on peut le faire dans un cabinet de réflexion, ce lieu où se déroule le début d'une partie du processus d'initiation. La pathologie lui impose de lire la formule V.I.T.R.I.O.L, acronyme de la devise alchimique *Visita Interiora Terrae Rectificando Invenies Occultum Lapidem* : « Visite l'intérieur de la Terre et en rectifiant, tu trouveras la pierre cachée (médecine de vérité) ». Il s'agit pour l'impétrant de lire ou d'épeler cette formule invitant à l'introspection, c'est-à-dire : « *Connais-toi toi-même et tu connaîtras l'univers et les dieux* » qui figurait au fronton du temple d'Apollon à Delphes, qui fut repris par Socrate et utilisé par Platon dans *Le Charmide*.

René Maugras fait surtout l'expérience de comprendre cet être qu'il n'a fait que côtoyer dans son existence trépidante d'homme tendu vers la réussite. Dans l'esprit de René Maugras se chevauchent les souvenirs du passé et les événements du présent. Il passe en revue son existence, de ses origines modestes à ses succès d'ordre professionnel, en analysant et en jugeant ses choix, ses passions et ses compromissions. Cet examen le conduit à admettre que ses années de lutte et ses victoires n'étaient que des moyens de se divertir.

Son séjour à Bicêtre l'amène à renouer avec son entourage, et plus particulièrement avec Lina, son épouse. Lina, sa femme, qu'il a connue petite figurante de télévision et qui n'a jamais pu s'adapter aux artifices de sa vie mondaine. Une femme aujourd'hui enlisée dans l'alcoolisme, parce qu'elle n'a pas accepté leur vie artificielle et trépidante ; parce qu'elle n'a jamais su s'adapter aux artifices des mondanités auxquelles il l'a mêlée sans cesse, toujours tendu vers sa propre réussite. Une femme qu'il n'a fait que côtoyer sans jamais chercher à la comprendre.

Au terme de cette sépulcrale récupération dans l'expérience de l'épreuve, René Maugras apprend la patience, la constance, la persévérance, la compréhension et le prix, le beau, le sublime de chaque instant, de chaque parcelle de vie. Il vit une véritable crise de lucidité, dont le cycle méditatif se referme avec la fin de la maladie.

Il a appris la patience et la valeur de chaque instant de vie. Réconcilié avec lui-même, il est désormais prêt à renaître, à renaître à lui-même en homme nouveau que la maladie a converti, transmuté. C'est le retour à la vraie vie, sa vraie vie après cette épreuve cruelle. C'est un retour à la vie avec Lina, le retour à son couple.

Réconcilié avec lui-même, après ces épreuves, il est prêt à rentrer dans la peau du nouveau René Maugras. Le personnage de René Maugras est poussé jusqu'au bout de lui-même, jusqu'au bas-fond de son être.

L'introspection que fait Georges Simenon de lui-même est doublée d'une peinture du milieu hospitalier qui le subjugue et au sujet duquel Simenon s'était minutieusement documenté : ainsi, pour bien parler de l'aphasique, il avait consulté les médecins sur les méthodes de rééducation à la parole. Pour Simenon, et particulièrement dans ce roman, l'hôpital et le monde médical sont un temple ou un athanor où transmute l'homme malade, où l'homme malade guérit.

D'éminentes plumes, comme celle de François Mauriac dans *Le Figaro littéraire*, saluèrent en ce roman l'un des sommets de son art.

Il serait un livre à clé, René Maugras ayant pu être inspiré par le légendaire patron de *France-soir*, Pierre Lazareff.

PEDIGREE

Pedigree est un roman à tendance autobiographique publié pour la première fois le 15 octobre 1948 aux éditions des Presses de la Cité. Ce roman fut écrit sous l'annonce d'une mauvaise nouvelle médicale annonçant en 1940 à Simenon des problèmes cardiaques ne lui laissant qu'une courte espérance de vie. En 1941, replié à Fontenay-le-Comte, en Vendée, il apprit d'un médecin qu'une méchante radiographie ne lui accordait, au mieux, que deux années d'existence, comme l'avait vécu son père. Ayant alors un seul fils, âgé de 2 ans, Marc, né le 19 avril 1939, il entreprit d'écrire à son intention le récit de son enfance. Le médecin ne savait-il pas lire les radios ? Ce n'était pas la sienne ? Ce faux diagnostic eut pour effet d'accélérer son rythme d'écriture pourtant déjà très soutenu quand il avait tout l'avenir devant lui. À l'approche de la quarantaine, ignorant que le spécialiste se trompait lourdement, il décide d'écrire *Je me souviens*, sa biographie à l'intention de Marc, son tout jeune fils.

La rédaction de ce roman se déroule donc au Château de Terre-Neuve, Fontenay-le-Comte en Vendée, la première partie est achevée le 17 décembre 1941, dans la villa de Saint-Mesmin-le-Vieux en Vendée, la deuxième partie est achevée à fin 1942, la troisième partie est achevée le 27 janvier 1943. Simenon met presque deux ans pour la rédaction de ce roman, ce qui prouve bien ce que j'avance, que Simenon travaillait beaucoup à ses œuvres et qu'il était loin de l'image de l'écrivain jaculatoire qu'il s'était inventé.

De décembre 1940 à juin 1941, il travaille à la première partie du roman publiée sous le titre *Je me souviens.* Sur les conseils d'André Gide, il retravaille le texte à la troisième personne et le complète en 1942 et 1943 de deux autres parties qui paraîtront aux Presses de la Cité le 15 octobre 1948 dans leur ensemble sous le titre actuel de *Pedigree.*

Ces trois parties ne portent pas de titre. Ce n'est qu'en 1967, lorsque les Presses de la Cité rééditent *Pedigree* en trois volumes (qui correspondent chacun à une partie répondant au découpage initial de l'auteur) que ces parties se voient dotées d'un titre : *À l'ombre de Saint-Nicolas* (première partie), *La maison envahie* (deuxième partie) et *Quand les lampes se sont éteintes* (troisième partie).

Pedigree se termine sur la mention : fin du premier volume. L'auteur n'a toutefois pas donné à son plus long roman la suite annoncée dans l'édition originale et la première réédition. Il s'en explique en tête de la version définitive de son texte, publié en 1958[92].

Le roman est publié pour la première fois le 15 octobre 1948 aux éditions des Presses de la Cité. Simenon va perdre trois procès en diffamation de la part de personnes de son entourage qui se sont reconnues ou ont cru se reconnaître dans certains personnages. Simenon perd ses procès, les trois plaignants ont gain de cause et Simenon se voit condamné à verser des dommages et intérêts importants. Il retire les livres édités du commerce.

Simenon réalise une seconde publication en 1952 dans laquelle les passages incriminés sont supprimés ou laissés en blanc.

Il y a eu une publication d'une préoriginale, en feuilleton dans l'hebdomadaire *Le face à mains* (Bruxelles), entre octobre 1946 et octobre 1949 (soit 88 livraisons). Seize mois séparent la publication de la fin de la première partie de celle du début de la deuxième partie. Les deuxièmes et troisièmes parties sont publiées sans interruption entre les deux.

Première partie : du 5 octobre 1946 (n° 40 ; 22e année) au 10 mai 1947 (n° 19 ; 23e année) (soit 32 livraisons). Deuxième partie : du 2 octobre 1948 (n° 40 ; 24e année) au 2 avril 1949 (n° 14 ; 25e année) (soit 27 livraisons). Troisième partie : du 9 avril (n° 15 ; 25e année) au 22 octobre (n° 43 ; 25e année) 1949 (soit 29 livraisons).

La première livraison est accompagnée d'un texte de Doringe intitulé *Georges Simenon, le plus grand romancier contemporain.*

---

[92] Voir l'article qu'Henri Moers a publié dans le quotidien belge *La Meuse*, des 10 et 11 mai 1952, sous le titre *A la recherche du... tome second de Pedigree.*

Pedigree est la plus longue publication en préoriginale d'un roman de Simenon (avec *Le voyageur de la Toussaint*, 88 livraisons également et *Long cours*, 66 livraisons).

Un extrait de *Pedigree*, sous le titre *Le costume*, a paru en préoriginale dans la revue mensuelle *La Table Ronde*, n° 11 de novembre 1948 (pp. 1864-1882). La sortie de ce numéro de *La Table Ronde* est presque simultanée à la publication de l'édition originale de Pedigree.

L'illustration de la jaquette est la même pour les deux tirages. On trouve également le tirage courant doté d'une reliure d'édition de toile brune, toujours recouverte de la même jaquette. Il semble qu'il s'agisse d'un tirage hors commerce, mais on ignore à qui il était destiné.

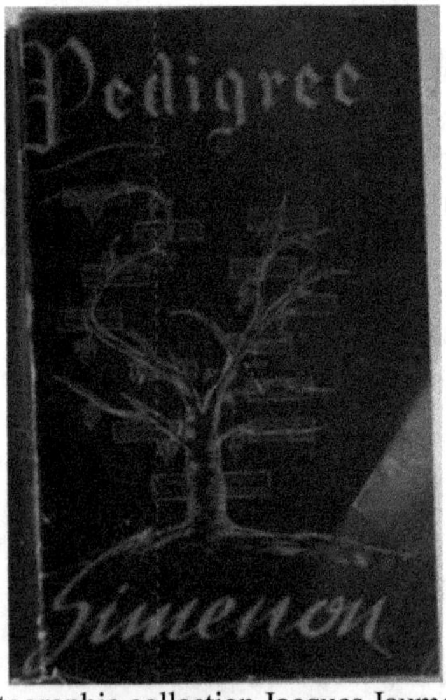

Photographie collection Jacques Jaume ©

Simenon est toujours sous le choc de l'annonce d'une mauvaise nouvelle, celle d'une pathologie cardiaque le concernant. Il est hanté par les pathologies cardiaques, son père en est mort et l'annonce de la cardiopathie de son père avait été faite bien avant son décès, ce qui l'a traumatisé, créant en lui un prédeuil qui le marquera toute sa vie.

Cette phobie des cardiopathies emportant le patient brutalement est le centre de *L'Affaire Saint-Fiacre*, que Simenon traite magistralement.

En guise de testament littéraire, il décide d'écrire pour sa famille et en particulier pour son fils Marc, qui est devenu un réalisateur et un scénariste français[93],il signera sa première réalisation en 1970, *Le Champignon.*

Pedigree est un récit en partie romanesque et écrit à la première personne décrivant la vie de sa famille dans le Liège du début du XXe siècle et son enfance depuis sa naissance.

Désiré Mamelin, employé d'assurances, habite avec sa jeune femme, Élise Peters, un deux-pièces rue Léopold à Liège, où Élise met au monde un garçon, Roger, le 13 février 1903. Les deux époux, issus de la petite bourgeoisie catholique commerçante, appartiennent chacun à une famille nombreuse dont le réseau absorbe presque entièrement leurs relations sociales. Chez les Mamelin, une vie patriarcale détermine des habitudes quasi rituelles auxquelles se conforme Désiré, optimiste, débonnaire, régulier en tout.

Du côté des Peters, le clan est moins stable, plus divisé. Différente d'un mari qu'elle juge trop peu sensible, Élise se montre dolente et larmoyante. Deux de ses sœurs sont hystériques. Son frère aîné, Léopold, le marginal de la famille est buveur, alcoolique et anarchiste. Simenon ne peut pas s'empêcher d'introduire des pathologies psychiatriques dans ses personnages et de s'y identifier ou d'identifier des membres de son entourage. C'est à partir de Léopold que se dessine l'aventure du jeune Félix Marette, recherché à Liège pour un attentat et obligé de fuir en France où il trouve à se fixer avec difficulté.

Le ménage Mamelin quitte son logement exigu pour un appartement rue Pasteur, puis pour une maison rue de la Loi. Élise réalise ainsi son rêve : prendre des locataires qui seront, au besoin, des pensionnaires ; en général, ce seront des étudiants étrangers (russes ou polonais) on retrouve ici des expériences de vie de Simenon.

---

[93] Né le 19 avril 1939 à Uccle (Belgique), il est mort le 24 octobre 1999 dans le 15e arrondissement de Paris suite à une grave chute dans un escalier. Hospitalisé en soins intensifs, il meurt des conséquences de cet accident le 24 octobre 1999.

Entre-temps, Roger grandit, fait ses premières découvertes d'images et de sensations, fréquente l'école des sœurs, puis l'institut des frères, toujours dans le quartier des Mamelin, sur la rive droite, en Outre-Meuse. La fin de ses classes primaires, d'où il sort premier, coïncide avec le début de la guerre de 1914. Les pensionnaires d'Élise se sont dispersés. Roger entre en sixième latine, au collège Saint-Louis, chez les Jésuites. On le croit promis à la prêtrise. Mais, pendant les vacances qu'il passe à Embourg, dans la campagne liégeoise, une idylle avec une adolescente lui révèle la sexualité. Dorénavant, c'est au collège Saint-Servais, l'autre établissement des jésuites fréquenté par les fils de la grande bourgeoisie, qu'il poursuit ses études en section moderne-scientifique. Il a pris goût à la pipe à l'image de Simenon et de Maigret et à la lecture des romans, comme Simenon. La guerre amène d'autres changements.

Les Mamelin ont déménagé pour la rue des Maraîchers, où Élise a renouvelé ses locataires : des officiers allemands plutôt discrets et une vieille fille qui exaspère Roger jusqu'à l'écœurement.

La transformation de l'adolescent va s'opérer petit à petit, au hasard des rencontres, parfois douteuses, des curiosités, souvent malsaines, et sous l'influence d'une parenté où les oncles et tantes comptent moins que les cousins et cousines et leurs amis. Roger s'encanaille comme l'a fait Simenon. Les restrictions dues à la guerre se font sentir ; les plaisirs n'en deviennent que plus tentants et incitent Roger à puiser dans la caisse d'un de ses oncles. Son affranchissement lui attire des scènes orageuses avec sa mère.

Roger joue au jeune homme et fait à l'occasion du marché noir, se détache de ses études qu'il abandonne à la veille des examens de troisième, au moment où son père ressent les premières atteintes d'une angine de poitrine à l'identique du père de Georges Simenon. Roger est donc bien Georges et à travers lui Simenon nous raconte sa propre métamorphose tout au long des périodes de sa vie. Roger va donc chercher un emploi. Engagé chez un libraire qui tient un cabinet de lecture, il est bientôt congédié pour avoir contredit son patron. À peine a-t-il le temps de se sentir désœuvré que l'armistice éclate, semant dans la ville un délire de joie bruyante où il est entraîné, indifférent, presque malgré lui.

Ce long roman autobiographique est inspiré de la jeunesse de Simenon à Liège. Il faut le lire pour comprendre Simenon, car il concentre les hantises de toute une vie et les thèmes de toute une production, où le médical est omniprésent, l'hystérie de ses tantes, l'alcoolisme, la marginalité de son oncle et la cardiopathie de son père qui, répétons-le, l'a bouleversé et a sculpté en lui une angoisse de mort qui va expliquer en grande partie le défilement de sa vie, sa personnalité, l'ampleur de son œuvre. À travers elle, sa profusion et son abondance, il veut rester vivant malgré la mort qui va le frapper indiscutablement. Ces pages qu'il remplit de ses peurs et de ses craintes seront le prolongement de sa vie et il réussit, car à travers son œuvre Simenon continue à vivre et le livre que vous lisez en est la preuve. C'est Simenon qui nous parle à travers mon étude, il ne faut pas se leurrer et savoir que c'est son impact sur ma personne de médecin et d'écrivain qui rebondit et perdure.

Très différent des romans habituels de Simenon *Pedigree*, le plus long de tous ses romans n'est centré sur aucune aventure, le roman est essentiellement le récit d'une enfance liégeoise. Il reprend partiellement en technique romanesque le contenu de *Je me souviens*, écrit par Simenon en narrateur-témoin à l'intention de son fils Marc.

Pedigree est une œuvre mature et majeure de Simenon. Il y évoque les rues et les venelles d'Outremeuse, les visites de famille, l'expédition du pont à franchir pour découvrir la ville, la procession annuelle, les tristes dimanches en habits guindés, les pavés vernis par la pluie, et surtout ces promenades sans but : « *C'était pour moi une nécessité : aller droit devant moi, le nez au vent, à humer les odeurs, à écouter des bruits, à happer des bribes de conversations, à me remplir les yeux d'images.* »

Le futur romancier conservera ainsi, viscéralement, le ravissement de ses livres. Il nous instruit sur la substance de son autoformation d'écrivain et fait ressortir l'importance de l'expérience vécue dans ses romans. Beaucoup estiment que c'est son chef-d'œuvre. On y remarque la sombre et pleurante figure d'Élise. Dans *Pedigree*, les comportements se définissent et se dégagent graduellement et passent d'Élise, la mère, à Roger, le fils, dont la personne et les postures se montrent progressivement.

C'est dans *Je me souviens* que Georges Simenon a d'abord raconté les circonstances de sa naissance. À son ami, admirateur, plus ou moins mentor, André Gide, Georges Simenon avait envoyé les 100 premières pages de *Je me souviens*. Celui-ci lui conseilla de reprendre son récit, d'abandonner la première personne et d'écrire l'histoire de son enfance comme ses romans habituels, à la troisième personne. *Pedigree* est l'un des meilleurs romans de Simenon, lui à peine caché sous l'identité de Roger Mamelins, sa mère sous les traits d'Élise.

Dans *Lettre à ma mère*, une œuvre autobiographique dictée au 12 avenue des Figuiers, à Lausanne (Vaud) dont l'enregistrement est achevé le 18 avril 1974 et révisé le 19 juin 1974, Georges Simenon appelle sa mère de son vrai prénom Henriette. Première édition aux Presses de la Cité en novembre 1974, donc plus tardive que *Pedigree.* Simenon alors proche de la septentaine assiste tous les jours, pendant une semaine, à l'agonie de sa mère, 91 ans, dans un hôpital de Liège. Il vit un tête-à-tête, silencieux et réservé, avec une vieille femme énigmatique qu'il n'a jamais appelée maman :

« *Nous ne nous sommes jamais aimés de ton vivant, tu le sais bien. Tous les deux, nous avons fait semblant.* »

Seul témoin de leur ultime rapprochement : une religieuse présente, vêtue de noir, épluchant son chapelet, silencieuse, rappelant la statue du Commandeur du Don Giovani de Mozart.

Georges Simenon devient Roger Mamelin, fils de Désiré Mamelin (Désiré Simenon) et d'Elise Peters (Henriette Brüll). Plus surprenant : Christian, le frère cadet, n'est pas repris dans le récit.

La linéarité de *Pedigree* n'empêche pas que des intervalles à longueur d'année séparent chacune des parties. Les retours en arrière sont brefs, peu nombreux et sauf au début de la 3e partie, n'introduisent pas de rupture dans la trame chronologique.

Le Petit Docteur

Le Petit Docteur de Georges Simenon est un recueil de nouvelles policières édité chez Gallimard, Paris.

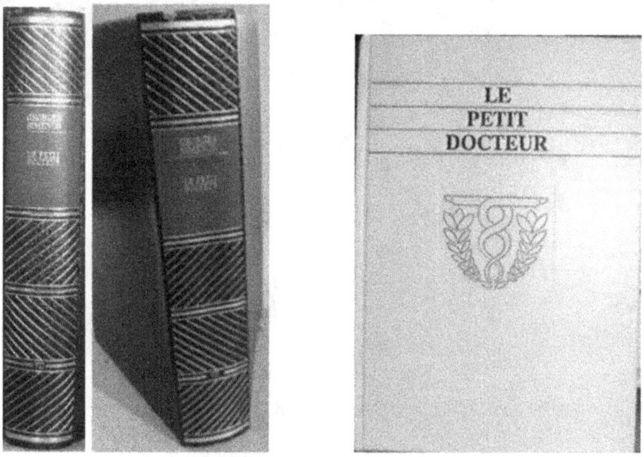

Photographies collection Jacques Jaume ©

Georges Simenon écrivit treize nouvelles policières en 1938, dont le principal protagoniste, le héros, est un médecin de campagne dans le rôle d'un détective amateur.

Cette série de treize nouvelles est écrite à la villa Agnès à La Rochelle, en mai 1938. Elles ont pour héros le Docteur Jean Dollent, médecin de campagne à Marsilly en Charente-Maritime. Achevé d'imprimer : 31 janvier 1943. Paris, Gallimard, N.R.F. ; 11 x 18 cm, 589 pages ; couverture rouge illustrée, titre en jaune. Série « Les Simenon policiers ». Pas de grands papiers ni de tirage numéroté.

Réédition en français - Achevé d'imprimer : 31 janvier 1943. Paris, Gallimard, N.R.F. ; 11 x 18 cm, 589 pages ; couverture beige. Cette édition porte le même achevé d'imprimer (31 janvier 1943 sur les presses de Curial-Archereau 11-15 rue Curial, Paris) et le même numéro d'éditeur (autorisation n° 15231) que l'édition originale. En revanche, on ne connaît pas les raisons ni le ou les destinataires de ce tirage… à moins qu'il ne s'agisse simplement de la première édition du recueil *Le Petit Docteur* !

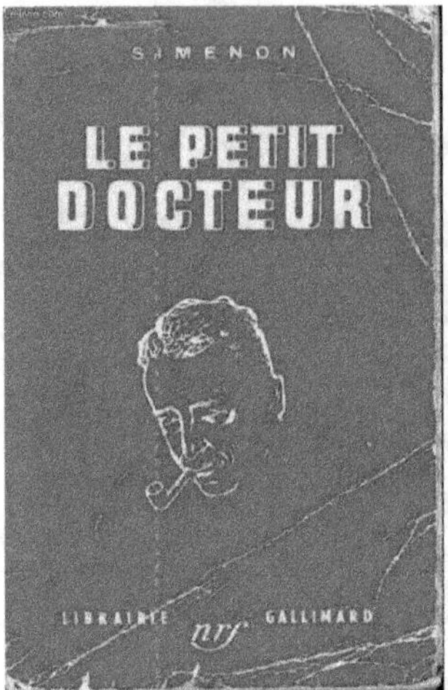

Le Petit Docteur, 1943 - Édition originale - Photographie collection Jacques Jaume ©

Traductions : En allemand : *Der kleine Doktor*. En anglais : *The Little Doctor* (première édition américaine), *The Little Doctor* (première édition anglaise).

Ces treize nouvelles sont recueillies pour la première fois en volume sous le titre *Le Petit Docteur*. Il s'agit donc de leur édition originale. Elles ont été publiées en préoriginales dans la collection *Police-Roman* avec des illustrations photographiques dans le texte de novembre 1939 à janvier 1941. L'ordre des nouvelles dans le recueil diffère de celui des prépublications. Des adaptations télévisées francophones de six nouvelles furent diffusées en 1986.

Il n'y a aucun doute dans ces treize nouvelles en ce qui concerne l'importance que la médecine a pour Simenon : *Le flair du Petit Docteur, La demoiselle en bleu pâle, Une femme a crié, Le fantôme de M. Marbe, Les mariés du 1er décembre, Le mort tombé du ciel, La bonne fortune du Hollandais, Le passager et son nègre, La piste de l'homme roux, L'amiral a disparu, La sonnette d'alarme, Le château de l'arsenic, L'amoureux aux pantoufles.*

Avec *Le petit Docteur* Simenon devient vraiment un médecin et un médecin qui résout des enquêtes policières. Bien évidemment *Le petit Docteur* et ses aventures ont été influencés par la création de Jules Maigret qui a fait des études de médecine avant de devenir policier.

La première enquête de Maigret, le premier roman avec Maigret est *Pietr le letton,* il date de 1931, *Le Petit Docteur* de 1938. La toute première apparition de Maigret a lieu dans une nouvelle intitulée *Train de nuit* écrite en 1929 et publiée par Simenon en 1930 sous le pseudonyme Christian Brulls, soit huit ans avant *Le petit Docteur.*

Maigret est abonné et il faut le souligner à une revue médicale britannique, *Le Lancet*, et il emprunte des ouvrages médicaux à son meilleur ami, le Docteur Pardon. Maigret et Pardon se retrouvent pour dîner chaque mois, et les deux hommes se retirent après le dîner pour parler de médecine. Maigret utilise souvent ses connaissances médicales dans l'exercice de ce qui était clairement son second choix de profession.

La première nouvelle du recueil de 13 nouvelles, *Le flair du Docteur* présente le Petit Docteur, décrit sa personnalité, son style et sa technique, tout en expliquant comment il se passionne pour la résolution de crimes. On y apprend que son surnom affectueux « *Le petit Docteur* » vient de sa petite taille, de sa gentillesse, de son absence de fioritures et de sa petite voiture. Je ne peux m'empêcher de vous confier que lorsque j'ai commencé ma carrière en libéral je faisais assez jeune, il faut croire que ce n'était incontestablement pas rassurant pour certains de mes premiers patients et que certains d'entre eux m'appelaient : *Le petit Docteur* !

Le vrai nom du Petit Docteur est Jean Dollent. Il a bien existé un Jean Dolent (1835-1909) avec un seul « l » écrivain, critique d'art et collectionneur. Personnalité aussi complexe que singulière, Dolent est un « amoureux d'art » ainsi qu'il se définit en titre de son plus célèbre ouvrage publié en 1888. Dolent a mis en place une critique suggestive et assurément originale - fondée sur le propos d'artiste et la forme aphoristique - que cette étude analyse en détail.

Le Docteur Jean Dollent vit, exerce et enquête à Marsilly, sur la côte atlantique, une commune du sud-ouest de la France en Charente-Maritime de tradition mytilicole et agricole.

« Georges Simenon ne s'y était pas trompé, Marsilly est un village inspirant. À la Richardière, ce logis de pierres flanqué de son pigeonnier et datant du 15e siècle qu'il découvrit "avec son bois vibrant d'oiseaux et la mer en bordure" il a écrit une bonne quinzaine de romans. Et si Marsilly est inspirant, c'est que son âme est forgée par 12 siècles d'histoire, histoires dures de pêcheurs, de marins et de corsaires. Histoires violentes de guerres de religion dont certaines maisons de Marsilly portent encore des signes de reconnaissance à leur fronton. Vie d'insécurité avec en permanence, ce danger qui peut surgir de la mer, sous les bannières de Normands, de Saxons ou de pirates anglais.

Aujourd'hui, le blé pousse toujours entre mer et terre, mais depuis bien longtemps les moulins de Marsilly ont perdu leurs ailes. La Baie de l'Aiguillon s'est ensablée, les pirates l'ont désertée et la conchyliculture y a trouvé un terrain fertile pour élever moules et huîtres pendant que les passants se promènent sur le chemin de la côte entre île de Ré et pointe de l'Aiguillon[94]. »

« Avec son cinéma L'Olympia, le Café de la paix joue un rôle majeur à la fois dans le quotidien de Simenon et dans ses œuvres rochelaises », relève Michel Carly, auteur de *Simenon, le bonheur à La Rochelle.*

Simenon a vécu quatre ans dans les années 1930 à Marcilly et ce sont deux demeures bourgeoises de la périphérie rochelaise qui incarnent le mieux le passage de l'auteur sur ce territoire : La Richardière, à Marsilly, et une bâtisse de la rue de l'Océan, à Nieul-sur-Mer.

Dollent n'accordait rien d'autre qu'à la médecine et il n'aurait jamais imaginé découvrir une agression mortelle au couteau. Ignorant jusque-là ses dons exceptionnels d'observation et de raisonnement, ravi de découvrir ses talents qui lui apportent un immense plaisir d'enquêteur, Jean Dollent se délecte de son nouveau rôle. Il nous fait bien évidemment penser à Hercule Poirot, son esprit ne cesse de fonctionner et de chercher à tout comprendre, ce qui flatte sa vanité. En soignant le complice blessé et en assurant l'évasion du tueur au couteau, il fait preuve de sympathie et de compassion, à la manière de Jules Maigret. Ce pardon partagé des

---

94 https://www.marsilly.fr/notre-village/tourisme/marsilly-village-de-decouvertes/

criminels est-il susceptible de se reproduire dans les prochaines histoires du Petit Docteur ?

Précisons et répertorions ces nouvelles :

Le Flair du petit Docteur

Publication d'une préoriginale dans l'hebdomadaire *Police-Roman*, n° 76 du 3 novembre 1939, sous le titre *Rendez-vous avec un mort*. Paris, Société parisienne d'Édition ; 26,5 x 17,5 cm, 14 pages ; illustrations photo, couverture illustrée. Série « Le Petit Docteur ».

Jadis Jean Larcher a tué involontairement. Et Jo-le-Tatoué qui le sait et qui vient de sortir de prison le fait chanter. A alors lieu une inéluctable bagarre, et Larcher tue Jo-le-Tatoué. Il enterre son cadavre dans le jardin et fait tout pour que son amie Laure, témoin de la scène, soit mise hors de cause. C'était la première fois que le Petit Docteur était mêlé à une enquête de police. Et ce fut une révélation.

La Demoiselle en bleu pâle

Publication d'une préoriginale dans l'hebdomadaire *Police-Roman*, n° 79 du 24 novembre 1939. Paris, Société parisienne d'édition ; 26,5 x 17,5 cm, 14 pages ; illustrations photo, couverture illustrée. Série « Le Petit Docteur ». La rédaction se réalise à la villa « Agnès », rue Jeanne d'Albret, La Rochelle en mai 1938.

Cette jeune fille en bleu était charmante, sur la plage de Royan, même si elle était accompagnée d'une acariâtre soubrette anglaise. Pourquoi voulait-elle voler au casino ? Pourquoi s'est-elle montrée ingrate quand le Petit Docteur a empêché l'intervention de la police ? Que s'est-il vraiment passé pour que son soupirant tombe par la fenêtre ? La gouvernante s'est trahie alors que le petit docteur réfléchissait en vain. Il s'agissait en fait d'un homme, un repris de justice. La jeune fille en bleu voulait se débarrasser de son amant, et était prête pour cela à aller en prison.

Une femme a crié

Publication d'une préoriginale, dans l'hebdomadaire *Police-Roman*, n° 82 du 15 décembre 1939. Paris, Société parisienne d'édition ; 26,5 x 17,5 cm, 14 pages ; illustrations photo, couverture illustrée. Série « Le Petit Docteur ». La rédaction se réalise à la villa « Agnès », rue Jeanne d'Albret, La Rochelle en mai 1938.

Deux cadavres sont découverts près de Nevers, l'un a été étranglé, l'autre a été touché par une balle de revolver. Le Petit Docteur, stimulé par les articles de journaux racontant cette affaire, mène sa propre enquête. Un coup de téléphone à Montauban, deux enveloppes timbrées fantaisie et l'aide d'un garde-pêche lui permettent de découvrir la coupable, à une sœur près.

Le Fantôme de M. Marbe

Publication d'une préoriginale a lieu dans l'hebdomadaire *Police-Roman*, n° 85 du 5 janvier 1940. Paris, Société parisienne d'édition ; 26,5 x 17,5 cm, 14 pages ; illustrations photo, couverture illustrée (photo). Série « Le Petit Docteur ». La rédaction se réalise à la villa « Agnès », rue Jeanne d'Albret, La Rochelle en mai 1938.

Un inconnu invisible ou un esprit pénètre la maison de M. Marbe tous les mercredis et vendredis soirs, afin de rechercher quelque chose dans le barda ramené des colonies. Lorsque le fils Marbe vient récupérer ses jouets d'enfant, pour soi-disant les donner à un ami, le Petit Docteur commence à discerner la vérité. L'ami vient de sortir de prison après quinze ans et veut récupérer l'argent qu'il avait confié à Marbe. Mais celui-ci, après l'avoir caché dans une trompette l'avait utilisé pour acheter sa villa de Golfe-Juan.

Les Mariés du 1er décembre

Publication d'une préoriginale dans l'hebdomadaire *Police-Roman*, n° 88 du 26 janvier 1940. Paris, Société parisienne d'édition ; 26,5 x 17,5 cm, 14 pages ; illustrations photo, couverture illustrée. Série « Le Petit Docteur ». La rédaction a lieu dans la villa « Agnès », rue Jeanne d'Albret, La Rochelle en mai 1938.

Depuis leur mariage récent, Madeleine et Philippe reçoivent de nombreuses lettres anonymes les avertissant que leur conjoint mène une double vie. Toutefois chacun garde le secret vis-à-vis de l'autre. Philippe fait appel au petit docteur, un ancien ami de Faculté de médecine, pour résoudre l'énigme. Après en avoir parlé lors d'un repas de Noël, le Petit Docteur identifie l'auteur des lettres : le père de la mariée, qui ne pouvait supporter de voir sa fille heureuse sans lui, et est disposé à tout faire pour faire éclater le couple.

Le Mort tombé du ciel

Publication d'une préoriginale dans l'hebdomadaire *Police-Roman*, n° 91 du 16 février 1940. Paris, Société parisienne d'édition ; 26,5 x 17,5 cm, 14 pages ; illustrations photo, couverture illustrée. Série « Le Petit Docteur ». La rédaction a lieu dans la villa « Agnès », rue Jeanne d'Albret, La Rochelle en mai 1938.

Un cadavre est découvert dans le potager des Vauquelin-Radot. Le couteau qui a frappé en plein cœur ne présente aucune empreinte. Martine Vauquelin-Radot pressent qu'il s'agit de son père, mort cinq ans auparavant dans un asile de Dakar, assassiné par son oncle. Martine Vauquelin-Radot embauche le Petit Docteur pour mener une enquête parallèle à celle que réalise la police. À cause de la collection de timbres du facteur et aux archives de mandats télégraphiques de la postière, le petit docteur démêle l'invraisemblable mystère. C'est le bien père de Martine qui a mis en scène son suicide pour se venger de son frère.

La bonne Fortune du Hollandais

Publication d'une préoriginale dans l'hebdomadaire *Police-Roman,* n° 94 du 8 mars 1940. Paris, Société parisienne d'édition ; 26,5 x 17,5 cm, 14 pages ; illustrations photo, couverture illustrée. Série « Le Petit Docteur ». La rédaction a lieu dans la villa « Agnès », rue Jeanne d'Albret, La Rochelle en mai 1938.

Un riche marchand hollandais dit avoir trouvé le cadavre tout habillé d'une entraîneuse dans la chambre de son hôtel parisien, où il était retourné pour chercher son portefeuille. Ce négociant n'est pas celui qu'il prétend être, de même que l'entraîneuse. Le Petit Docteur devra se rendre coupable de faux pour démêler l'affaire... et trouver un cadavre supplémentaire.

Le Passager et son nègre

Publication d'une préoriginale dans l'hebdomadaire *Police-Roman*, n° 94 du 8 mars 1940. Paris, Société parisienne d'édition ; 26,5 x 17,5 cm, 14 pages ; illustrations photo, couverture illustrée. Série « Le Petit Docteur ».

Popaul, coupeur de bois au Gabon et célèbre dépensier, a été assassiné par arme à feu au moment où le Martinique entrait dans le port de Bordeaux. Mademoiselle Lardilier a été trouvée ahurie dans sa cabine, un revolver à la main. La compagnie maritime fait appel au petit docteur pour innocenter les Lardilier, de gros clients. Le Petit Docteur se demande pourquoi Popaul se faisait accompagner partout par un garde, y compris à la salle à manger. Il découvre bientôt que le garde faisait fonction de coffre-fort plutôt que de garde du corps : c'est à l'intérieur de ses vêtements que Popaul avait cousu un document prouvant que Lardilier père avait assassiné son associé. Lardilier tue Popaul pour s'en emparer. Mademoiselle Lardilier était hébétée parce qu'elle avait été témoin du crime commis par son père.

La Piste de l'homme roux

Publication d'une préoriginale dans l'hebdomadaire *Police-Roman*, n° 100 du 19 avril 1940. Paris, Société parisienne d'édition ; 26,5 x 17,5 cm, 14 pages ; illustrations photo, couverture illustrée. Série « Le Petit Docteur ». La rédaction a lieu dans la villa « Agnès », rue Jeanne d'Albret, La Rochelle en mai 1938.

Deux détrousseurs ont imaginé s'en prendre aux plus belles pièces qui se trouvent chez un collectionneur d'antiquité et de s'embarquer sur un paquebot transatlantique. Mais le collectionneur était chez lui à l'heure du vol, et ils ont été obligés de le tuer. Pour abuser la police, les voleurs évoquent un homme roux. Mais celui-ci a la présence d'esprit de se réfugier chez le Petit Docteur en lui demandant de l'innocenter. Ce qui sera bien sûr chose faite.

L'amiral a disparu

Publication d'une préoriginale dans l'hebdomadaire *Police-Roman*, n° 103 du 10 mai 1940. Paris, Société parisienne d'édition ; 26,5 x 17,5 cm, 14 pages ; illustrations photo, couverture illustrée. Série « Le Petit Docteur ». La rédaction a lieu dans la villa « Agnès », rue Jeanne d'Albret, La Rochelle en mai 1938.

L'Amiral, comme à son habitude, descendait la rue de chez lui au Mail pour sa partie de boules quotidienne. Cependant il n'y est jamais arrivé. Son neveu fait appel au Petit Docteur en lui écrivant une lettre anonyme. En plus de secrets de famille, celui-ci découvre que l'Amiral présageait de devenir sous peu riche, et comment il n'a pas disparu de son plein gré, malgré quelques indices contraires.

La Sonnette d'alarme

Publication d'une préoriginale dans l'hebdomadaire *Police-Roman*, n° 106 du 31 mai 1940. Paris, Société parisienne d'édition ; 26,5 x 17,5 cm, 14 pages ; illustrations photo, couverture illustrée. Série « Le Petit Docteur ». La rédaction a lieu dans la villa « Agnès », rue Jeanne d'Albret, La Rochelle en mai 1938.

Étienne Chaput, façonnier de cierges, vient demander au petit docteur de l'aider à s'innocenter : une passagère d'un train de nuit a tiré la sonnette d'alarme en prétendant qu'il l'avait assaillie. Elle a donné une fausse adresse à la police. À Laroche-Migennes, le Petit Docteur rétablit la vérité. Chaput s'est fait manipuler, croyant participer au vol d'un sac postal, il était furieux que ses complices aient disparu sans partager. Cela expliquant son recours au petit docteur pour les retrouver. Mais il a collaboré en l'ignorant à un meurtre. La victime a été jetée du train dans un fleuve, la sonnette d'alarme ayant été actionnée juste au bon moment.

Le Château de l'arsenic

Publication d'une préoriginale dans l'hebdomadaire *Police-Roman*, n° 109 du 28 juin 1940. Paris, Société parisienne d'édition ; 26,5 x 17,5 cm, 14 pages ; illustrations photo, couverture illustrée. Série « Le Petit Docteur ». La rédaction a lieu dans la villa « Agnès », rue Jeanne d'Albret, La Rochelle en mai 1938.

Tout accuse le châtelain, car sa tante, sa femme, sa nièce sont mortes empoisonnées à l'arsenic. De plus toutes étaient assurées sur la vie à son bénéfice. Le Petit Docteur après avoir fouillé le reste de la maison se demande qui est couché sur le testament du châtelain pour découvrir la vérité.

L'Amoureux aux pantoufles

Publication d'une préoriginale dans l'hebdomadaire *Police-Roman*, n° 112 du 24 janvier 1941. Paris, Société parisienne d'édition ; 26,5 x 17,5 cm, 14 pages ; illustrations de R. W. Thomas, couverture illustrée (R. W. Thomas). Série « Le Petit Docteur ». La rédaction a lieu dans la villa « Agnès », rue Jeanne d'Albret, La Rochelle en mai 1938.

Justin Galmet, quarante-huit ans, sans profession, depuis une semaine, achetait quotidiennement une paire de pantoufles avant la fermeture du grand magasin. Le samedi, il est assassiné d'une balle de revolver tirée depuis le rayon des jouets. Le Petit Docteur avec la police découvre ses moyens d'existence. Il faisait chanter des bandes qui volaient dans le magasin et prélever un pourcentage. Devenu trop gourmand, il fallait l'éliminer.

Six des treize nouvelles du recueil ont été adaptées dans le cadre de la série télévisée française *Le Petit Docteur*, diffusée en 1986 sur FR3 :

• Épisode 1 (première diffusion le 12 septembre 1986) : *Le Flair du petit docteur*, réalisé par Marc Simenon, avec Alain Sachs (docteur Jacques Dollent), Pauline Lafont (Anna) et Daniel Duval (Jo, le boxeur)

• Épisode 2 (première diffusion le 19 septembre 1986) : *Le Château de l'arsenic*, réalisé par Patrick Dromgoole, avec Alain Sachs (docteur Jacques Dollent) et Pauline Lafont (Anna)

• Épisode 3 (première diffusion le 26 septembre 1986) : *Une femme a crié*, réalisé par Eric Le Hung, avec Alain Sachs (docteur Jacques Dollent) et Pauline Lafont (Anna)

• Épisode 4 (première diffusion le 3 octobre 1986) : *La Piste de l'homme roux*, réalisé par Marc Simenon, avec Alain Sachs (docteur Jacques Dollent) et Pauline Lafont (Anna)

• Épisode 5 (première diffusion le 10 octobre 1986) : *La Demoiselle en bleu pâle*, réalisé par Patrick Saglio, avec Alain Sachs (docteur Jacques Dollent), Pauline Lafont (Anna), Michel Dussarat (Callaghan), Emmanuelle Meyssignac (Lina)

• Épisode 6 (première diffusion le 17 octobre 1986) : *L'Amoureux aux pantoufles*, réalisé par Sébastien Robinson et Marc Simenon, avec Alain Sachs (docteur Jacques Dollent), Pauline Lafont (Anna

Conclusion

Comme je l'avais annoncé dans mon premier ouvrage sur Georges Simenon, *Georges Simenon, Maigret et la médecine,* peut-on conclure avec Georges Simenon ? Peut-on conclure avec Simenon tant son œuvre est importante et gigantesque et nous laisse perpétuellement à découvrir et à explorer ?

Je ne le pense pas, on ne peut pas conclure avec Simenon, cet écrivain de génie si prolifique. Il nous donne l'impression que son œuvre est bâtie à l'emporte-pièce, mais elle est en fait un magnifique édifice dont l'agencement et l'architecture ressemblent à un nœud gordien. Elle est la matérialisation de sa personnalité avec son intimité si particulière, la mémoire extraordinaire de son concepteur et la sculpture de sa vie dont les matériaux d'élaboration sont ses sentiments et ses émotions.

On ne peut pas conclure. À tel point que le journaliste Arnaud Gonzague pose la question dans un article publié le 29 octobre 2025 dans le Nouvel Observateur : *Camus s'est-il inspiré d'un roman peu connu de Simenon pour écrire « l'Étranger » ?*

D'après lui : *Le premier roman d'Albert Camus, que François Ozon adapte aujourd'hui au cinéma, présente des ressemblances troublantes avec une œuvre publiée, huit ans avant lui, par un romancier qu'il admirait. »* Les prémices de l'Étranger datent de 1938 et se poursuivent par le roman qui ne prend incontestablement forme que dans les premiers mois de 1940 et sera travaillé par Camus jusqu'en 1941, pour être publié en 1942. Il deviendra le chef-d'œuvre de l'absurde. L'Étranger dont le narrateur, Meursault, est un jeune et modeste employé de bureau dans une société d'import-export d'Alger, dans les années trente, demeure le roman le plus célèbre d'Albert Camus avec plus de huit millions d'exemplaires vendus dans le monde. Albert Camus, prix Nobel de littérature en 1957, avait lu Georges Simenon et s'en serait inspiré pour son premier roman. Il est avéré que Camus, pour son roman l'Étranger, s'est inspiré de quelques biais usés dans le polar américain, *le Facteur sonne toujours deux fois* de James Mallahan Cain publié en 1934[95].

Le portrait d'un homme sur une plage qui en tue un autre, un étranger, pour une raison qui échappe à lui-même, compose les derniers chapitres d'un roman, intitulé *l'Homme de Londres*, écrit par Georges Simenon en 1933 et publié en 1934, soit huit ans avant *L'Étranger*. Un film français en a été tiré : *L'Homme de Londres* réalisé par Henri Decoin, sorti en 1943. En 1988 : *L'Homme de Londres*, le 9e épisode de la série télévisée française *L'Heure Simenon*, réalisée par Jan Keja.

La quatrième de couverture[96] de *L'homme de l'ombre* est un résumé de l'éditeur : *« Une nuit, à Dieppe, à l'arrivée du bateau de Newhaven, Teddy Baster est assommé par Pitt Brown et coule à pic dans l'eau du port en entraînant avec lui une valise. Louis Maloin, qui a tout vu de sa cabine d'aiguilleur, la récupère à l'insu de tout le monde. Il se trouve alors, à son grand étonnement, en possession d'une fortune : le produit du vol que Pitt Brown vient de commettre à Londres au préjudice de Harold Mitchel, le directeur du Palladium où il était engagé. »*

Georges Simenon nous décrit une situation insolite entre deux hommes dans la ville de Dieppe, une ville de province comme il les aime, où ces deux hommes que tout oppose ou devrait opposer vont voir leur chemin et leur destinée se croiser et peu à peu des ponts relationnels ainsi que des transferts de curiosités vont naître. Sans se parler et bien que leurs intérêts diffèrent, Maloin, aiguilleur à la gare maritime devenu le témoin d'une bagarre qui tourne mal, prend une valise contenant de l'argent tombée dans les eaux du port suite à la rixe fatale alors que Brown, le meurtrier, a donc été vu et a perdu son butin qu'il va tenter de récupérer. Progressivement leurs craintes et inquiétudes mutuelles enrobées d'une sorte de complicité équivoque se développent. S'établit entre eux, une sorte de considération et de fascination, ces deux hommes s'attirent tels deux aimants jusqu'à la résolution imprévue et dramatique. L'observateur devient le meurtrier et le meurtrier un observateur. Le témoin fait partie du meurtre et le meurtrier est témoin qu'un « voyeur » détient son secret. L'ambiance Simenon est posée et

[95] Titre original : The Postman Always Rings Twice

[96] Livre de poche, 2022.

nous génère un mal-être teinté d'ambivalence malsaine, car l'écrivain de génie d'une manière secrète, inconsciente et subliminale nous fait entièrement participer à ce couple désormais complice en troisième larron que nous devenons, nous lecteur. Nous sommes témoins et parties prenantes du meurtre de Pitt Brown et complices de l'arnaque de Louis Maloin. Jouissant de notre statut de lecteur qui se vit hors du livre, nous continuons à le laisser ouvert et à tourner ses pages dégustant d'une manière limite au pathologique ce cloaque de la relation humaine que nous dépeint Simenon.

Le rapprochement créé entre Pitt Brown et Louis Maloin par Simenon dont les circonstances vont être plus profondes nous fait presque oublier l'enjeu posé par l'intrigue. Le tout s'inscrit comme Simenon sait le faire dans un « habituel bien ordonné » et ici presque ennuyeux, celui de Maloin. Habitudes quotidiennes banales qui vont s'enrayer à la suite de faits lui faisant découvrir une parcelle de lui-même, présente, mais qui était restée silencieuse.

Simenon comme toujours en surfant sur une intrique policière observe, décrit, étudie le comportement humain au sein d'une communauté d'êtres solitaires tantôt s'attirant, tantôt se révulsant suivant les contingences. Son obsession de la condition humaine et de son tragique a été constante tout au long de sa vie et de son œuvre. Il s'est hasardé à transpercer les secrets, les mystères autant que les ambiguïtés de l'humain, comme sa dualité paradoxale entre la recherche de stabilité et la quête de l'inconnu.

Les personnages que met en scène Simenon en y introduisant le voyeurisme du lecteur, de vous, de nous lecteurs dans une intrigue policière habituelle et traditionnelle ne suivent pas la cohérence de ce genre littéraire. Simenon est uniquement motivé par les enjeux, les rapports et les relations humaines plus complexes qui vont souvent tutoyer le pathologique qu'il affectionne particulièrement en médecin qu'il est devenu « formé sur le tas ».

Avant d'être des voleurs, des cambrioleurs, des assassins, des meurtriers, les personnages que crée et met en vie Simenon sont des témoins d'une humanité perpétuellement taraudée par le pathologique, la maladie et le morbide. C'est en s'y plongeant que les lecteurs ont réalisé le succès de Simenon.

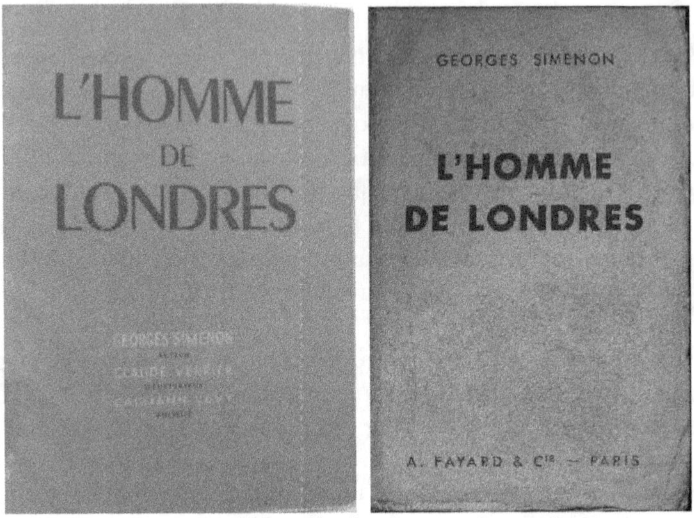

Photographies collection Jacques Jaume ©

Mais déjà André Gide aurait écrit à Simenon « *J'ai dégusté et dévoré tout à la fois La Veuve Couderc* [...]. *Extraordinaires analogies de ce livre avec L'Étranger de Camus, dont on a tant parlé ; mais je trouve que votre livre va beaucoup plus loin, sans en avoir l'air et comme sans le savoir, ce qui est le comble de l'art*[97] ».

Alors Arnaud Gonzague s'est-il lui inspiré d'André Gide ?

Camus partage avec Simenon la perte d'un père, du père. Camus avait perdu son père dans la bataille de la Marne, lors du conflit de la Première Guerre mondiale. Ce seront sa mère et sa grand-mère qui vont l'élever, avec tout ce que cela comprend dans le quartier populeux de Belcourt, dans l'est d'Alger. C'est grâce à son instituteur, Louis Germain[98], à qui il dédiera son prix Nobel qu'il a préparé le concours des bourses et accédé au collège et au lycée, et que c'est dans la bibliothèque de son oncle Gustave Acault, boucher, qu'il a découvert Gide, Gide qui restera un de ses auteurs préférés. Comment Camus admirateur d'André Gide ne pouvait-il

---

[97]Lettre d'André Gide à Georges Simenon, 1942.

[98] Nous pouvons évoquer aussi le rôle qu'a eu Jean Grenier, son professeur de philosophie en classe de Première, qui lui a fait lire *La Douleur* d'André de Richaud et l'a encouragé dans ses premières tentatives littéraires. Il deviendra son mentor.

pas l'être de Simenon ? Camus abandonne un premier récit autobiographique, *La Mort heureuse*, pour *L'Étranger,* qu'il écrit en quelques semaines, dans un hôtel miteux de Montmartre, au début de l'année 1940 et terminé juste avant la débâcle.

Alice Kaplan,[99] dans un des carnets utilisés par Camus en 1938, repère la première trace du début du roman : « *Aujourd'hui, maman est morte.* » Il s'agit là d'une première base et fondation qui fixe le roman dans le réel, le réel de Camus, de son histoire et de son temps. Ce réel, c'est l'Algérie, où les différences entre les « indigènes » et petits blancs étaient fréquentes, dit-on.

La quatrième de couverture d'*En quête de L'Étranger* d'Alice Kaplan nous dit : *« La lecture de L'Étranger tient du rite d'initiation. Partout dans le monde, elle accompagne le passage à l'âge adulte et la découverte des grandes questions de la vie. L'histoire de Meursault*[100]*, cet homme dont le nom même évoque un saut dans la mort, n'est simple qu'en apparence, elle demeure aussi impénétrable aujourd'hui qu'elle l'était en 1942, avec ses images à la fois ordinaires et inoubliables : la vue qui s'offre depuis un balcon par un dimanche d'indolence, les gémissements d'un chien battu, la lumière qui se reflète sur la lame d'un couteau, une vue sur la mer à travers les barreaux d'une prison. Et ces quatre coups de feu tirés en illégitime défense. Comment un jeune homme, qui n'a pas encore trente ans, a-t-il pu écrire dans un hôtel miteux de Montmartre un chef-d'œuvre qui, des décennies après, continue à captiver des millions de lecteurs ? Alice Kaplan raconte cette histoire d'une réussite inattendue d'un auteur désœuvré, gravement malade, en temps d'occupation ennemie. "*J'ai bien vu à la façon dont je l'écrivais qu'il était tout tracé en moi.*" Le lecteur repère les premiers signes annonciateurs du roman dans les carnets et la correspondance de Camus, traverse les années de son élaboration progressive, observe d'abord l'écrivain au travail, puis les mots sur la page, accompagne l'auteur mois après mois, comme par-dessus son épaule, pour entendre l'histoire du roman*

[99] Alice Kaplan universitaire américaine retrace étape par étape la gestation, l'écriture, la publication et la diffusion de *L'étranger* qui, en dépit des innombrables commentaires dont il a été l'objet, garde sa part de mystère. *En quête de L'Étranger*, Alice Kaplan - Gallimard - 15 septembre 2016)

[100] Louis Maloin ne vient-il pas du « mal loin » ?

de son point de vue. En quête de L'Étranger n'est pas une interprétation de plus : c'est la vie du roman. »

Mais tout simplement Camus en lisant Simenon ne s'est-il pas soigné et n'a-t-il pas profité de la thérapeutique du Docteur Georges Simenon ? Thérapeutique au cœur de l'œuvre de Simenon et de son écriture, mais aussi thérapeutique par mimétisme et transfert, une psychothérapie par l'écriture, Camus ayant par et dans sa souffrance compris le génie de son habile prédécesseur qui déjà soignait André Gide ?

Il est peut-être là le secret de *L'étranger* d'Albert Camus, que personne n'a vraiment compris, car personne ne voit Simenon comme un médecin !

L'œuvre de Georges Simenon est un Monument et je suis certain qu'avec mes relectures je trouverai bien d'autres liens et tutoiements avec l'art médical qu'il affectionnait tant.

Peut-être pourrais-je proposer un troisième ouvrage à votre lecture ?

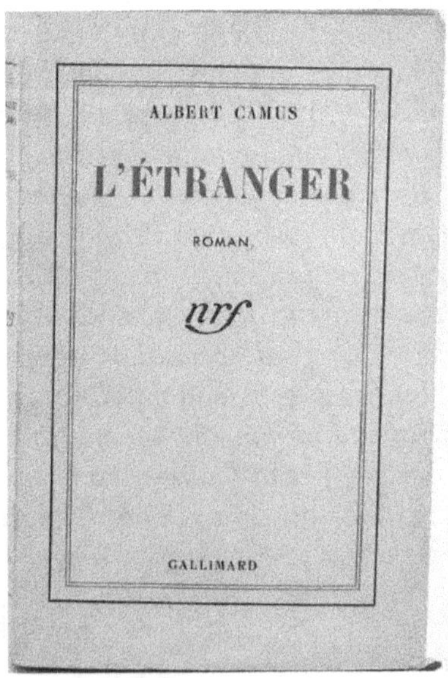

Photographie collection Jacques Jaume ©

Les couvertures des livres des romans de Maigret sont très variées. Celles que je préfère sont celles des livres sur lesquels je travaille le plus.

« À partir de 1957, la présentation des Maigret se simplifie encore un peu plus. Le format est inchangé, mais l'illustration photographique de la couverture est remplacée par un fond de couleur uniforme : violine, ocre ou jaune paille selon les volumes. Seule concession graphique, le deuxième plat comporte un profil stylisé de l'auteur en ombre chinoise, avec chapeau et pipe. Du fourneau de celle-ci, prolongé sur le premier plat, s'échappent des ronds de fumée contenant le nom de l'auteur et le titre. » (Nous dit Francis Lacassin) *En 1957, c'est le roman Maigret voyage qui paraît en édition originale dans cette nouvelle présentation ; les autres romans de la série vont également connaître une réédition dans cette collection*[101]*. »*

Les quatrièmes de couvertures sont identiques. Ce sont ces couvertures qui par leur couleur très recherchée et typique des années 1950-1960 présentant une typographie spécifique de cette époque qui à mon sens sont les plus symptomatiques de l'époque.

Voir la collection du site : La bibliographie du commissaire Maigret - https://biblio.enquetes-de-maigret.com/

---

[101] https://biblio.enquetes-de-maigret.com/les-presses-de-la-cite1/

Bibliographie

Alavoine Bernard : *Les souffrances du héros simenonien : le cas de Maigret et de quelques autres,* Université de Picardie Jules Verne, L'Œil critique, n° 8, 2003, p. 163-171,

Assouline Pierre, *Simenon*, Gallimard, 1998.

Bertrand Alain, *Georges Simenon : de Maigret aux romans de la destinée*, Éditions du C.E.F.A.L, 1994

Bertrand Alain, *Georges Simenon*, La Manufacture, 1988

Deligny Pierre, *Jalons chronobiographiques*, dans le dernier volume de la série *Tout Simenon*, tome 27, Omnibus

Demoulin Laurent, *Simenon et la médecine : un lien étroit et complexe*, Histoire des Sciences médicales, tome XLVIV, n° 2, 2015

Demoulin Laurent, *Simenon, l'écrivain passionné de médecine*, Article, mai 2015

Desmette Marie-Claire, *Les aveux de Madame Maigret,* extraits d'un roman en préparation dans Traces n° 4,1992, Presses universitaires de Liège

Durand André présente *Georges Simenon, Belgique,1903-1989,* Comptoir littéraire

Eskin Stanley, *Simenon, une biographie* - Presses de la Cité, 1990

Fallois Bernard de, *Simenon*, Éditions Rencontre, 1971.

Henry Gilles, *Commissaire Maigret qui êtes-vous* ? 1977, Plon

Jaume Jacques, *Georges Simenon Maigret et la médecine*, Préface du Docteur Xavier Riaud, Éditions L'Harmattan, Collection Médecine à travers les siècles, 2025

Lacassin Francis, *Dossier Simenon,* Magazine littéraire, n° 107, décembre 1975

Lapaque Sébastien, *Georges Simenon : du rififi chez les grands patrons,* Le Figaro, article publié le 08 avril 2020

Lapaque Sébastien : *Georges Simenon, le Petit Docteur, Le Figaro,* le 14 avril 2020

Lefebvre Pierre, *La médecine et les médecins dans l'œuvre de Georges Simenon*, Bull Acad Med Bel. 1990 ;145:474-481

Lefèbvre Pierre, *La médecine et les médecins dans l'œuvre* de *Georges Simenon,* Bull Acad Nat Med.2015 avril-mai ;199(4-5) : 729-30.

Lefebvre Pierre, *Simenon et les Médecins : Un échange de correspondance à verser au dossier*, Rev Med Liège. 2003 ;58 : 127-131.

Dr Massol Philippe, *Georges Simenon et les médecins : l'histoire d'une fascination,* d'après la communication *La médecine et les médecins dans l'œuvre de George Simenon du* Pr Pierre Lefebvre à l'Académie de Médecine le 19 mai 2015, Les Généralistes CSMF, 26 juin 2015

Menguy Claude, *De Georges Sim à Simenon* : bibliographie complète, Omnibus, 2004

Mercier Paul, *Le secret de la consultation du docteur Candille* dans *Littérature et Médecine*, PUF de Franche-Comté, p. 279-315, 2019

Nau Jean-Yves, *Les ombres de Simenon à l'heure du Dr House,* Signé Pierre Godeau, Revue médicale suisse, 28 mai 2014

Proost Philippe : *Simenon et les médecins,* Bruxelles : B & VB, 1989

Régnier Christian, *Georges Simenon et la médecine. Le sens clinique du romancier*, La Revue du praticien, 2003

Rutten Mathieu, *Simenon : ses origines, sa vie, son œuvre,* E. Wahle, 1986

Toubiana Serge et Schepens Michel, *Simenon cinéma,* Paris, Textuel, 2003

Wenger Murielle : *Simenon, médecin de l'âme*, http://simenon-simenon.com

Simenon Georges, *Médecins et malades dans l'œuvre de Georges Simenon,* 1975

Les cahiers Simenon, revue publiée par l'association Les amis de Georges Simenon

Émission radio France : *Les Anneaux de Bicêtre* de Georges Simenon 5 épisodes

Annexes[102]

L'œuvre romanesque de Georges Simenon - hors « Maigret » - compte 258 titres au total : 118 romans (dont un roman radiophonique, Le soi-disant Monsieur Prou ou Les silences du manchot), 130 nouvelles et 10 recueils de nouvelles.

Les 118 romans :

	À l'ombre de Saint-Nicolas
01	Aîné des Ferchaux (L')
02	Âne Rouge (L')
03	Anneaux de Bicêtre (Les)
04	Antoine et Julie
05	Assassin (L')
06	Au bout du rouleau
	Auberge d'Ingrannes (L')
07	Autres (Les)
08	Bergelon
09	Betty
10	Bilan Malétras (Le)
11	Blanc à lunettes (Le)
12	Boule noire (La)
13	Bourgmestre de Furnes (Le)
14	Cage de verre (La)
15	Cercle des Mahé (Le)
16	Chambre bleue (La)
17	Chat (Le)
18	Chemin sans issue
19	Cheval-Blanc (Le)
20	Chez Krull
21	Clan des Ostandais (Le)
22	Clients d'Avrenos (Les)
23	Complices (Les)

[102] Vous pouvez vous rapprocher du site : https://www.association-jacques-riviere-alain-fournier.com/reperage/simenon/bibl_patronyme.shtml

24 Confessionnal (Le)
25 Coup de lune (Le)
26 Coup-de-Vague (Le)
Couple traqué (Le)
27 Cour d'assises
28 Crime impuni
29 Déménagement (Le)
30 Demoiselles de Concarneau (Les)
31 Destin des Malou (Le)
32 Dimanche
33 Disparition d'Odile (La)
34 En cas de malheur
35 Enterrement de Monsieur Bouvet(L')
36 Escalier de fer (L')
37 Évadé (L')
38 Fantômes du chapelier (Les)
39 Faubourg
40 Fenêtre des Rouet (La)
41 Feux rouges
42 Fiançailles de Mr Hire (Les)
43 Fils (Le)
44 Fils Cardinaud (Le)
45 Fond de la bouteille (Le)
46 Frères Rico (Les)
47 Fuite de M. Monde (La)
48 Gens d'en face (Les)
49 Grand Bob (Le)
50 Haut mal (Le)
51 Homme au petit chien (L')
52 Homme de Londres (L')
53 Homme qui regardait passer les trains (L')
54 Horloger d'Everton (L')
55 Il pleut bergère…
56 Il y a encore des noisetiers
57 Inconnus dans la maison (Les)
58 Innocents (Les)
59 Invraisemblable Monsieur Prou (L')
60 Jument-Perdue (La)
61 Lettre à mon juge

62 Locataire (Le)
63 Long cours
64 Main (La)
65 Maison des sept jeunes filles (La)
66 Maison du canal (La)
Maison envahie (La)
67 Malempin
68 Marie du port (La)
69 Marie qui louche
Monsieur Holst
70 Monsieur La Souris
71 Mort d'Auguste (La)
72 Mort de Belle (La)
Mystère du Gros-Noyer (Le)
73 Nègre (Le)
74 Neige était sale (La)
75 Noces de Poitiers (Les)
76 Novembre
77 Oncle Charles s'est enfermé
78 Ours en peluche (L')
79 Outlaw (L')
80 Passage de la ligne (Le)
81 Passager clandestin (Le)
82 Passager du Polarlys (Le)
83 Pedigree
84 Petit homme d'Arkangelsk (Le)
85 Petit saint (Le)
86 Pitard (Les)
Popinga a tué
87 Porte (La)
88 Président (Le)
89 Prison (La)
Quand les lampes se sont éteintes
90 [Quarante-cinq] 45° à l'ombre
91 Quartier nègre
92 Quatre jours du pauvre homme (Les)
93 Rapport du gendarme (Le)
94 Relais d'Alsace (Le)
95 Rescapés du Télémaque (Les)

96 Riche homme (Le)
97 Sœurs Lacroix (Les)
98 Soi-disant Monsieur Prou ou Les silences du manchot (Le)
99 Strip-tease
100 Suicidés (Les)
101 Suspect (Le)
102 Tante Jeanne
103 Témoins (Les)
104 Temps d'Anaïs (Le)
105 Testament Donadieu (Le)
Tomates de Tahiti
106 Touriste de bananes ou Les dimanches de Tahiti
107 Train (Le)
108 Train de Venise (Le)
109 Trois chambres à Manhattan
110 Trois crimes de mes amis (Les)
Trois demoiselles de Concarneau (Les)
111 Un nouveau dans la ville
112 Une vie comme neuve
113 Vérité sur bébé Donge (La)
114 Veuf (Le)
115 Veuve Couderc (La)
Victor
116 Vieille (La)
117 Volets verts (Les)
118 Voyageur de la Toussaint (Le)

Les 130 nouvelles :

01 Affaire des 7 minutes (L')
02 Affaire du canal (L')
03 Affaire Lefrançois (L')
04 Amiral a disparu (L')
05 Amoureux aux pantoufles (L')
06 Annette et la dame blonde
07 Arnold Schuttringer
08 Arrestation du musicien (L')
09 As de l'arrestation (L')

10 Aventurier au parapluie (L')
11 Baron de l'écluse ou la croisière du Potam (Le)
12 Bateau d'Émile (Le)
13 Bénis soient les humbles
14 Bombe de l'Astoria (La)
15 Bonne fortune du Hollandais (La)
16 Bus
17 Cabane à Flipke (La)
18 Cabane en bois (La)
19 Cage d'Émile (La)
20 Capitaine du Vasco (Le)
21 Cent mille francs de P'tite Madam (Les)
22 Châle de Marie Dudon (Le)
23 Chantage de l'Agence O (Le)
24 Chanteuse de Pigalle (La)
25 Château de l'arsenic (Le)
26 Château des disparus (Le)
27 Cheminée du Lorraine (La)
28 Chien jaune (Le)
29 Club des vieilles dames (Le)
30 Coffre-fort de la S.S.S. (Le)
31 Comique du Saint-Antoine (Le)
32 Corps disparu (Le)
Le costume
33 Crime du Malgracieux (Le)
34 Croisière invraisemblable (La)
35 Demoiselle en bleu pâle (La)
36 Demoiselles de Queue de Vache (Les)
37 Dénommé Popaul (Le)
38 Destin de M. Saft (Le)
39 Deuil de Fonsine (Le)
40 Deux ingénieurs (Les)
41 Docteur de Kirkenes (Le)
42 Docteur Tant-Pis (Le)
43 Doigt de Barraquier (Le)
44 Dossier n° 16 (Le)
45 Drame de Dunkerque (Le)
46 Écluse n° 14 (L')
47 Émile à Bruxelles

82	Monsieur Mimosa
83	Monsieur Rodrigues
84	Mort invraisemblable (Le)
85	Mort tombé du ciel (Le)
86	Moss et Hoch
87	Mystères du Grand Saint Georges (Les)
88	Naufrage de l'Armoire à glace (Le)
89	Naufrage du Catherine (Le)
90	Nègre s'est endormi (Le)
91	Nicolas [1]
92	Nicolas [2]
93	Nolépitois (Les)
94	Nouchi
95	Nuit des sept minutes (La)
96	Nuit du pont Marie (La)
97	Oranger des îles Marquises (L')
98	Otto Müller
99	Pacha (Le)
100	Passager et son nègre (Le)
	Passion de Van Overbeek (La)
101	Pavillon de la Croix-Rousse (Le)
102	Petit restaurant des Ternes (Le)
103	Petit tailleur et le chapelier (Le)
104	Petits cochons sans queue (Les)
105	Philippe
106	Piste de l'homme roux (La)
107	Piste du Hollandais (La)
108	Policier d'Istanbul (Le)
109	Prisonnier de Lagny (Le)
	Rendez-vous avec un mort
110	Révolte du canari (La)
111	Rue aux trois poussins (La)
112	Secret du fort Bayard (Le)
113	Sept petites croix dans un carnet
	Serrure (La)
114	Sing-Sing ou la maison des trois marches
115	Sonnette d'alarme (La)
116	Sous peine de mort
117	Tabatière en or (La)

118 Tête de Joseph (La)
119 Ticket de métro (Le)
120 Timmermans (Les)
121 Trois bateaux de la calanque (Les)
122 Trois messieurs du consortium (Les)
123 Trois Rembrandt (Les)
Trop d'argent en caisse
124 Un certain Monsieur Berquin
125 Un crime au Gabon
126 Une femme a crié
127 Valérie s'en va
Vélo de l'enfant de chœur (Le)
128 Vieillard au portemine (Le)
129 Vieux couple de Cherbourg (Le)
130 Vol du lycée de B... (Le)

Dix nouvelles (*Sing-Sing ou la maison des trois marches*, *La folle d'Itteville*, *Mademoiselle Augustine*, *La nuit du pont Marie*, *Moss et Hoch*, *L'oranger des îles Marquises*, *Monsieur Mimosa*, *Les trois messieurs du consortium*, *La tête de Joseph et Le vieux couple de Cherbourg*) ont été recueillies en volume dans : *Œuvres complètes* - Lausanne, Éditions Rencontre, 1967-1973 et *Tout Simenon* -Paris, Presses de la Cité, 1988-1993.

Œuvres complètes (Lausanne, Éditions Rencontre, 1967-1973) :
72 volumes ; 18,5 x 12,5 cm ; reliure d'édition bleu marine. Édition établie par Gilbert Sigaux.

Les volumes de cette collection font l'objet d'un tirage nominatif de 50 exemplaires hors commerce numérotés de I à L (cette information ne figure toutefois que dans la justification des exemplaires concernés).

Cette collection réunit l'ensemble de l'œuvre romanesque publiée sous le patronyme de l'auteur, entre 1931 et 1972 :

- 44 volumes (numérotés en chiffres arabes) réunissent les romans dits de la destinée, ainsi que quelques reportages, essais et récits autobiographiques ;

- 28 volumes (numérotés en chiffres romains) réunissent les enquêtes du commissaire Maigret (les quatre prototypes ne sont pas inclus), ainsi que quelques nouvelles, recueils ou séries de nouvelles n'appartenant pas au cycle des « Maigret ».

Tout Simenon (Paris, Presses de la Cité, 1988-1993).

Les 10 recueils de nouvelles :

01 Bateau d'Émile (Le)
02 Dossiers de l'Agence O. (Les)
03 Petit Docteur (Le)
04 Rue aux trois poussins (La)
05 Sept minutes (Les)
06 Tournants dangereux
07 13 coupables (Les)
08 13 énigmes (Les)
09 13 mystères (Les)
10 Trois nouvelles inédites

Les compilations hors cycle officiel :

Nouvelles exotiques : n'est pas à proprement parler un recueil de nouvelles. Il s'agit d'une compilation de cinq textes, ajoutée à trois romans du cycle officiel des « Maigret » ; le tout réuni en un volume intitulé *Signé Picpus*. Bien que précédé de trois enquêtes du commissaire Maigret, *Signé Picpus, L'inspecteur Cadavre, Félicie est là*, les Nouvelles exotiques ne font pas partie du cycle des « Maigret ». C'est la première fois que les cinq textes qui composent les Nouvelles exotiques sont recueillis en volume. Il s'agit donc de leur édition originale. Contient : *L'escale de Buenaventura, Un crime au Gabon, Le policier d'Istamboul, L'enquête de Mlle Doche, La ligne du désert*. Ces cinq textes ont été publiés en préoriginales dans la collection Police-Roman en 1938 et 1939, dans une série intitulée Nouvelles aventures policières.

Il existe une seconde nouvelle portant le titre *L'escale de Buenaventura*. Son intrigue est totalement différente de celle qui fait partie des Nouvelles exotiques. Elle a été publiée dans *Maigret et les petits cochons sans queue* (Paris, Presses de la Cité, 1950).

La nouvelle *Les mystères du Grand Saint Georges*, qui a aussi été publiée en préoriginale dans Police-Roman (1939 ; série Nouvelles aventures policières) n'a toutefois pas été reprise dans la compilation intitulée Nouvelles exotiques.

Nouvelles introuvables (1931-1934) : dans *Tout Simenon* (Paris, Presses de la Cité, 1988-1993) - tome 18.

Les Nouvelles introuvables, 1931-1934 n'est pas à proprement parler un recueil de nouvelles. Il s'agit d'une compilation de six textes qui, selon les termes de l'éditeur, ont paru dans différents journaux de 1931 à 1934 et n'ont jamais été recueillis en volume. C'est donc - pour certains textes - leur édition originale. Contient : *L'affaire du canal, Sing-Sing ou la maison des trois marches, Mademoiselle Augustine, Moss et Hoch, L'as de l'arrestation, Le yacht et la panthère.*

Nouvelles introuvables (1936-1941) : dans *Tout Simenon* (Paris, Presses de la Cité, 1988-1993) - tome 22.

Les Nouvelles introuvables, 1936-1941 n'est pas à proprement parler un recueil de nouvelles. Il s'agit d'une compilation de treize textes qui, selon les termes de l'éditeur, ont paru dans différents journaux de 1936 à 1941 et n'ont, pour la plupart, pas été réédités depuis. C'est donc — pour certains textes — leur édition originale. Edition(s) collective(s) en français dans Tout Simenon (Paris, Omnibus, 2002-2004) - tome 22. Contient : *L'oranger des îles Marquises, Monsieur Mimosa, Les trois messieurs du consortium, L'homme qui mitraillait les rats, La tête de Joseph, Little Samuel à Tahiti, Le vieux couple de Cherbourg, La révolte du Canari, Le châle de Marie Dudon, Le destin de M. Saft, Les cent mille* francs de P'tite Madame, L'aventurier au parapluie, La cabane à Flipke.

Index par ordre de rédaction des œuvres romanesques de Georges Simenon, publiées sous son patronyme :

<u>Hiver 1928-1929</u>

- L'affaire Le François, publié en octobre 1932, nouvelle
- Le coffre-fort de la S.S.S., octobre 1932, nouvelle
- Le dossier n° 16, octobre 1932, nouvelle
- Le mort invraisemblable, octobre 1932, nouvelle
- Le vol du lycée de B., 1932, octobre 1932, nouvelle
- Le dénommé Popaul, octobre 1932, nouvelle
- Le pavillon de la Croix-Rousse, octobre 1932, nouvelle
- La cheminée du Lorraine, octobre 1932, nouvelle
- Les trois Rembrandt, octobre 1932, nouvelle
- L'écluse n° 14, octobre 1932, nouvelle
- Les deux ingénieurs, octobre 1932, nouvelle
- La bombe de l'Astoria, octobre 1932, nouvelle
- La tabatière en or, octobre 1932, nouvelle
- L'affaire du canal, octobre 1932, nouvelle
- « G. 7 », septembre 1932, nouvelle
- Le naufrage du Catherine, septembre 1932, nouvelle
- L'esprit déménageur, septembre 1932, nouvelle
- L'homme tatoué, septembre 1932, nouvelle
- Le corps disparu, septembre 1932, nouvelle
- Hans Peter, septembre 1932, nouvelle
- Le chien jaune, septembre 1932, nouvelle
- L'incendie du parc Monceau, septembre 1932, nouvelle
- Le mas Costefigues, septembre 1932, nouvelle
- Le château des disparus, septembre 1932, nouvelle
- Le secret du fort Bayard, septembre 1932, nouvelle
- Le drame de Dunkerque, septembre 1932, nouvelle
- L'inconnue d'Étretat, décembre 1991, nouvelle

<u>Hiver 1929-1930</u>

- Ziliouk, août 1932, nouvelle
- M. Rodrigues, août 1932, nouvelle
- Mme Smitt, août 1932, nouvelle
- Les « Flamands », août 1932, nouvelle
- Nouchi, août 1932, nouvelle
- Arnold Schuttringer, août 1932, nouvelle

- Waldemar Strvzeski, août 1932, nouvelle
- Philippe, août 1932, nouvelle
- Nicolas, août 1932, nouvelle
- Les Timmermans, août 1932, nouvelle
- Le Pacha, août 1932, nouvelle
- Otto Müller, août 1932, nouvelle
- Bus, août 1932, nouvelle
- La nuit du pont Marie, 1967, nouvelle
- L'as de l'arrestation, décembre 1991, nouvelle
- Le yacht et la panthère, décembre 1991, nouvelle

<u>1930</u>

- Le passager du Polarlys, juin 1932, roman

<u>1931</u>

- Sing-Sing ou la maison des trois marches, décembre 1991, nouvelle
- La nuit des sept minutes, mars 1938, nouvelle
- La folle d'Itteville, mars 1931, nouvelle
- Le Grand Langoustier, mars 1938, nouvelle
- L'énigme de la Marie-Galante, mars 1938, nouvelle
- Le Relais d'Alsace, octobre 1931, roman

<u>1932</u>

- Les fiançailles de Mr Hire, mars 1933, roman
- Le coup de lune, avril 1933, roman
- L'Âne rouge, 16 août 1933, roman
- Mademoiselle Augustine, décembre 1991, nouvelle

<u>1933</u>

- La maison du canal, mai 1933, roman
- Les gens d'en face, septembre 1933, roman
- Le haut mal, novembre 1933, roman
- L'homme de Londres, décembre 1933, roman
- Moss et Hoch, décembre 1991, nouvelle
- Le locataire, 1934, roman
- Les suicidés, 1934, roman

<u>1934</u>

- L'évadé, 1936, roman
- Les clients d'Avrenos, 1er août 1935, roman

- 45° à l’ombre, 1936, roman
- Les Pitard, 1935, roman

1935

- Ceux de la soif, 1938, roman
- Faubourg, 1937, roman
- L’oranger des îles Marquises, avril 1992, nouvelle
- Quartier nègre, 10 novembre 1935, roman
- Les demoiselles de Concarneau, 1936, roman
- Long cours, 1936, roman

L’assassin, 1937, roman

1936

- Chemin sans issue, 1938, roman
- Le Blanc à lunettes, 1937, roman
- Le testament Donadieu, 1937, roman
- Les rescapés du Télémaque, 19 mars 1938, roman
- Monsieur Mimosa, avril 1992, nouvelle

1937

- Trois crimes de mes amis, avril 1938, roman
- Monsieur La Souris, 6 septembre 1938, roman
- L’homme qui regardait passer les trains, roman
- Touriste de bananes ou Les dimanches de Tahiti, roman
- Cour d’assises, mars 1941, roman
- Le suspect, 25 mai 1938, roman
- La Marie du port, 1938, roman
- La maison des sept jeunes filles, novembre 1941, roman
- Les sœurs Lacroix, 1938, roman

1938

- Le Cheval-Blanc, 25 novembre 1938, roman
- Le Coup-de-Vague, 7 février 1939, roman
- Les trois messieurs du consortium, avril 1992, nouvelle
- L’escale de Buenaventura, 5 janvier 1944, nouvelle
- Un crime au Gabon, janvier 1944, nouvelle
- Le policier d’Istamboul, 5 janvier 1944, nouvelle
- Les mystères du Grand Saint Georges, 1969, nouvelle
- L’enquête de Mlle Doche, 5 janvier 1944, nouvelle
- La ligne du désert, 5 janvier 1944, nouvelle

- Le flair du Petit Docteur, 30 janvier 1943, nouvelle
- La demoiselle en bleu pâle, 30 janvier 1943, nouvelle
- Une femme a crié, 30 janvier 1943, nouvelle
- Le fantôme de M. Marbe, 30 janvier 1943, nouvelle
- Les mariés du 1er décembre, 30 janvier 1943, nouvelle
- Le mort tombé du ciel, 30 janvier 1943, nouvelle
- La bonne fortune du Hollandais, 30 janvier1943, nouvelle
- Le passager et son nègre, 30 janvier 1943, nouvelle
- La piste de l'homme roux, 30 janvier 1943, nouvelle
- L'amiral a disparu, 30 janvier 1943, nouvelle
- La sonnette d'alarme, 30 janvier 1943, nouvelle
- Le château de l'arsenic, 30 janvier 1943, nouvelle
- L'amoureux aux pantoufles, 30 janvier 1943, nouvelle
- La cage d'Emile, 30 mars 1943, nouvelle
- La cabane en bois, 30 mars 1943, nouvelle
- L'homme tout nu, 30 mars 1943, nouvelle
- L'arrestation du musicien, 30 mars 1943, nouvelle
- L'étrangleur de Moret, 30 mars 1943, nouvelle
- Le vieillard au portemine, 30 mars 1943, nouvelle
- Les trois bateaux de la calanque, 30 mars 1943, nouvelle
- La fleuriste de Deauville, 30 mars 1943, nouvelle
- Le ticket de métro, 30 mars 1943, nouvelle
- Emile à Bruxelles, 30 mars 1943, nouvelle
- Le prisonnier de Lagny, 30 mars 1943, nouvelle
- Le club des vieilles dames, 30 mars 1943, nouvelle
- Le docteur Tant-Pis, 30 mars 1943, nouvelle
- Le chantage de l'Agence O, 30 mars 1943, nouvelle
- Chez Krull, 27 février 1939, roman
- L'homme qui mitraillait les rats, avril 1992, nouvelle
- Les inconnus dans la maison, octobre 1940, roman
- Le bourgmestre de Furnes, 1939, roman

1939

- L'outlaw, 25 mai 1941, roman
- Malempin, 30 avril 1940, roman
- La tête de Joseph, 1969, nouvelle
- Little Samuel à Tahiti, 20 octobre 1940, nouvelle
- Le docteur de Kirkenes, 20 octobre 1963, nouvelle
- Le comique du Saint-Antoine, 20 octobre 1963, nouvelle

- Le capitaine du Vasco, 20 octobre 1963, nouvelle
- Bergelon, avril 1941, roman
- Oncle Charles s'en enfermé, 1942, roman
- Il pleut, bergère…, 15 juin 1941, roman

1940

- La maison du juge, 15 octobre 1942, roman
- La veuve Couderc, 30 avril 1942, roman
- Le matin des trois absoutes, 20 octobre 1963, nouvelle
- Le crime du Malgracieux, 20 octobre 1963, nouvelle
- Le vieux couple de Cherbourg, 1969, nouvelle
- La révolte du Canari, 1969, nouvelle
- La femme du pilote, mai 1954, nouvelle
- Le châle de Marie Dudon, 1954, nouvelle
- Le doigt de Barraquier, mai 1954, nouvelle
- Le destin de Monsieur Saft, 1969, nouvelle
- Le baron de l'écluse ou la croisière du Potam, mai 1954, nouvelle
- Le nègre s'est endormi, mai 1954, nouvelle
- La vérité sur Bébé Donge, 15 décembre 1942, roman
- Les cent mille francs de P'tite Madame, avril 1992, nouvelle
- Annette et la dame blonde, 20 octobre 1963, nouvelle

1941

- Le voyageur de la Toussaint,1941, roman
- L'aventurier au parapluie, avril 1992, nouvelle
- Valérie s'en va, mai 1954, nouvelle
- Le naufrage de l'Armoire à glace, 20 octobre 1963, nouvelle
- La cabane à Flipke, avril 1992, nouvelle
- L'épingle en fer à cheval, mai 1954, nouvelle
- La piste du Hollandais, 20 octobre 1963, nouvelle
- La rue aux trois poussins, 20 octobre 1963, nouvelle
- Les demoiselles de Queue de Vache, 20 octobre 1963, nouvelle
- Le mari de Mélie, 20 octobre 1963, nouvelle
- Le fils Cardinaud, 30 novembre 1942, roman
- Le rapport du gendarme, février 1944, roman
- Pedigree (première partie), 15 octobre 1948, roman

1942

- Le Soi-disant Monsieur Prou ou Les silences du manchot, roman radiophonique 1943-1944, publication posthume 2003

- Félicie est là, 5 janvier 1944, roman
- La fenêtre des Rouet, 15 mars 1945, roman
- Pedigree (deuxième partie), 15 octobre 1948, roman

<u>1943</u>

- Pedigree (troisième partie), 15 octobre 1948, roman
- Le bilan Malétras, 12 février 1948, roman
- L'aîné des Ferchaux, 30 mai 1945, roman

Hiver 1943-1944

- Les noces de Poitiers, 23 mai 1946, roman

<u>1944</u>

- La fuite de M. Monde, 10 avril 1945, roman

<u>1945</u>

- Le deuil de Fonsine, 26 août 1950, nouvelle
- Madame Quatre et ses enfants, 26 août 1950, nouvelle
- Nicolas, 1953, nouvelle
- Les mains pleines, 20 octobre 1963, nouvelle
- Le cercle des Mahé, 30 août 1946, roman
- Le bateau d'Emile, mai 1954, nouvelle

<u>1946</u>

- Trois chambres à Manhattan, juillet 1946, roman
- Au bout du rouleau, mai 1947, roman
- Le clan des Ostandais, 5 septembre 1947, roman
- Un certain Monsieur Berquin, 26 août 1950, nouvelle
- L'escale de Buenaventura, 26 août 1950, nouvelle
- Sous peine de mort, 26 août 1950, nouvelle
- Les petits cochons sans queue, 26 août 1950, nouvelle
- Lettre à mon juge, 10 août 1947, roman

<u>1947</u>

- Le destin des Malou, 1947, roman
- Le petit tailleur et le chapelier, 26 août 1950, nouvelle
- Le passager clandestin, 5 décembre 1947, roman
- La Jument-Perdue, 1948, roman
- Le petit restaurant des Ternes, mars 1951, nouvelle

1948

- La neige était sale, 31 août 1948, roman
- Le fond de la bouteille, 10 février 1949, roman
- Bénis soient les humbles, 1953, nouvelle
- Les fantômes du chapelier, 10 avril 1949, nouvelle

1949

- Les quatre jours du pauvre homme, 20 octobre 1949, roman
- Un nouveau dans la ville, 10 février 1950, roman

1950

- Les volets verts, 30 septembre 1950, roman
- L'enterrement de Monsieur Bouvet, 15 juin 1950, roman
- Sept petites croix dans un carnet, mars 1951, nouvelle
- Tante Jeanne, janvier 1951, roman
- Le temps d'Anaïs, mars 1951, roman

1951

- Une vie comme neuve, septembre 1951, roman
- Marie qui louche, janvier 1952, roman
- La mort de Belle, mai 1952, roman

1952

- La chanteuse de Pigalle, mai 1990, nouvelle
- Février L'invalide à la tête de bois, mai 1990, nouvelle
- Les frères Rico, décembre 1952, roman
- Antoine et Julie, mai 1953, roman

1953

- L'escalier de fer, 28 septembre 1953, roman
- Feux rouges, 16 novembre 1953, roman
- Crime impuni, 19 février 1954, roman
- Le gros lot, mai 1990, nouvelle

1954

- L'horloger d'Everton, 25 juin 1954, roman
- Le Grand Bob, 8 octobre 1954, roman
- Les témoins, 1954, roman

1955

- La boule noire, 7 septembre 1955, roman
- Les complices, 3 janvier 1956, roman
- En cas de malheur, 24 février 1956, roman

1956

- Le petit homme d'Arkhangelsk, 31 octobre 1956, roman
- Le fils, 3e trimestre 1957, roman

1957

- Le nègre, 4e trimestre 1957, roman
- Strip-tease, 1er trimestre 1958, roman
- Le Président, 4e trimestre 1958, roman

1958

- Le passage de la ligne, 4e trimestre 1958, roman
- Dimanche, 4e trimestre 1958, roman

1959

- La vieille, 4e trimestre 195, roman
- Le veuf, 4e trimestre 1959, roman

1960

- L'ours en peluche, 3e trimestre 1960, roman
- Betty, 1er trimestre 1961, roman

1961

- Le train, 3e trimestre 1961, roman
- La porte, 1er trimestre 1962, roman
- Les autres, 1er trimestre 1962, roman

1962

- Les anneaux de Bicêtre, 18 mars 1963, roman
- Les Nolépitois, 4 septembre 1999, nouvelle

1963

- La chambre bleue, 25 janvier 1964, roman
- L'homme au petit chien, 10 avril 1964, roman

1964

- Le petit saint, 4 mars 1965, roman

1965

- « Cher Mac Orlan… » octobre 1965, lettre
- La patience de Maigret, 15 novembre 1965, roman
- Le train de Venise, 9 octobre 1965, roman
- Le confessionnal, 5 février 1966, roman

1966

- La mort d'Auguste, 30 juillet 1966, roman
- Le chat, 5 février 1967, roman

1967

- Le déménagement, 18 octobre 1967, roman
- La prison, 26 mars 1968, roman

1968

- La main, septembre 1968, roman
- Il y a encore des noisetiers, 29 janvier 1969, roman

1969

- Novembre, 30 septembre 1969, roman

1970

- Le riche homme, 15 juin 1970, roman
- La disparition d'Odile, 6 janvier 1971, roman

1971

- La cage de verre, 21 juillet 1971, roman
- Les innocents, 4 février 1972, roman

1972

- Victor, roman en projet mais abandonné, car Simenon décide de ne plus écrire de fiction

Index par ordre de parution.
Recensement des romans et des recueils de nouvelles uniquement de 1921 à 2001

Sont recensés dans cet index : les 176 romans publiés, le roman non recueilli en volume, mais ayant fait l'objet d'une préoriginale, le roman inédit, les 12 romans réédités sous un nouveau titre ou sous un autre pseudonyme.

<u>1921</u>

- Au pont des Arches, Georges Sim

<u>1924</u>

- Le roman d'une dactylo, Jean du Perry
- Amour d'exilée, Jean du Perry
- Les larmes avant le bonheur, Georges Simm

<u>1925</u>

- L'orgueil qui meurt, Georges Martin-Georges
- Un viol aux Quat'z'arts, Gom Gut
- L'heureuse fin, Jean du Perry
- L'oiseau blessé, Jean du Perry
- Étoile de cinéma, Georges d'Isly
- La fiancée fugitive, Jean du Perry
- Entre deux haines, Jean du Perry
- La prêtresse des vaudoux, Christian Brulls
- Aux vingt-huit négresses, Gom Gut
- Pour le sauver, Jean du Perry
- Ceux qu'on avait oubliés, Jean du Perry
- Pour qu'il soit heureux ! Jean du Perry
- La noce à Montmartre, Gom Gut
- Amour d'Afrique, Jean du Perry
- À l'assaut d'un cœur, Jean du Perry

<u>1926</u>

- Nox l'insaisissable, Christian Brulls
- Histoire d'un pantalon, Luc Dorsan
- L'orgueil d'aimer, Jean du Perry
- Nini violée, Luc Dorsan

- Celle qui est aimée, Jean du Perry
- Les yeux qui ordonnent, Jean du Perry
- Une petite très sensuelle, Gom Gut
- Le dernier jour du Picratt's Bar, Gom Gut
- Que ma mère l'ignore ! Jean du Perry
- De la rue au bonheur, Jean du Perry
- Un péché de jeunesse, Jean du Perry
- Orgies bourgeoises, Gom Gut
- Se Ma Tsien, le sacrificateur, Christian Brulls

<u>1927</u>

- L'homme aux douze étreintes, Gom Gut
- Lili-Tristesse, Jean du Perry
- Un tout petit cœur, Jean du Perry
- La pucelle de Bénouville, Luc Dorsan
- Étreintes passionnées, Gom Gut
- Défense d'aimer, Georges Sim
- Les voleurs de navires, Georges Sim
- Le cercle de la soif, Georges Sim
- Le feu s'éteint, Georges Sim
- Un monsieur libidineux, Georges Sim

<u>1928</u>

- Le désert du froid qui tue, Christian Brulls
- Le Fou d'Amour, Jean du Perry
- Bobette et ses satyres, Bobette
- L'amour à Montparnasse, Gom Gut
- Madame veut un amant, Gom Gut
- Des gens qui exagèrent, Gom Gut
- Les cœurs perdus, Georges Sim
- Le secret des lamas, Georges Sim
- Une petite dessalée, Luc Dorsan
- Les distractions d'Hélène, Gom Gut
- Un seul baiser…, Jacques Dersonne
- Un soir de vertige…, Georges-Martin Georges
- Les maudits du Pacifique, Georges Sim
- Mademoiselle X…, Christian Brulls
- Cœur exalté, Jean du Perry
- Un petit corps blessé, Gaston Vialis

- Le monstre blanc de la Terre de Feu, Georges Sim
- Brin d'Amour, Georges-Martin Georges
- Miss Baby, Georges Sim
- Le semeur de larmes, Georges Sim
- Le roi des glaces, Georges Sim
- Haïr à force d'aimer, G. Vialis
- Trois cœurs dans la tempête, Jean du Perry
- Les amants de la mansarde, Jean du Perry
- Annie, danseuse, Christian Brulls
- La maison sans soleil, Georges Sim
- Le sous-marin dans la forêt, Georges Sim
- Dolorosa, Christian Brulls
- Aimer d'amour, Georges Sim
- Songes d'été, Georges Sim
- Les adolescents passionnés, Christian Brulls
- Les cœurs vides, Georges Martin-Georges
- Cabotine, Georges-Martin Georges
- Les nains des cataractes, Georges Sim
- L'amant fantôme, Gom Gut
- Un jour de soleil, Jean du Perry
- Le lac d'angoisse, Georges Sim
- Le sang des gitanes, Georges Sim
- Chair de beauté, Georges Sim
- L'étreinte tragique, G. Vialio

<u>1929</u>

- L'amour méconnu, Jean Dorsage
- Rien que pour toi. Violis
- Un drôle de coco, Luc Dorsan
- La fille de l'autre, Jean du Perry
- Aimer, mourir, Georges Martin-Georges
- Trop beau pour elle ! G.Violis
- [« amour à tous les étages, Gom Gut
- L'amant sans nom, Georges Sim
- Les Mémoires d'un prostitué par lui-même, Georges Sim
- En robe de mariée, Georges Sim
- Voleuse d'amour, Georges-Martin Georges
- La police scientifique (pré originale), J.-K. Charles
- La fiancée aux mains de glace, Georges Sim

- L'amour et l'argent, Jean du Perry
- Celle qui revient, Jean Dorsage
- La panthère borgne, Georges Sim
- Le parfum du passé, Gaston Vialis
- Les bandits de Chicago, Georges Sim
- L'île des hommes roux, Georges Sim
- Cœur de poupée, Jean du Perry
- Une femme a tué, Jean du Perry
- Hélas ! Je t'aime, Germain d'Antibes
- Un drame au pôle Sud, Christian Brulls
- Le roi du Pacifique, Georges Sim
- Une ombre dans la nuit, Georges-Martin Georges
- Le Gorille-Roi, Georges Sim
- Deux cœurs de femmes, Jean du Perry
- L'épave d'amour, Jean du Perry
- Les contrebandiers de l'alcool, Georges Sim
- Le mirage de Paris, Jean du Perry
- Les pirates du Texas, Christian Brulls
- La femme qui tue, Georges Sim
- Destinées, Georges Sim
- Nuit de Paris, Georges-Martin Georges
- La victime, Georges-Martin Georges
- Captain S.O.S., Christian Brulls
- L'île des maudits, Georges Sim
- Les deux maîtresses, Jean Dossage
- La merveilleuse aventure, Jacques Dersonne
- La femme en deuil, Georges Sim

1930

- L'Œil de l'Utah, Georges Sim
- Jacques d'Antifer roi des îles du Vent, Christian Brulls
- L'homme qui tremble, Georges Sim
- Nez d'Argent, Georges Sim
- Cœur de jeune fille, Jean Dorsage
- Celle qui passe, Jean du Perry
- Mademoiselle Million, Georges Sim
- Un nid d'amour, Georges Martin-Georges
- Le pêcheur de bouées, Georges Sim
- Petite exilée, Jean du Perry

- Sœurette, Jean Dorsage
- Les amants du malheur, Jean du Perry
- Bobette, mannequin, Georges-Martin-Georges
- Le Chinois de San Francisco, Georges Sim
- La femme 47, Georges Sim
- Lili-Sourire, Gaston Viallis
- La femme ardente, Jean du Perry
- La porte close, Jean du Perry
- L'inconnue, Christian Brulls
- Train de nuit, Christian Brulls
- Les étapes du mensonge, Jacques Dersonne
- La puissance du souvenir, Georges-Martin-Georges
- La poupée brisée, Jean du Perry
- Folie d'un soir, Gaston Viallis
- Le bonheur de Lili, Georges-Martin-Georges

<u>1931</u>

- Baisers mortels, Jacques Dersonne
- La double vie, Georges-Martin-Georges
- Les chercheurs de bonheur, Jean Dorsage
- Pauvre amante ! Jean du Perry
- Le rêve qui meurt Jean du Perry
- Marie-Mystère, Jean du Perry
- Katia, acrobate, Georges Sim
- L'homme à la cigarette, Georges Sim
- L'homme de proie, Georges Sim
- Âme de jeune fille, Gaston Viallis
- Pour venger son père, Christian Brulls
- Victime de son fils, Jacques Dersonne
- La maison de la haine, Christian Brulls
- Les errants, Georges Sim

<u>1932</u>

- Les forçats de Paris, Christian Brulls
- L'envers d'une passion, Jean du Perry
- La figurante, Christian Brulls
- La maison de l'inquiétude, Georges Sim
- L'épave, Georges Sim
- Fièvre, Christian Brulls
- Matricule, Georges Sim

1933

- Histoires de trois satyres, Bobette
- L'île de la désolation, Christian Brulls
- Le lac des esclaves, Christian Brulls
- La fiancée du diable, Georges Sim
- La femme rousse, Georges Sim
- Le cercle de la mort, Georges Sim
- Le château des Sables Rouges, Georges Sim
- Le yacht fantôme, Georges Sim
- Deuxième bureau, Georges Sim
- Le paria des bois sauvages, Georges Sim
- Le naufrage du Pélican, Georges Sim

1934

- La chasse au whisky, Christian Brulls
- L'évasion, Christian Brulls
- L'héritier du corsaire, Christian Brulls

1935

- Le Bateau-d 'Or, Georges Sim

1937

- L'île empoisonnée, Christian Brulls
- Seul parmi les gorilles, Christian Brulls

1938

- Défense d'aimer, Jacques Dersonne

1954

- Les ruses de l'amour, Georges Sim

1991

- Jehan Pinaguet, Georges Sim

1998

- Les mannequins du Dr Cup, Luc Dorsan

1999

- Le document violet, Georges Sim
- Simenon avant Simenon - tome 1 : Les exploits de l'inspecteur Sancette, tome 2 : Maigret entre en scène, compilation

2001

- La maison des disparus, Christian Brulls, roman non publié en volume, mais en revue
- La police scientifique (préoriginale), J.-K. Charles

Entre 1931 et 1972, George Simenon rédige et publie 75 romans et 28 nouvelles dont le commissaire Jules Maigret est le héros, de l'Étrange affaire de Pierre le Letton, jusqu'à Maigret et Monsieur Charles

Les 75 romans

- Pietr le Letton (1930)
- Le charretier de la Providence (1930)
- Monsieur Gallet, décédé (1930)
- Le pendu de Saint-Pholien (1930)
- La tête d'un homme (1931)
- Le chien jaune (1931)
- La nuit du carrefour (1931)
- Un crime en Hollande (1931)
- Au Rendez-vous des Terre-neuvas (1931)
- La danseuse du Gai-Moulin (1931)
- La guinguette à deux sous (1931)
- L'ombre chinoise (1931)
- L'affaire Saint-Fiacre (1932)
- Chez les Flamands (1932)
- Le port des brumes (1932)
- Le fou de Bergerac (1932)
- Liberty Bar (1932)
- L'écluse n° 1 (1933)
- Maigret (1934)
- Les caves du Majestic (1939)
- La maison du juge (1940)
- Cécile est morte (1940)
- Signé Picpus (1941)
- Félicie est là (1942)
- L'inspecteur Cadavre (1943)
- Maigret se fâche (1945)
- Maigret à New York (1946)
- Les vacances de Maigret (1947)
- Maigret et son mort (1947)
- La première enquête de Maigret (1948)
- Mon ami Maigret (1949)
- Maigret chez le coroner (1949)

- Maigret et la vieille dame (1949)
- L'amie de madame Maigret (1949)
- Les Mémoires de Maigret (1950)
- Maigret au Picratt's (1950)
- Maigret en meublé (1951)
- Maigret et la Grande Perche (1951)
- Maigret, Lognon et les gangsters (1951)
- Le revolver de Maigret (1952)
- Maigret et l'homme du banc (1952)
- Maigret a peur (1953)
- Maigret se trompe (1953)
- Maigret à l'école (1953)
- Maigret et la jeune morte (1954)
- Maigret chez le ministre (1954)
- Maigret et le corps sans tête (1955)
- Maigret tend un piège (1955)
- Un échec de Maigret (1956)
- Maigret s'amuse (1956)
- Maigret voyage (1957)
- Les scrupules de Maigret (1957)
- Maigret et les témoins récalcitrants (1958)
- Une confidence de Maigret (1959)
- Maigret aux assises (1959)
- Maigret et les vieillards (1960)
- Maigret et le voleur paresseux (1961)
- Maigret et les braves gens (1961)
- Maigret et le client du samedi (1962)
- Maigret et le clochard (1962)
- La colère de Maigret (1962)
- Maigret et le fantôme (1963)
- Maigret se défend (1964)
- La patience de Maigret (1965)
- Maigret et l'affaire Nahour (1966)
- Le voleur de Maigret (1966)
- Maigret à Vichy (1967)
- Maigret hésite (1968)
- L'ami d'enfance de Maigret (1968)
- Maigret et le tueur (1969)
- Maigret et le marchand de vin (1969)

- La folle de Maigret (1970)
- Maigret et l'homme tout seul (1971)
- Maigret et l'indicateur (1971)
- Maigret et Monsieur Charles (1972)

<u>Les 28 nouvelles</u>

- Les nouvelles enquêtes de Maigret 1/2
- L'affaire du boulevard Beaumarchais (1936)
- La péniche aux deux pendus (1936)
- La fenêtre ouverte (1936)
- Peine de mort (1936)
- Les larmes de bougie (1936)
- Rue Pigalle (1936)
- Monsieur Lundi (1936)
- Une erreur de Maigret 1936)
- Jeumont, 51 minutes d'arrêt (1936)
- Les nouvelles enquêtes de Maigret 2/2
- Mademoiselle Berthe et son amant (1938)
- Tempête sur la Manche (1938)
- Le notaire de Châteauneuf (1938)
- L'improbable Monsieur Owen (1938)
- Ceux du Grand Café (1938)
- L'Étoile du Nord (1938)
- L'auberge aux noyés (1938)
- Stan le tueur (1938)
- La vieille dame de Bayeux (1938)
- L'amoureux de madame Maigret (1938)
- Nouvelles (1939-1950)
- L'homme dans la rue (1939)
- Vente à la bougie (1939)
- Menaces de mort (1941-1942)
- La pipe de Maigret (1945)
- Le témoignage de l'enfant de chœur (1946)
- Le client le plus obstiné du monde (1946)
- Maigret et l'inspecteur Malgracieux (1946)
- On ne tue pas les pauvres types (1946)
- Un Noël de Maigret (1950)

Les enquêtes du Commissaire Maigret par ordre de parution de 1930 à 1992

Les 103 enquêtes qui composent le cycle officiel des « Maigret » (soit 75 romans et 28 nouvelles), les 4 proto-Maigret publiés sous des pseudonymes et n'appartenant pas au cycle officiel, les 2 recueils de romans, les 4 recueils de nouvelles, les 8 textes que Simenon a consacrés à Maigret, sous la forme d'article, de préface ou de lettre.

1930

• Octobre : Train de nuit
Rédaction : juillet ou août 1929, roman (proto-Maigret)

1931

• Février : Monsieur Gallet, décédé
Rédaction : été 1930
• Février : Le pendu de Saint-Pholien
Rédaction : automne 1930
• Mars : Le charretier de La Providence
Rédaction : été 1930
• Avril : Le chien jaune
Rédaction : mars 1931
• Mai : Pietr-le-Letton
Rédaction : début de l'hiver 1929
• Juin : La nuit du carrefour
Rédaction : avril 1931
• Juillet : Un crime en Hollande
Rédaction : mai 1931
•Août : Au Rendez-Vous des Terre-Neuvas
Rédaction : juillet 1931
• Septembre : La tête d'un homme
Rédaction : février 1931
• Novembre : La danseuse du Gai-Moulin
Rédaction : septembre 1931
• Décembre : La Guinguette à deux sous
Rédaction : octobre 1931

1932

• Janvier : L'ombre chinoise
Rédaction : décembre 1931
• Février : L'affaire Saint-Fiacre
Rédaction : janvier 1932
• Février : La figurante
Rédaction : fin de l'été 1929 [?] roman, proto-Maigret
• Février : La maison de l'inquiétude
Rédaction : automne 1929 [?] roman, proto-Maigret
• Mars : Chez les Flamands
Rédaction : janvier 1932
• Avril : Le fou de Bergerac
Rédaction : mars 1932
• Mai : Le port des brumes
Rédaction : février 1932
• Juillet : Liberty Bar
Rédaction : avril 1932

1933

• Avril : La femme rousse
Rédaction : fin de l'été 1929 [?] roman, proto-Maigret
• Juin : L'écluse n° 1
Rédaction : avril 1933

1934

• Janvier, 19 : Maigret reprend du service
Rédaction : janvier 1934
• Mars : Maigret
Rédaction : janvier 1934

1942

• Octobre, 15 : Maigret revient… recueil de romans
• Octobre, 15 : Cécile est morte
Rédaction : décembre 1940
•Octobre, 15 : Les caves du Majestic
Rédaction : décembre 1939
• Octobre, 15 : La maison du juge
Rédaction : janvier (achevé le 31) 1940

1944

• Janvier, 5 : Signé Picpus, recueil de romans
• Janvier, 5 : Signé Picpus
Rédaction : été 1941
• Janvier, 5 : L'inspecteur Cadavre
Rédaction : mars (achevé le 3) 1943
• Janvier, 5 : Félicie est là
Rédaction : mai 1942
• Mars, 30 : Les nouvelles enquêtes de Maigret, recueil de nouvelles
• Mars, 30 : La péniche aux deux pendus
Rédaction : octobre 1936, nouvelle
• Mars, 30 : L'affaire du boulevard Beaumarchais
Rédaction : octobre 1936, nouvelle
• Mars, 30 : La fenêtre ouverte
Rédaction : octobre 1936, nouvelle
• Mars, 30 : Monsieur Lundi
Rédaction : octobre 1936, nouvelle
• Mars, 30 : Jeumont, 51 minutes d'arrêt !
Rédaction : octobre 1936, nouvelle
• Mars, 30 : Peine de mort
Rédaction : octobre 1936, nouvelle
• Mars, 30 : Les larmes de bougie
Rédaction : octobre 1936, nouvelle
• Mars, 30 : Rue Pigalle
Rédaction : octobre 1936, nouvelle
• Mars, 30 : Une erreur de Maigret
Rédaction : mars 1944, nouvelle
• Mars, 30 : L'amoureux de Madame Maigret
Rédaction : hiver 1937-1938, nouvelle
• Mars, 30 : La vieille dame de Bayeux
Rédaction : hiver 1937-1938, nouvelle
• Mars, 30 : L'auberge aux noyés
Rédaction : hiver 1937-1938, nouvelle
• Mars, 30 : Stan-le-Tueur
Rédaction : hiver 1937-1938, nouvelle
• Mars, 30 : L'Étoile du Nord
Rédaction : hiver 1937-1938, nouvelle
• Mars, 30 : Tempête sur la Manche
Rédaction : hiver 1937-1938, nouvelle

• Mars, 30 : Mademoiselle Berthe et son amant
Rédaction : hiver 1937-1938, nouvelle
• Mars, 30 : Le notaire de Châteauneuf
Rédaction : hiver 1937-1938, nouvelle

1947
• Juillet, 22 : La pipe de Maigret
Rédaction : juin 1945, nouvelle
• Juillet, 22 : Maigret se fâche
Rédaction : août (achevé le 4) 1945
• Juillet, 25 : Maigret à New York
Rédaction : du 27 février au 7 mars 1946, roman
• Octobre, 15 : Maigret et l'inspecteur malchanceux recueil de nouvelles
• Octobre, 15 : Maigret et l'inspecteur malchanceux
Rédaction : mai (achevé le 5) 1946, nouvelle
• Octobre, 15 : Le témoignage de l'enfant de chœur
Rédaction : avril (achevé le 28) 1946, nouvelle
• Octobre, 15 : Le client le plus obstiné du monde
Rédaction : mai (achevé le 2) 1946, nouvelle
• Octobre, 15 : On ne tue pas les pauvres types
Rédaction : août (achevé le 15) 1946, nouvelle

1948
• Mai : Maigret et son mort
Rédaction : du 8 au 17 décembre 1947
• Juin, 14 : Les vacances de Maigret
Rédaction : du 11 au 20 novembre 1947

1949
• Février, 15 : La première enquête de Maigret (1913)
Rédaction : du 22 au 30 septembre 1948
• Juin, 10 : Mon ami Maigret
Rédaction : du 24 janvier au 2 février
• Octobre, 31 : Maigret chez le coroner
Rédaction : du 21 au 30 juillet 1949

1950
• Février, 28 : Maigret et la vieille dame
Rédaction : du 29 novembre au 8 décembre 1949

• Mai, 31 : L'amie de Madame Maigret
Rédaction : du 13 au 22 décembre 1949
• Août, 26 : Maigret et les petits cochons sans queue, recueil de nouvelles
• Août, 26 : L'homme dans la rue
Rédaction : 1939, nouvelle
• Août, 26 : Vente à la bougie
Rédaction : 1939, nouvelle

1951
• Janvier : Les Mémoires de Maigret
Rédaction : du 19 au 27 septembre 1950
• Mars : Un Noël de Maigret, recueil de nouvelles
• Mars : Un Noël de Maigret
Rédaction : du 17 au 20 mai 1950, nouvelle
• Avril : Maigret au Picratt's
Rédaction : du 30 novembre au 8 décembre 1950
• Juillet : Maigret en meublé
Rédaction : du 14 au 21 février 1951
• Octobre : Maigret et la Grande Perche
Rédaction : du 1er au 8 mai 1951

1952
• Février : Maigret, Lognon et les gangsters
Rédaction : du 1er au 8 octobre 1951
• Septembre : Le revolver de Maigret
Rédaction : du 12 au 20 juin 1952

1953
• Janvier : Maigret et l'homme du banc
Rédaction : du 11 au 19 septembre 1952
• Juillet, 3 : Maigret a peur
Rédaction : du 20 au 27 mars 1953
• Novembre, 16 : Maigret se trompe
Rédaction : du 24 au 31 août 1953

1954
• Mars, 13 : Maigret à l'école
Rédaction : du 1er au 8 décembre 1953
• Juin, 11 : Maigret et la jeune morte
Rédaction : du 11 au 18 janvier 1954

• Été : Maigret chez le ministre
Rédaction : du 16 au 23 août 1954

<u>1955</u>

• [Sans précision] : Maigret et le corps sans tête
Rédaction : janvier (achevé le 25) 1955
• Octobre : Maigret vient au théâtre
Rédaction : [?] texte
• Octobre, 20 : Maigret tend un piège
Rédaction : du 5 au 12 juillet 1955

<u>1956</u>

• Septembre, 12 : Un échec de Maigret
Rédaction : du 26 février au 4 mars

<u>1957</u>

• Mars, 11 : Maigret s'amuse
Rédaction : du 6 au 13 septembre 1956
•Décembre, 2 : Maigret voyage
Rédaction : du 10 au 17 août 1957

<u>1958</u>

• Juin, 25 : Les scrupules de Maigret
Rédaction : du 9 au 16 décembre 1957

<u>1959</u>

• Mars : Maigret et les témoins récalcitrants
Rédaction : du 16 au 23 octobre 1958
• Septembre : Une confidence de Maigret
Rédaction : du 26 avril au 3 mai 1959

<u>1960</u>

• Mai : Maigret aux Assises
Rédaction : du 17 au 23 novembre 1959
• Novembre : Maigret et les vieillards
Rédaction : du 15 au 21 juin 1960

<u>1961</u>

• Novembre : Maigret et le voleur paresseux
Rédaction : du 17 au 23 janvier 1961

1962

• Avril : Maigret et les braves gens
Rédaction : du 5 au 11 septembre 1961
• Novembre : Maigret et le client du samedi
Rédaction : du 21 au 27 février 1962

1963

• 1er trimestre : Maigret et le clochard
Rédaction : du 26 avril au 2 mai 1962
• [4e trimestre] : La colère de Maigret
Rédaction : du 13 au 19 juin 1962

1964

• Juillet : Maigret et le fantôme
Rédaction : Du 17 au 23 juin 1963
• Novembre : Maigret se défend
Rédaction : du 21 au 28 juillet 1964

1965

• Novembre, 15 : La patience de Maigret
Rédaction : du 25 février au 9 mars 1965

1966

• Décembre, 10 : Maigret et l'affaire Nahour
Rédaction : du 2 au 8 février 1966

1967

• [Sans précision] : L'improbable M. Owen
Rédaction : juillet 1938, nouvelle
• [Sans précision] : Ceux du Grand-Café
Rédaction : août 1938, nouvelle
• Avril : Le voleur de Maigret
Rédaction : du 5 au 11 novembre 1966

1968

• Janvier, 19 : Maigret à Vichy
Rédaction : du 5 au 11 septembre 1967
• [Sans précision] : Maigret hésite
Rédaction : du 24 au 30 janvier 1968
•Novembre, 4 : L'ami d'enfance de Maigret
Rédaction : Du 18 au 24 juin 1968

1969

• Octobre, 30 : Maigret et le tueur
Rédaction : du 15 au 21 avril 1969

1970

• Février, 27 : Maigret et le marchand de vin
Rédaction : du 23 au 29 septembre 1969
• Novembre, 5 : La folle de Maigret
Rédaction : du 1er au 7 mai 1970

1971

• Mai, 10 : Maigret et l'homme tout seul
Rédaction : du 1er au 7 février 1971
• Octobre, 30 : Maigret et l'indicateur
Rédaction : du 5 au 11 juin 1971

1972

• Juillet, 20 : Maigret et M. Charles
Rédaction : du 5 au 11 février 1972

1979

• Octobre, 3 : Lettre à Maigret pour son cinquantième anniversaire, 1979
Rédaction : septembre (achevé le 26)

1992

• Août : Menaces de mort
Rédaction : hiver 1941-1942, nouvelle

Table des matières

Du même auteur

- *Sentir son vécu — L'harmonie par les parfums*, Éditions Accarias l'Originel, 1998
- Collaboration à *Médecine et religions. L'accompagnement médical dans le respect des croyances de chacun,* sous la direction de Maurice Crouzet, Éditions Siloë, 1998
- *Les pouvoirs insoupçonnés du corps — La révélation du corps glorieux*, Éditions Dervy, 2002
- *L'algologie — La médecine qui soigne la douleur*, Éditions Dervy, 2003
- *Le syndrome des jambes sans repos — Une approche de la pénibilité*, Éditions Jouvence 2004
- *Trattato pratico di algologia - Un approccio completo e aggiornato alle terapie contro il dolore*, Edizioni Red !, Milan, 2006
- *Les tics : s'en libérer*, Éditions Jouvence, 2006
- *Le feu secret, de la combustion humaine spontanée au miracle de l'incendium amoris*, Éditions François Xavier de Guibert, 2006
- *Vivre l'après*, Éditions Dervy, 2007
- *Douleurs, Souffrances et violence au cours des initiations*, Éditions Abatos, 2013
- *Du magnétisme animal à l'hypnose*, Éditions Abatos, 2014
- *L'initiation par la lumière*, en collaboration avec Nathalie Rivière, Éditions Abatos, 2014
- *À la rencontre de la douleur*, en collaboration avec Nathalie Rivière, Éditions Abatos, 2014
- *À la rencontre de la souffrance*, en collaboration avec Nathalie Rivière, Éditions Abatos, 2014
- *L'hypnose, le meurtre de la rue Cuvier — Du magnétisme animal à l'hypnose* en collaboration avec Nathalie Rivière, Éditions Abatos, 2014
- *L'étrange combustion de Tristan Thibaud — Les combustions humaines spontanées*, en collaboration avec Nathalie Rivière, Éditions Abatos, 2015
- *Le templier de Saint-Gilles — Le secret des templiers,* en collaboration avec Nathalie Rivière, Éditions Abatos, 2015
- *E-learning Douleur*, plateforme e-learning Tamari 06, 2015
- *E-learning Soins palliatifs*, projet non publié
- *La Douleur*, Éditions L'Harmattan, collection Éthique et pratique médicale, 2022

• *Le mystère du livre qui tue,* en collaboration avec Nathalie Rivière, Éditions Spinelle, 2023

• *Ces deuils dont on ne parle pas, Les deuils anténataux*, en collaboration avec Nathalie Rivière, Éditions L'Harmattan, collection Éthique et pratique médicale, 2023

• *Voyage au cœur du deuil*, en collaboration avec Nathalie Rivière, Éditions L'Harmattan, collection Éthique et pratique médicale, 2023

• *Proposition de l'étude du vécu du mourir*, Éditions Spinelle, 2024

• *La Dame blanche du Vidourle*, en collaboration avec Nathalie Rivière, Édition Hugo Stern, 2024

• *L'accompagnée*, en collaboration avec Nathalie Rivière, Éditions l'Harmatan, collection Éthique et pratique médicale, 2024

• *Georges Simenon Maigret et la médecine*, Préface du Docteur Xavier Riaud, Éditions L'Harmattan, Collection Médecine à travers les siècles, 2025

• *La crucifixion au premier siècle de notre ère dans l'Empire romain - Archéologie - Histoire - Anthropologie - Droit-Sociologie - Médecine*, Éditions Spinelle, 2025

PARTICIPATION À DES PUBLICATIONS COLLECTIVES

• Contribution à l'élaboration du *Rapport d'information sur les problèmes posés, en France, par le Traitement de la douleur* présenté par le Sénateur Lucien Neuwirth le 14 décembre 1994

• *Modalités de prise en charge de l'adulte nécessitant des soins palliatifs* sous l'égide de l'Agence Nationale d'Accréditation et d'Évaluation en Santé (ANAES), décembre 2002

• *Le thesaurus Cercle d'Ajustement des Pratiques professionnelles Douleur-Enfant*, édité par l'association Vigilance Douleur enfant avec le parrainage de l'Association française de Pédiatrie ambulatoire et de la Société française de Pédiatrie — Éditeur exécutif : Éditions Acalis, 2004

• *La prescription des anxiolytiques et des hypnotiques* en partenariat avec l'Assurance maladie, la Mutuelle Sociale Agricole, l'Assurance maladie des Professions indépendantes, 2005

• *L'éducation thérapeutique du patient, approche juridique*, avec le Professeur François Vialla, directeur du Centre européen d'Études et de Recherche Droit et Santé, Faculté de droit de Montpellier, 2010

• *Modélisation pour l'Éducation thérapeutique du Patient en douleur chronique* avec l'IREPS, hétéroévaluation avec l'école Centrale de Paris

• *Douleurs et souffrances De l'antiquité au XXIe siècle*, Éditions Les études hospitalières, 2024 : *Difficultés et freins à la démarche de l'analyse de l'expression et de la connaissance de la douleur dans l'espace français du XIIe au XVe siècle* et *La crucifixion au Ier siècle de notre ère dans l'Empire romain*

Producteur d'émission radiophonique, Radio Alliance Plus 103,2 FM - Émission *Votre santé, un Trésor* :

« Votre santé, un trésor » est une émission animée par le docteur Jacques Jaume sur Radio Alliance plus qui s'intéresse à la santé, la médecine, le bien-être et le développement personnel. Cette émission peut prendre la forme d'un exposé sur une pathologie, un traitement, d'interviews d'une personnalité ayant un rôle dans le domaine de la santé, d'une association de patients, d'une institution de la santé, d'un professionnel de santé ayant une compétence particulière. Cette émission se veut proposante et pédagogique donnant une information neutre et pertinente dans le domaine de votre santé qui est un trésor.

Site internet du docteur Jacques Jaume :
https://docteur-jacques-jaume.fr/

Articles sur le site du SEDIF de Nîmes « Arts & Cultures » :
https://www.nimes-catholique.fr/diocese/services-diocesains-et-aumoneries/arts-cultures/

Structures éditoriales du groupe L'Harmattan

L'Harmattan Italie
Via degli Artisti, 15
10124 Torino
harmattan.italia@gmail.com

L'Harmattan Hongrie
Kossuth l. u. 14-16.
1053 Budapest
harmattan@harmattan.hu

L'Harmattan Sénégal
10 VDN SICAP AMITIE 3
BP 45034 Dakar-Fann
direction@senharmattan.com

L'Harmattan Cameroun
Tsinga/Derrière polyclinique FECAFOOT
BP 11486 Yaoundé
Jacques.koukam@harmattan.fr

L'Harmattan Burkina Faso
Villa 281, secteur 23 623, rue 14.32
Ouagadougou
zagbie@outlook.fr

L'Harmattan Guinée
Almamya, rue KA 028 OKB Agency
BP 3470 Conakry
harmattanguinee@yahoo.fr

L'Harmattan RDC
185, avenue Nyangwe
Commune de Lingwala – Kinshasa
matangilamusadila@yahoo.fr

L'Harmattan Congo
219, avenue Nelson Mandela
BP 2874 Brazzaville
deunovmikhael@gmail.com

L'Harmattan Mali
Immeuble Mgr Jean Marie Cissé
Aci Hamadallaye
BP 145 Bamako
syllaka@yahoo.fr

L'Harmattan Togo
Djidjole – Maison Amela
face EPP BATOME
02 BP 20680 Lomé
didieramela11@gmail.com

L'Harmattan Côte d'Ivoire
Résidence Karl – Cité des Arts
Abidjan-Cocody
03 BP 1588 Abidjan
harmattan.ivoire@gmail.com

L'Harmattan Bénin
Rue 604, (Immeuble à l'entrée
de la rue UCAO- Cite de Saint-Jean)
Cotonou
stepcorpus@gmail.com

Nos librairies en France

Librairie internationale
16, rue des Écoles
75005 Paris
librairie.internationale@harmattan.fr
01 40 46 79 11
www.librairieharmattan.com

Librairie des savoirs
21, rue des Écoles
75005 Paris
librairie.sh@harmattan.fr
01 46 34 13 71
www.librairieharmattansh.com

www.ingramcontent.com/pod-product-compliance
Lightning Source LLC
LaVergne TN
LVHW011310061026
849535LV00005B/1496